国家卫生健康委员会"十三五"规划教材
全国高等学校教材
供基础、临床、预防、口腔医学类专业用

U0292369

皮肤性病学
Dermatovenereology

第9版

主　编　张学军　郑　捷

副主编　陆洪光　高兴华　何　黎　崔　勇

人民卫生出版社
PEOPLE'S MEDICAL PUBLISHING HOUSE

图书在版编目（CIP）数据

皮肤性病学/张学军,郑捷主编.—9版. —北京:人民卫生
出版社,2018
全国高等学校五年制本科临床医学专业第九轮规划教材
ISBN 978-7-117-26670-3

Ⅰ.①皮…　Ⅱ.①张…②郑…　Ⅲ.①皮肤病学–医学院
校–教材②性病学–医学院校–教材　Ⅳ.①R75

中国版本图书馆 CIP 数据核字(2018)第 165270 号

人卫智网	www.ipmph.com	医学教育、学术、考试、健康,
		购书智慧智能综合服务平台
人卫官网	www.pmph.com	人卫官方资讯发布平台

皮肤性病学
第 9 版

主　　编：张学军　郑　捷
出版发行：人民卫生出版社(中继线 010-59780011)
地　　址：北京市朝阳区潘家园南里 19 号
邮　　编：100021
E – mail：pmph @ pmph.com
购书热线：010-59787592　010-59787584　010-65264830
印　　刷：北京盛通印刷股份有限公司
经　　销：新华书店
开　　本：850×1168　1/16　　印张：16
字　　数：473 千字
版　　次：1980 年 11 月第 1 版　　2018 年 8 月第 9 版
　　　　　2021 年 11 月第 9 版第 6 次印刷(总第68次印刷)
标准书号：ISBN 978-7-117-26670-3
定　　价：68.00 元

打击盗版举报电话:010-59787491　E-mail:WQ @ pmph.com
（凡属印装质量问题请与本社市场营销中心联系退换）

编 者

以姓氏笔画为序

于建斌　（郑州大学第一附属医院）

马　琳　（首都医科大学附属北京儿童医院）

王　刚　（空军军医大学西京医院）

乌日娜　（内蒙古医科大学）

冉玉平　（四川大学华西医院）

刘全忠　（天津医科大学总医院）

李福秋　（吉林大学第二医院）

杨　森　（安徽医科大学第一附属医院）

肖生祥　（西安交通大学第二附属医院皮肤病院）

何　黎　（昆明医科大学第一附属医院）

张学军　（复旦大学附属华山医院/安徽医科大学第一附属医院）

张春雷　（北京大学第三医院）

张锡宝　（广州医科大学皮肤病研究所）

张福仁　（山东省皮肤病医院）

陆洪光　（贵州医科大学附属医院）

陈　翔　（中南大学湘雅医院）

陈爱军　（重庆医科大学附属第一医院）

郑　捷　（上海交通大学医学院附属瑞金医院）

郑　敏　（浙江大学医学院附属第二医院）

骆　丹　（南京医科大学第一附属医院）

栗玉珍　（哈尔滨医科大学附属第二医院）

徐金华　（复旦大学附属华山医院）

高兴华　（中国医科大学附属第一医院）

郭　庆　（中山大学孙逸仙纪念医院）

涂亚庭　（华中科技大学同济医学院附属协和医院）

崔　勇　（中日友好医院）

程　波　（福建医科大学附属第一医院）

编写秘书

孙良丹　（安徽医科大学第一附属医院）

融合教材阅读使用说明

　　融合教材介绍：本套教材以融合教材形式出版，即融合纸书内容与数字服务的教材，每本教材均配有特色的数字内容，读者阅读纸书的同时可以通过扫描书中二维码阅读线上数字内容。

　　《皮肤性病学》(第 9 版)融合教材配有以下数字资源：

🐎教学课件　🐎病例　🐎图片　🐎视频　🐎自测试卷　🐎英文名词读音

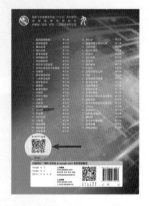

❶ 扫描教材封底圆形图标中的二维码，打开激活平台。

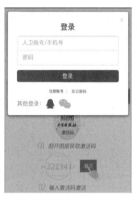

❷ 注册或使用已有人卫账号登录，输入刮开的激活码。

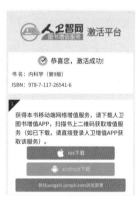

❸ 下载"人卫图书增值" APP，也可登录 zengzhi. ipmph.com 浏览。

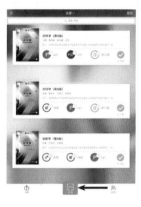

❹ 使用 APP"扫码"功能，扫描教材中二维码可快速查看数字内容。

配套教材(共计 56 种)

全套教材书目

全套教材书目

《皮肤性病学》(第 9 版)配套教材

《皮肤性病学学习指导与习题集》(第 2 版)　主编：张学军、郑捷

《皮肤性病学教师辅导用书》(第 3 版)　主编：张学军、张建中、陆前进

《皮肤性病学图谱》(第 2 版)　主编：张学军、何春涤、崔勇

读者信息反馈方式

　　欢迎登录"人卫 e 教"平台官网"medu.pmph.com"，在首页注册登录后，即可通过输入书名、书号或主编姓名等关键字，查询我社已出版教材，并可对该教材进行读者反馈、图书纠错、撰写书评以及分享资源等。

党的十九大报告明确提出,实施健康中国战略。 没有合格医疗人才,就没有全民健康。 推进健康中国建设要把培养好医药卫生人才作为重要基础工程。 我们必须以习近平新时代中国特色社会主义思想为指引,按照十九大报告要求,把教育事业放在优先发展的位置,加快实现教育现代化,办好人民满意的医学教育,培养大批优秀的医药卫生人才。

着眼于面向 2030 年医学教育改革与健康中国建设,2017 年 7 月,教育部、国家卫生和计划生育委员会、国家中医药管理局联合召开了全国医学教育改革发展工作会议。 之后,国务院办公厅颁布了《国务院办公厅关于深化医教协同进一步推进医学教育改革与发展的意见》(国办发〔2017〕63 号)。 这次改革聚焦健康中国战略,突出问题导向,系统谋划发展,医教协同推进,以"服务需求、提高质量"为核心,确定了"两更加、一基本"的改革目标,即:到 2030 年,具有中国特色的标准化、规范化医学人才培养体系更加健全,医学教育改革与发展的政策环境更加完善,医学人才队伍基本满足健康中国建设需要,绘就了今后一个时期医学教育改革发展的宏伟蓝图,作出了具有全局性、战略性、引领性的重大改革部署。

教材是学校教育教学的基本依据,是解决培养什么样的人、如何培养人以及为谁培养人这一根本问题的重要载体,直接关系到党的教育方针的有效落实和教育目标的全面实现。 要培养高素质的优秀医药卫生人才,必须出版高质量、高水平的优秀精品教材。 一直以来,教育部高度重视医学教材编制工作,要求以教材建设为抓手,大力推动医学课程和教学方法改革。

改革开放四十年来,具有中国特色的全国高等学校五年制本科临床医学专业规划教材经历了九轮传承、创新和发展。 在教育部、国家卫生和计划生育委员会的共同推动下,以裘法祖、吴阶平、吴孟超、陈灏珠等院士为代表的我国几代著名院士、专家、医学家、教育家,以高度的责任感和敬业精神参与了本套教材的创建和每一轮教材的修订工作。 教材从无到有、从少到多、从多到精,不断丰富、完善与创新,逐步形成了课程门类齐全、学科系统优化、内容衔接合理、结构体系科学的立体化优秀精品教材格局,创建了中国特色医学教育教材建设模式,推动了我国高等医学本科教育的改革和发展,走出了一条适合中国医学教育和卫生健康事业发展实际的中国特色医药学教材建设发展道路。

在深化医教协同、进一步推进医学教育改革与发展的时代要求与背景下,我们启动了第九轮全国高等学校五年制本科临床医学专业规划教材的修订工作。 教材修订过程中,坚持以习近平新时代中国特色社会主义思想为指引,贯彻党的十九大精神,落实"优先发展教育事业""实施健康中国战略"及"落实立德树人根本任务,发展素质教育"的战略部署要求,更加突出医德教育与人文素质教育,将医德教育贯穿于医学教育全过程,同时强调"多临床、早临床、反复临床"的理念,强化临床实践教学,着力培养医德高尚、医术精湛的临床医生。

我们高兴地看到,这套教材在编写宗旨上,不忘医学教育人才培养的初心,坚持质量第一、立德树人;在编写内容上,牢牢把握医学教育改革发展新形势和新要求,坚持与时俱进、力求创新;在编写形式上,聚力"互联网+"医学教育的数字化创新发展,充分运用 AR、VR、人工智能等新技术,在传统纸质教材的基础上融合实操性更强的数字内容,推动传统课堂教学迈向数字教学与移动学习的新时代。 为进一步加强医学生临床实践能力培养,整套教材还配有相应的实践指导教材,内容丰富,图文并茂,具有较强的科学性和实践指导价值。

我们希望,这套教材的修订出版,能够进一步启发和指导高校不断深化医学教育改革,推进医教协同,为培养高质量医学人才、服务人民群众健康乃至推动健康中国建设作出积极贡献。

2018 年 2 月

全国高等学校五年制本科临床医学专业
第九轮　规划教材修订说明

　　全国高等学校五年制本科临床医学专业国家卫生健康委员会规划教材自 1978 年第一轮出版至今已有 40 年的历史。 几十年来，在教育部、国家卫生健康委员会的领导和支持下，以裘法祖、吴阶平、吴孟超、陈灏珠等院士为代表的我国几代德高望重、有丰富的临床和教学经验、有高度责任感和敬业精神的国内外著名院士、专家、医学家、教育家参与了本套教材的创建和每一轮教材的修订工作，使我国的五年制本科临床医学教材从无到有，从少到多，从多到精，不断丰富、完善与创新，形成了课程门类齐全、学科系统优化、内容衔接合理、结构体系科学的由规划教材、配套教材、网络增值服务、数字出版等组成的立体化教材格局。 这套教材为我国千百万医学生的培养和成才提供了根本保障，为我国培养了一代又一代高水平、高素质的合格医学人才，为推动我国医疗卫生事业的改革和发展做出了历史性巨大贡献，并通过教材的创新建设和高质量发展，推动了我国高等医学本科教育的改革和发展，促进了我国医药学相关学科或领域的教材建设和教育发展，走出了一条适合中国医药学教育和卫生事业发展实际的具有中国特色医药学教材建设和发展的道路，创建了中国特色医药学教育教材建设模式。 老一辈医学教育家和科学家们亲切地称这套教材是中国医学教育的"干细胞"教材。

　　本套第九轮教材修订启动之时，正是我国进一步深化医教协同之际，更是我国医疗卫生体制改革和医学教育改革全方位深入推进之时。 在全国医学教育改革发展工作会议上，李克强总理亲自批示"人才是卫生与健康事业的第一资源，医教协同推进医学教育改革发展，对于加强医学人才队伍建设、更好保障人民群众健康具有重要意义"，并着重强调，要办好人民满意的医学教育，加大改革创新力度，奋力推动建设健康中国。

　　教材建设是事关未来的战略工程、基础工程，教材体现国家意志。 人民卫生出版社紧紧抓住医学教育综合改革的历史发展机遇期，以全国高等学校五年制本科临床医学专业第九轮规划教材全面启动为契机，以规划教材创新建设，全面推进国家级规划教材建设工作，服务于医改和教改。第九轮教材的修订原则，是积极贯彻落实国务院办公厅关于深化医教协同、进一步推进医学教育改革与发展的意见，努力优化人才培养结构，坚持以需求为导向，构建发展以"5+3"模式为主体的临床医学人才培养体系；强化临床实践教学，切实落实好"早临床、多临床、反复临床"的要求，提高医学生的临床实践能力。

　　在全国医学教育综合改革精神鼓舞下和老一辈医学家奉献精神的感召下，全国一大批临床教学、科研、医疗第一线的中青年专家、学者、教授继承和发扬了老一辈的优秀传统，以严谨治学的科学态度和无私奉献的敬业精神，积极参与第九轮教材的修订和建设工作，紧密结合五年制临床医学专业培养目标、高等医学教育教学改革的需要和医药卫生行业人才的需求，借鉴国内外医学教育教学的经验和成果，不断创新编写思路和编写模式，不断完善表达形式和内容，不断提升编写水平和质量，已逐渐将每一部教材打造成了学科精品教材，使第九轮全套教材更加成熟、完善和科学，从而构建了适合以"5+3"为主体的医学教育综合改革需要、满足卓越临床医师培养需求的教材体系和优化、系统、科学、经典的五年制本科临床医学专业课程体系。

其修订和编写特点如下：

1．教材编写修订工作是在国家卫生健康委员会、教育部的领导和支持下，由全国高等医药教材建设研究学组规划，临床医学专业教材评审委员会审定，院士专家把关，全国各医学院校知名专家教授编写，人民卫生出版社高质量出版。

2．教材编写修订工作是根据教育部培养目标、国家卫生健康委员会行业要求、社会用人需求，在全国进行科学调研的基础上，借鉴国内外医学人才培养模式和教材建设经验，充分研究论证本专业人才素质要求、学科体系构成、课程体系设计和教材体系规划后，科学进行的。

3．在教材修订工作中，进一步贯彻党的十九大精神，将"落实立德树人根本任务，发展素质教育"的战略部署要求，贯穿教材编写全过程。 全套教材在专业内容中渗透医学人文的温度与情怀，通过案例与病例融合基础与临床相关知识，通过总结和汲取前八轮教材的编写经验与成果，充分体现教材的科学性、权威性、代表性和适用性。

4．教材编写修订工作着力进行课程体系的优化改革和教材体系的建设创新——科学整合课程、淡化学科意识、实现整体优化、注重系统科学、保证点面结合。 继续坚持"三基、五性、三特定"的教材编写原则，以确保教材质量。

5．为配合教学改革的需要，减轻学生负担，精炼文字压缩字数，注重提高内容质量。 根据学科需要，继续沿用大16开国际开本、双色或彩色印刷，充分拓展侧边留白的笔记和展示功能，提升学生阅读的体验性与学习的便利性。

6．为满足教学资源的多样化，实现教材系列化、立体化建设，进一步丰富了理论教材中的数字资源内容与类型，创新在教材移动端融入 AR、VR、人工智能等新技术，为课堂学习带来身临其境的感受；每种教材均配有 2 套模拟试卷，线上实时答题与判卷，帮助学生复习和巩固重点知识。同时，根据实际需求进一步优化了实验指导与习题集类配套教材的品种，方便老师教学和学生自主学习。

第九轮教材共有 53 种，均为**国家卫生健康委员会"十三五"规划教材**。 全套教材将于 2018年 6 月出版发行，数字内容也将同步上线。 教育部副部长林蕙青同志亲自为本套教材撰写序言，并对通过修订教材启发和指导高校不断深化医学教育改革、进一步推进医教协同，为培养高质量医学人才、服务人民群众健康乃至推动健康中国建设寄予厚望。 希望全国广大院校在使用过程中能够多提供宝贵意见，反馈使用信息，以逐步修改和完善教材内容，提高教材质量，为第十轮教材的修订工作建言献策。

全国高等学校五年制本科临床医学专业第九轮规划教材
教材目录

序号	书名	版次	主编			副主编			
1.	医用高等数学	第7版	秦 侠	吕 丹		李 林	王桂杰	刘春扬	
2.	医学物理学	第9版	王 磊	冀 敏		李晓春	吴 杰		
3.	基础化学	第9版	李雪华	陈朝军		尚京川	刘 君	籍雪平	
4.	有机化学	第9版	陆 阳			罗美明	李柱来	李发胜	
5.	医学生物学	第9版	傅松滨			杨保胜	邱广蓉		
6.	系统解剖学	第9版	丁文龙	刘学政		孙晋浩	李洪鹏	欧阳宏伟	阿地力江·伊明
7.	局部解剖学	第9版	崔慧先	李瑞锡		张绍祥	钱亦华	张雅芳	张卫光
8.	组织学与胚胎学	第9版	李继承	曾园山		周 莉	周国民	邵淑娟	
9.	生物化学与分子生物学	第9版	周春燕	药立波		方定志	汤其群	高国全	吕社民
10.	生理学	第9版	王庭槐			罗自强	沈霖霖	管又飞	武宇明
11.	医学微生物学	第9版	李 凡	徐志凯		黄 敏	郭晓奎	彭宜红	
12.	人体寄生虫学	第9版	诸欣平	苏 川		吴忠道	李朝品	刘文琪	程彦斌
13.	医学免疫学	第7版	曹雪涛			姚 智	熊思东	司传平	于益芝
14.	病理学	第9版	步 宏	李一雷		来茂德	王娅兰	王国平	陶仪声
15.	病理生理学	第9版	王建枝	钱睿哲		吴立玲	孙连坤	李文斌	姜志胜
16.	药理学	第9版	杨宝峰	陈建国		臧伟进	魏敏杰		
17.	医学心理学	第7版	姚树桥	杨艳杰		潘 芳	汤艳清	张 宁	
18.	法医学	第7版	王保捷	侯一平		丛 斌	沈忆文	陈 腾	
19.	诊断学	第9版	万学红	卢雪峰		刘成玉	胡申江	杨 炯	周汉建
20.	医学影像学	第8版	徐 克	龚启勇	韩 萍	于春水	王 滨	文 戈	高剑波 王绍武
21.	内科学	第9版	葛均波	徐永健	王 辰	唐承薇	周 晋	肖海鹏	王建安 曾小峰
22.	外科学	第9版	陈孝平	汪建平	赵继宗	秦新裕	刘玉村	张英泽	李宗芳
23.	妇产科学	第9版	谢 幸	孔北华	段 涛	林仲秋	狄 文	马 丁	曹云霞 漆洪波
24.	儿科学	第9版	王卫平	孙 锟	常立文	申昆玲	李 秋	杜立中	母得志
25.	神经病学	第8版	贾建平	陈生弟		崔丽英	王 伟	谢 鹏	罗本燕 楚 兰
26.	精神病学	第8版	郝 伟	陆 林		李 涛	刘金同	赵旭东	王高华
27.	传染病学	第9版	李兰娟	任 红		高志良	宁 琴	李用国	

序号	书名	版次	主编		副主编			
28.	眼科学	第9版	杨培增	范先群	孙兴怀	刘奕志	赵桂秋	原慧萍
29.	耳鼻咽喉头颈外科学	第9版	孙 虹	张 罗	迟放鲁	刘 争	刘世喜	文卫平
30.	口腔科学	第9版	张志愿		周学东	郭传瑸	程 斌	
31.	皮肤性病学	第9版	张学军	郑 捷	陆洪光	高兴华	何 黎	崔 勇
32.	核医学	第9版	王荣福	安 锐	李亚明	李 林	田 梅	石洪成
33.	流行病学	第9版	沈洪兵	齐秀英	叶冬青	许能锋	赵亚双	
34.	卫生学	第9版	朱启星		牛 侨	吴小南	张正东	姚应水
35.	预防医学	第7版	傅 华		段广才	黄国伟	王培玉	洪 峰
36.	中医学	第9版	陈金水		范 恒	徐 巍	金 红	李 锋
37.	医学计算机应用	第6版	袁同山	阳小华	卜宪庚	张筠莉	时松和	娄 岩
38.	体育	第6版	裴海泓		程 鹏	孙 晓		
39.	医学细胞生物学	第6版	陈誉华	陈志南	刘 佳	范礼斌	朱海英	
40.	医学遗传学	第7版	左 伋		顾鸣敏	张咸宁	韩 骅	
41.	临床药理学	第6版	李 俊		刘克辛	袁 洪	杜智敏	闫素英
42.	医学统计学	第7版	李 康	贺 佳	杨土保	马 骏	王 彤	
43.	医学伦理学	第5版	王明旭	赵明杰	边 林	曹永福		
44.	临床流行病学与循证医学	第5版	刘续宝	孙业桓	时景璞	王小钦	徐佩茹	
45.	康复医学	第6版	黄晓琳	燕铁斌	王宁华	岳寿伟	吴 毅	敖丽娟
46.	医学文献检索与论文写作	第5版	郭继军		马 路	张 帆	胡德华	韩玲革
47.	卫生法	第5版	汪建荣		田 侃	王安富		
48.	医学导论	第5版	马建辉	闻德亮	曹德品	董 健	郭永松	
49.	全科医学概论	第5版	于晓松	路孝琴	胡传来	江孙芳	王永晨	王 敏
50.	麻醉学	第4版	李文志	姚尚龙	郭曲练	邓小明	喻 田	
51.	急诊与灾难医学	第3版	沈 洪	刘中民	周荣斌	于凯江	何 庆	
52.	医患沟通	第2版	王锦帆	尹 梅	唐宏宇	陈卫昌	康德智	张瑞宏
53.	肿瘤学概论	第2版	赫 捷		张清媛	李 薇	周云峰	王伟林 刘云鹏 赵新汉

第七届全国高等学校五年制本科临床医学专业教材评审委员会名单

顾　问

吴孟超　王德炳　刘德培　刘允怡

主任委员

陈灏珠　钟南山　杨宝峰

副主任委员（以姓氏笔画为序）

王　辰　王卫平　丛　斌　冯友梅　李兰娟　步　宏

汪建平　张志愿　陈孝平　陈志南　陈国强　郑树森

郎景和　赵玉沛　赵继宗　柯　杨　桂永浩　曹雪涛

葛均波　赫　捷

委　员（以姓氏笔画为序）

马存根　王　滨　王省良　文历阳　孔北华　邓小明

白　波　吕　帆　刘吉成　刘学政　李　凡　李玉林

吴在德　吴肇汉　何延政　余艳红　沈洪兵　陆再英

赵　杰　赵劲民　胡翊群　南登崑　药立波　柏树令

闻德亮　姜志胜　姚　智　曹云霞　崔慧先　曾因明

颜　虹

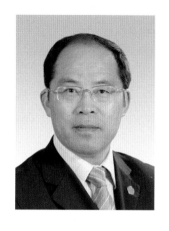

张学军

　　1955 年 8 月出生于安徽宿松。 二级教授，主任医师。 现任复旦大学皮肤病研究所（附属华山医院）所长，教育部皮肤病学重点实验室（安徽医科大学第一附属医院）主任，中华医学会皮肤性病学分会名誉主任委员和银屑病学组组长，国际皮肤科学会联盟常务理事，国际银屑病协会执行委员，*J Invest Dermatol*、*Brit J Dermatol* 等 SCI 杂志编委；曾任安徽医科大学校长（2002—2013）、亚洲皮肤科学会第九届主席，中华医学会皮肤性病学分会第十一、十二届主任委员，国家规划教材本科《皮肤性病学》第 5、6、7、8 版和住院医师规范化培训教材《皮肤性病学》主编，研究生规划教材《中英文医学科研论文的撰写与投稿》主编。 致力于疾病基因组变异研究，在 *New Engl J Med*、*Nature* 等发表 SCI 收录论文 300 余篇，培养博士、硕士研究生 200 余名。 以主持人获国家科技进步二等奖 1 项、省部级一等奖 5 项，成果入选 2010 年"中国科学十大进展"和 2012 年"中国高等学校十大科技进展"，获得"谈家桢临床医学奖""中国医学科学家"及"中国健康传播大使"等称号。

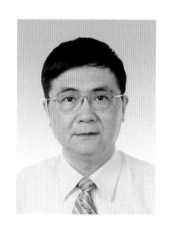

郑　捷

　　1954 年 12 月出生于江苏南京。 1982 年毕业于原上海第二医学院（现为上海交通大学医学院），后在上海交通大学医学院附属瑞金医院皮肤科工作至今。 先后在该校师从张传钧、陈顺乐教授并获皮肤病学硕士与内科（风湿病）学博士学位，1992—1998 年兼任原上海第二医科大学医学检验系临床免疫学教研室副主任，1992 年破格晋升副主任医师，1997 年晋升主任医师。耶鲁大学访问学者，博士生导师，北美皮肤科医师协会荣誉会员。 现任上海交通大学医学院皮肤性病学教授，附属瑞金医院皮肤科主任，中华医学会皮肤性病学分会主任委员，上海市医学会风湿病专业委员会顾问；《中华皮肤科杂志》《中国皮肤性病学杂志》《实用皮肤病学杂志》副主编，*British Journal of Dermatology* 编委，*New England Journal of Medicine* 等期刊审稿人。

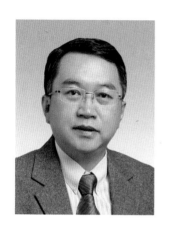

陆洪光

1962年10月出生于山东。 医学博士，教授，贵州医科大学附属医院副院长、国家临床重点专科皮肤科主任、中华医学会皮肤性病学分会秘书长。

全国政协委员，国务院政府特殊津贴专家，担任第10、12、13届国家自然科学基金生命科学部和医学科学部专家评审组成员。

从事教学工作30年。 曾留学英国、瑞典、德国等国家。 获得英国皇家学会基金、瑞典Uppsala大学科学研究基金及国家自然科学基金等。 在国内外学术期刊发表学术论文190余篇。 获得省（部）级科技进步奖3项。

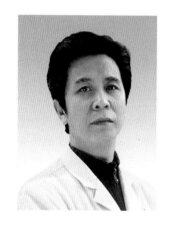

高兴华

1963年12月出生于辽宁凌源。 现任中国医科大学附属第一医院副院长、国家重点学科皮肤科主任、教育部暨卫生部免疫皮肤病学重点实验室副主任、教育部暨科技部创新团队带头人，长江学者特聘教授、国务院政府特殊津贴专家，中华医学会皮肤性病学分会副主任委员、中国医师协会皮肤科医师分会副会长、国际皮肤科学会副会长、*Dermatologic Therapy*、*Journal of Applied Cosmetology*副主编、*Journal of the American Academy of Dermatology*、*International Journal of Dermatology*（美国）编委、《临床皮肤科杂志》副主编。

从事皮肤性病学医、教、研工作30年，发表论文300余篇，获专利7项；主编、副主编或参编中英文专著22部；获3项省（部）级科技进步一等奖及吴阶平医药创新奖。

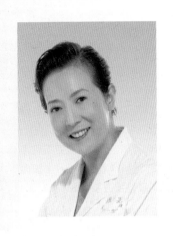

何　黎

　　1962 年 8 月出生于昆明。 博士，博士生导师，享受国务院政府特殊津贴专家，国家卫生计生突出贡献中青年专家，昆明医科大学第一附属医院云南省皮肤病医院执行院长。 教育部创新团队带头人、国家临床重点专科负责人、亚太皮肤屏障研究会副主席、中华医学会皮肤性病学分会副主任委员等。

　　担任《皮肤病与性病》杂志主编及《中华皮肤科杂志》等 10 个国家级杂志编委。 主编专著及统编教材 8 部，主持或参与制定指南 8 项。 在 *Nature Communications* 等杂志发表论文 160 余篇，获国家发明专利 7 项，云南省科技进步特等奖、一等奖，创新团队一等奖。 获全国教书育人十大楷模、全国优秀科技工作者等称号。

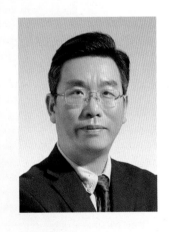

崔　勇

　　1972 年 3 月出生于安徽芜湖。 国家卫生健康委员会中日友好医院皮肤病与性病科主任，国家级百千万人才、国家级创新人才推进计划中青年领军人才、教育部新世纪人才、中央保健会诊专家，享受国务院政府特殊津贴，入选第三批国家 "万人计划" 领军人才。 兼任中国医学装备协会皮肤病与皮肤美容分会副主任委员兼秘书长，国家远程医疗与互联网医学中心皮肤性病学专家委员会主任委员。

　　主要研究领域为皮肤遗传学和数字皮肤病学。 先后在 *Nature Genetics*、*Journal of Investigative Dermatology* 等国际期刊发表 SCI 收录论文 99 篇，总影响因子超过 700。 担任国家规划教材配套教材《皮肤性病学图谱》（第 1 版）副主编、《皮肤性病学图谱》（第 2 版）主编，规划教材《皮肤性病学》（第 5～8 版）编写秘书。

医学教材不仅是教学思想的重要载体，更是教学经验的结晶和教学质量的重要保证，因此在医学教育体系日益完善的历程中，教材修订工作历来受到我国医学教育主管部门的高度重视。《皮肤性病学》教材于1983年首次编写，历经30余年九轮修订，已经成为国内皮肤性病学领域最权威的专业教材。2001年出版的《皮肤性病学》（第5版）在国内医学教材系列中首次推出彩色版，高度贴近本专业直观化的特点；2004年出版的《皮肤性病学》（第6版）同步推出了教师辅导教材、配套光盘和习题集，在国内教材系列中较早地完成了教材立体化建设；2008年出版的《皮肤性病学》（第7版）进一步完善教材立体化建设，并探索与教学改革进程相契合；2013年出版的《皮肤性病学》（第8版）首次推出数字教材，便于学生扩展阅读。该系列教材在全国95％以上医学院校被使用，深受广大师生肯定和喜爱，也广为国内皮肤性病学工作者参考和引用，充分彰显了其权威性和亲和力。在2006年原全国高等医药教材建设研究会和卫生部教材办公室联合主办的首届全国高等学校医药教材评比中，《皮肤性病学》（第6版）荣获"优秀教材一等奖"。

第8版教材出版至今的5年，生命科学发展日新月异，免疫学、分子生物学、遗传学以及相关领域的新发明、新技术层出不穷，新理论、新学说层见叠出，皮肤性病学正面临着极为活跃、极为丰富的外部知识体系。作为一门整体性较强的临床应用学科，皮肤性病学受到了全面而深远的影响，一方面表现为各种基础学科对本专业的渗透性和影响力变得越来越清晰，而另一方面表现在本专业与其他临床专业之间的界限和差距变得越来越模糊，两者的碰撞与交融不断衍生出新的机遇和挑战，皮肤性病学已经进入了一个纵深交错、平行发展的格局。在此背景下，我国皮肤性病学界在基础研究、临床应用以及社会服务等诸多领域，都取得了长足而扎实的进步，这些都令我国广大皮肤性病学工作者倍感自豪和欣慰。

如何培育本学科新生力量，并引导他们逐步成长，助力我国皮肤性病学事业继续发展，成为教材建设的一个重要历史使命。对《皮肤性病学》内容体系的深刻理解和全面掌握，必须构建在坚实的基础理论、基本知识和基本技能体系之上，同时具备高度的系统性和可拓展性，这正是本专业系列教材建设遵循"三基""五性""三特定"要求的根本所在。

以《皮肤性病学》（第8版）和住院医师规范化培训教材为蓝本，编写《皮肤性病科临床实践（习）导引与图解》和《习题集》，在《皮肤性病学》（第9版）基础上，同步修订《皮肤性病学教师辅导用书》（第3版）和《皮肤性病学图谱》（第2版），力求对我国皮肤性病学的发展进行实时更新。第9版教材共两篇二十九章，收录约130种疾病，基本保持第8版规模，但对专业内容进行了大幅度的合理化重组整合、内容更新和文字精练。值得一提的是，本轮教材修订过程中，由中国人群皮肤影像资源库（CSID）项目组负责提供整套教材的临床及皮肤影像图片，其中学生教材的图片更换率超过60％，有效提升了教材的质量和可视化效果。

本书的修订得到了人民卫生出版社一如既往的大力支持，充分体现了他们为提高我国医学教育事业水平的高度责任感和专业推动力，在此表示衷心感谢。全体中青年编委满怀高度责任心、协作精神和精益求精的工作态度，为提升本书质量不遗余力地付出了大量汗水；复旦大学附属华山医院皮肤科王侠生教授参与了本书的终审，陈连军、朱敏、栾菁、梁俊、严淑贤、唐慧、杨永生、张成锋、朱小华、汤芦艳等医师参与本书的校对；安徽医科大学第一附属医院林国书、周文明、王培光、肖风丽、杨春俊、王再兴、李卉、刘盛秀、王红艳、高敏、孙良丹、范星、沈颂科、朱正伟、闻雷雷等医师和全体博士、硕士研究生为本书的材料整理、校对工作付出了艰辛劳动，在此一并表示感谢。

考虑到专业发展与知识更新速度一日千里、编委取舍相关知识的把握标准难以完全统一等客观因素，本书仍难免存在一些不尽如人意之处，敬希读者不吝指正，我们将尽量在以后重印中随时改正。

张学军 郑 捷

2018 年 5 月

第二篇　皮肤性病学各论

第二十九章　性传播疾病　　209

推荐阅读　　228

中英文名词对照索引　　229

本书测试卷

第 一 篇
皮肤性病学总论

第一章 皮肤性病学导论

第一节 皮肤性病学的定义和范畴

皮肤性病学(dermatovenereology)是涉及面广、系统性强的临床二级学科,既具有相对独立的专业知识体系,又涵盖其他各临床学科,是临床医学的重要组成部分。

皮肤性病学包括皮肤病学(dermatology)和性病学(venereology)。皮肤病学是研究皮肤及其相关疾病的科学,其内容包括皮肤、皮下组织及皮肤附属器相关疾病的病因、发病机制、临床表现、诊断、治疗及预防等;性病学是研究性传播疾病的科学,其内容包括各种性传播疾病的致病微生物、发病机制、传播途径、临床表现、诊断、治疗及预防等。

第二节 皮肤性病学发展的简史和现状

1. 世界皮肤性病学发展历程 18世纪中叶以前,皮肤病诊治工作一般由外科医师承担,有关皮肤病学的知识也被包含在外科学教科书中;由于传染性疾病是临床内科学的主要疾病,而传染性疾病最早出现、最多见、最直观的症状多在皮肤,迫使内科医师学习发生于皮肤的症状和体征,这一现象一直延续到20世纪上半叶,使皮肤病学逐渐成为内科学的一个独立分支。在19世纪,对梅毒螺旋体、天花病毒、鼠疫杆菌和结核杆菌等病原体感染的研究是内科学中一个最为重要的分支,而皮损是临床医师诊断这些疾病的"窗口"。进入20世纪,由于免疫学的发展,使病原学诊断越来越准确,皮肤病学和传染病学逐渐成为一门独立的学科。由于多数性传播疾病的初期表现或主要受累器官是皮肤,因此性病学也被纳入皮肤病学的范畴。

皮肤性病学在20世纪中前叶发展缓慢,主要进展是对皮肤病和性病的临床与病理特征进行描述、总结、分类及发现新疾病和新治疗方法。皮肤性病学的诊断除根据临床表现外,主要凭借组织病理学、微生物学及相应的感染免疫技术与方法;治疗手段主要是外用以薄荷、樟脑、水杨酸、酒精类药物控制炎症缓解症状,浅度X线照射治疗肿瘤性与增生性皮肤病,以及紫外线治疗炎症性皮肤病。

进入20世纪中叶后,自身免疫理论与诊断技术的出现推动了自身免疫性皮肤病的诊疗;糖皮质激素的问世,抗生素、抗真菌、抗组胺药的诞生和发展大大推动了皮肤病治疗学的发展。但是相对于影像学、内腔镜和免疫诊断技术的广泛应用,皮肤科的发展特别是对其发病机制的研究相对迟缓,落后于其他临床学科。进入21世纪,随着遗传学的快速发展尤其是天然免疫理论的出现,皮肤病学再次成为医学研究的热点和前沿。许多单基因遗传性皮肤病的致病基因被发现,其致病通路被确定;高发病率的多基因遗传性皮肤病的易感基因被锁定,对其作用的研究正在深入;表观遗传学和对RNA的研究不仅有助于对发病机制研究的深化,还越来越多地被应用于疾病的诊断、预后和指导治疗。以银屑病为代表的炎症性皮肤病是皮肤科发病率高、危害性大的疾病,它有许多与感染免疫、肿瘤免疫、移植免疫、自身免疫和变态反应相似的免疫学改变,但由于这类疾病始终未能确定其特异的抗原和特异的抗体及细胞毒性T细胞,所以无法归入以上任何一类疾病。天然免疫理论的出现对这类炎症性疾病的发病机制有了系统认识,在推动皮肤病学不断发展的同时,也推动了呼吸道、消化道、泌尿生殖道相关疾病的研究和认识。随着近半个世纪以来激光技术在皮肤科越来越广泛的应用,医学美容学的发展方兴未艾,正在成为皮肤病学的一部分。

2. 我国皮肤性病学发展历程　皮肤性病学在我国具有更为悠久的历史。早在公元前14世纪，甲骨文中就已有"疥"和"疕"字出现，并有癣、疣等病名；《周礼·天官》中记载"凡邦之有疾病者，疕疡者造焉，则使医分而治之"，说明当时就已经对皮肤病学的研究范畴进行了初步界定；春秋战国以后，人们对皮肤病的认识逐渐增多，并上升到理论高度；汉代张仲景所著《金匮要略》中较完备地记载了淋病的症状；唐代孙思邈所著《千金要方》和《千金翼方》是小儿皮肤病学的先驱；明代陈实功所著《外科正宗》中，有关皮肤性病学的记载达到集历代成就之大成；明代韩懋所著《杨梅疮论治方》是我国最早的梅毒领域专著。

第三节　中国皮肤性病学发展的简史和现状

随着我国经济发展和人民生活水平的提高，对皮肤健康的要求从仅限于"无病"逐步扩展到"美"，从传统皮肤性病学中逐步派生出"医学美容学"；皮肤外科日渐普及，成为皮肤性病学中的独立亚专业。现在，我国皮肤性病学的规模发展很快，实现县级医院都有皮肤性病科，整体实力也得到很大提升。

我国在皮肤性病学领域取得的原创性成就有：

1. 皮肤遗传学研究　在国际上首次发现多发性家族性毛发上皮瘤、MUHH遗传性少毛症、逆向性痤疮、红斑肢痛症及PLACK综合征等单基因遗传病的致病基因。对多种皮肤复杂疾病开展了流行病学和易感基因等方向研究，发现了银屑病、系统性红斑狼疮、白癜风、麻风、特应性皮炎、痤疮、天疱疮等多种皮肤复杂疾病的100多个易感基因/位点，揭示了这些疾病的部分遗传机制。张学军团队等首先利用全基因组关联研究（GWAS）分析复杂疾病易感基因，发现银屑病、白癜风和麻风易感基因的成果入选"2010年度中国科学十大进展"；利用全基因组外显子测序发现汗孔角化症和掌跖角化症致病基因成果入选2012年度"中国高等学校十大科技进展"。陆前进团队将红斑狼疮表观遗传的研究成果应用于疾病诊断，入选2017年度"中国十大医学进展"。

2. 皮肤免疫学研究　皮肤作为人体最大的免疫器官，以往对导致皮肤病发生的致病性细胞及其产物（如细胞因子、自身抗体等）的研究均集中于外周血，我国皮肤性病科医师对定居于皮肤的各种免疫活性细胞研究在国际上独树一帜：陈洪铎院士团队在朗格汉斯细胞来源、分布、转换、抗原、功能、病理和临床调控应用的研究中，做出了创造性的、有实际价值的贡献；朱学骏团队发现副肿瘤天疱疮发生机制；郑捷团队发现银屑病关键性致病性细胞因子的来源是真皮层的γδT细胞，入选2011年度《中国科学年鉴》等。

3. 皮肤真菌病研究　廖万清院士团队发现九种新的致病真菌及其临床类型，其中胶囊青霉引起的疾病由廖氏命名。

4. 皮肤病治疗学研究　我国自主研发了国家1类新药白细胞介素8单抗乳膏用于治疗银屑病，国家1类新药"海姆泊芬"用于治疗鲜红斑痣等；张福仁团队发现"氨苯砜综合征"的风险基因，使这一致死性药物不良反应有了预防措施。

此外，在发现新疾病方面，近来由我国皮肤性病科医师首次报道的疾病有外伤后细菌性致死性肉芽肿、特应性皮炎样移植物抗宿主病等。

第四节　皮肤性病学的学科特点

皮肤性病科学是一门内容涉及广泛的临床学科，专业内容包括皮肤病学、性病学、麻风病学、皮肤外科学、皮肤美容学等，而一些与之相关的基础学科（如病理学、免疫学、药理学、遗传学、分子生物学、医学微生物学等）的发展也对皮肤性病科临床医师提出了越来越高的要求。

皮肤性病病因复杂（图1-1）。皮肤性病科与其他临床各学科间既有密切联系，又有自身特点，如重型药疹、系统性红斑狼疮和各种类型血管炎、梅毒等既可有皮肤表现,又常伴多脏器、多系统受累,几乎与临床各科都相关;性病诊治则要求掌握一定的妇科与泌尿外科专业知识。"窥一斑而知全豹"是皮肤性病学的特点,皮肤性病科医师往往仅通过一个特征性皮损就能较准确地诊断或预见皮肤外疾病,特别是肺、肾、脑等器官病变、恶性肿瘤及代谢性疾病。

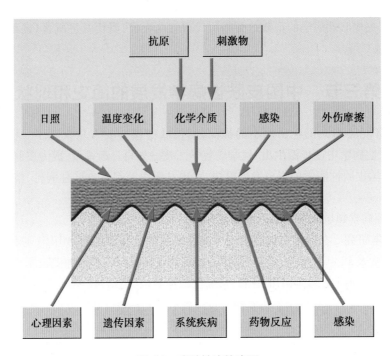

图1-1　皮肤性病的病因

皮肤病与性病对患者带来的影响可用"5D"模式描述(图1-2),其中心理影响越来越受到关注。

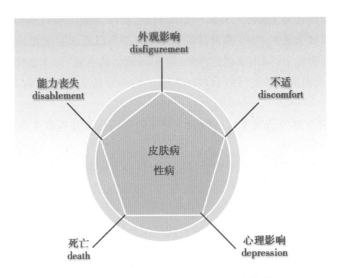

图1-2　皮肤性病对患者的5D影响模式

第五节　关于皮肤性病学的学习路径

1. **皮肤性病学直观性强**　因为需要通过感性认识(皮损的视觉形态)获取疾病信息,所以皮肤性病学的学习更强调实践性。许多皮肤病只能通过观察才能被认识和诊断,而临床诊断能力的形成也必须建立在对大量病例观察的基础上。

2. **皮肤性病学理论性强**　一方面要将"直观"的经验上升为理论,在理论的指导下实践,举一反三,触类旁通,实现准确诊断、准确治疗。另一方面,皮肤性病学是系统医学,只有在掌握了诊断学、内科学、外科学各科基本知识、基本理论的基础上才能成为皮肤性病科专科医师。皮肤性病学作为一门二级学科,不仅与各临床学科联系密切,也是所有临床学科中与基础医学联系最多的学科。

3. **皮肤性病学操作性强**　动手操作是每一位皮肤性病科医师必须掌握的技能,尤其是皮肤外科亚专业、激光美容亚专业对动手能力提出了更高要求,不再仅仅局限于传统的"活检术"或"切除术"。动手能力已经成为皮肤性病科医师的必备能力。

精通基础学科专业知识(如皮肤免疫学、皮肤病理学、皮肤影像学、皮肤遗传学、皮肤病原学、皮肤生理学、皮肤生化学、皮肤药理学、皮肤护理学等),就可能在自己的职业生涯中建立和强化自己的交叉性专业方向,有助于成长为在某一领域或数个领域有所成就的皮肤性病科医师。

（张学军　郑捷）

第二章 皮肤的结构

皮肤(skin)被覆于体表,与人体所处的外界环境直接接触,在口、鼻、尿道口、阴道口和肛门等处与体内各种管腔表面的黏膜互相移行,维持人体内环境稳定。皮肤由表皮、真皮和皮下组织构成,表皮与真皮之间由基底膜带相连接。皮肤中除各种皮肤附属器(如毛发、皮脂腺、汗腺和甲等)外,还含有丰富的血管、淋巴管、神经和肌肉(图2-1)。皮肤是人体最大的器官,总重量约占个体体重的16%,成人皮肤总面积约为1.5m²,新生儿约为0.21m²。皮肤(不包括皮下组织)的厚度为0.5~4mm,存在较大的个体、年龄和部位差异,如眼睑、外阴、乳房的皮肤最薄,厚度约为0.5mm,而掌跖部位皮肤最厚,可达3~4mm。表皮厚度平均为0.1mm,但掌跖部位的表皮可达0.8~1.4mm。真皮厚度在不同部位差异也很大,较薄的(如眼睑)约为0.6mm,较厚的(如背部和掌跖)可达3mm以上。

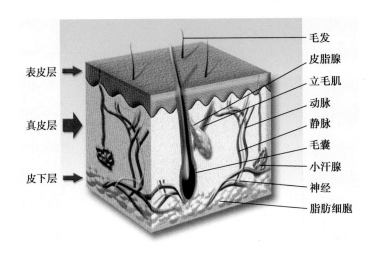

图2-1 皮肤解剖结构模式图

皮肤借皮下组织与深部附着,并受真皮纤维束牵引,形成致密的多走向沟纹,称为皮沟(skin grooves),后者将皮肤划分为大小不等的细长隆起称为皮嵴(skin ridges),较深的皮沟将皮肤表面划分成菱形或多角形微小区域,称为皮野。掌跖及指(趾)屈侧的皮沟、皮嵴平行排列并构成特殊的涡纹状图样,称为指(趾)纹,其样式由遗传因素决定,除同卵双生子外,个体之间均存在差异。

根据皮肤的结构特点,可将其大致分为有毛的薄皮肤(hairy thin skin)和无毛的厚皮肤(hairless thick skin)两种类型,前者被覆身体大部分区域,后者分布于掌跖和指(趾)屈侧面,具有较深厚的沟嵴,能耐受较强的机械性摩擦。有些部位皮肤的结构比较特殊,不属于上述两种类型,如口唇、外阴、肛门等皮肤-黏膜交界处。皮肤的颜色因种族、年龄、性别、营养状况及部位不同而有所差异。

第一节 表 皮

表皮(epidermis)在组织学上属于复层鳞状上皮,主要由角质形成细胞、黑素细胞、朗格汉斯细胞和梅克尔细胞等构成。

（一）角质形成细胞

角质形成细胞（keratinocyte）由外胚层分化而来，是表皮的主要构成细胞，数量占表皮细胞的80%以上，其特征为在分化过程中可产生角蛋白（keratin）。角蛋白是角质形成细胞主要的结构蛋白之一，构成细胞骨架中间丝，参与表皮分化、角化等生理病理过程。角质形成细胞之间及与下层结构之间存在一些特殊的连接结构如桥粒和半桥粒。根据分化阶段和特点将其分为5层，由深至浅分别为基底层、棘层、颗粒层、透明层和角质层（图2-2）。

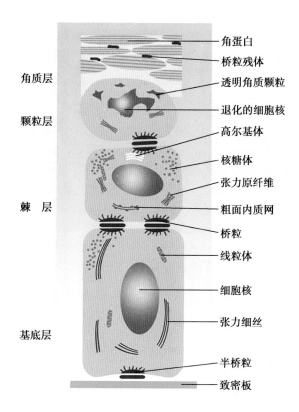

图2-2　角质形成细胞形态结构模式图

1. **基底层（stratum basale）**　位于表皮底层，由一层立方形或圆柱状细胞构成，细胞长轴与真皮-表皮交界线垂直。胞质呈嗜碱性，胞核卵圆形，核仁明显，核分裂象较常见，胞核上方可见黑素颗粒聚集或呈帽状排列。电镜下可见胞质内有许多走向规则的张力细丝，直径约5nm，常与表皮垂直。基底层细胞底部借半桥粒与基底膜带相附着。基底层角质形成细胞表达角蛋白K5/K14。

基底层细胞分裂、逐渐分化成熟为角质层细胞，并最终由皮肤表面脱落是一个受到精密调控的过程。正常情况下约30%的基底层细胞处于核分裂期，新生的角质形成细胞有序上移，由基底层移行至颗粒层约需14天，再移行至角质层表面并脱落又需14天，共约28天，称为表皮通过时间或更替时间。基底层可能存在具有长期增殖及分化潜能的表皮干细胞。

2. **棘层（stratum spinosum）**　位于基底层上方，由4~8层多角形细胞构成，细胞轮廓渐趋扁平，因在组织切片中细胞呈棘刺样形态而命名。细胞表面有许多细小突起，相邻细胞的突起互相连接，形成桥粒。电镜下可见胞质内有许多张力细丝聚集成束，并附着于桥粒上，棘层上部细胞胞质中散在分布直径为100~300nm的包膜颗粒，称角质小体或Odland小体。角质小体是分泌型细胞器，能将脂质前体输送到角质形成细胞间隙。棘层细胞表达角蛋白K1/K10。

3. **颗粒层（stratum granulosum）**　位于棘层上方，因富含透明角质颗粒（keratohyalin granule）而命名。在角质层薄的部位由1~3层梭形或扁平细胞构成，而在掌跖等部位细胞可厚达10层，细胞长轴与皮面平行。细胞核和细胞器溶解，胞质中可见大量形态不规则的透明角质颗粒，其主要成分包括前丝聚合蛋白、角蛋白和兜甲蛋白等。

4. **透明层（stratum lucidum）**　位于颗粒层与角质层之间，仅见于掌跖等表皮较厚的部位，由2~3层较扁平细胞构成。细胞界限不清，易被伊红染色，光镜下胞质呈均质状并有强折光性。

5. **角质层（stratum corneum）**　位于表皮最上层，由5~20层已经死亡的扁平细胞构成，在掌跖部位可厚达40~50层。细胞正常结构消失，胞质中充满由张力细丝与均质状物质结合而形成的角蛋白。角质层上部细胞间桥粒消失或形成残体，故易于脱落。

（二）黑素细胞

黑素细胞（melanocyte）起源于外胚层的神经嵴，其数量与部位、年龄有关，而与肤色、人种、性别等无关。几乎所有组织内均有黑素细胞，但以表皮、毛囊、黏膜、视网膜色素上皮等处为多。HE染色切片中，黑素细胞位于基底层和毛囊，约占基底层细胞总数的10%。黑素细胞胞质透明，胞核较小，银

图中标注（由上至下）：角蛋白、桥粒残体、透明角质颗粒、退化的细胞核、高尔基体、核糖体、张力原纤维、粗面内质网、桥粒、线粒体、细胞核、张力细丝、半桥粒、致密板

左侧标注：角质层、颗粒层、棘层、基底层

染色及多巴染色可显示较多树枝状突起。电镜下可见黑素细胞胞质内含有特征性黑素小体(melanosome),后者为含酪氨酸酶的细胞器,是合成黑素的场所(图2-3)。1个黑素细胞可通过其树枝状突起向周围10~36个角质形成细胞提供黑素,形成1个表皮黑素单元(epidermal melanin unit)。黑素能遮挡和反射紫外线,借以保护真皮及深部组织。

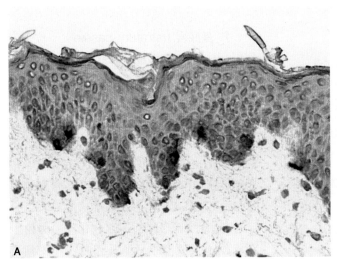
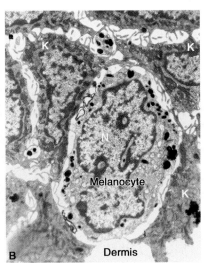

图2-3 黑素细胞
A:ATP酶染色;B:电镜照片,K为角质形成细胞,N为黑素细胞核

(三) 朗格汉斯细胞

朗格汉斯细胞(Langerhans cell)是起源于骨髓单核-巨噬细胞的免疫活性细胞,多分布于基底层以上的表皮和毛囊上皮中,占表皮细胞总数的3%~5%。朗格汉斯细胞密度因部位、年龄和性别而异,一般面颈部较多而掌跖部较少。

朗格汉斯细胞HE染色及多巴染色阴性,氯化金染色及ATP酶染色阳性。光镜下细胞呈多角形,胞质透明,胞核较小并呈分叶状。电镜下细胞核呈扭曲状,无张力细丝、桥粒和黑素小体,胞质清亮,内有特征性的Birbeck颗粒,又称朗格汉斯颗粒,后者多位于胞核凹陷附近,长150~300nm,宽约40nm,其上有约6nm的周期性横纹,有时可见颗粒一端出现球形泡而呈现网球拍样外观。目前认为Birbeck颗粒是由朗格汉斯细胞吞噬外来抗原时胞膜内陷形成,是一种消化细胞外物质的吞噬体或抗原贮存形式。

朗格汉斯细胞有多种表面标记,包括IgG和IgE的FcR、C3b受体、MHC Ⅱ类抗原(HLA-DR、DP、DQ)及CD4、CD45、S-100等抗原。朗格汉斯细胞表面的特异性标记为CD1a和langerin(CD207)(图2-4)。朗格汉斯细胞的主要功能是免疫识别和抗原提呈。

(四) 梅克尔细胞

梅克尔细胞(Merkel cell)多分布于基底层细胞之间,细胞有短指状突起,胞质中含许多直径为80~100nm的神经内分泌颗粒,胞核呈圆形,常有深凹陷或呈分叶状。电镜下梅克尔细胞借桥粒与角质形成细胞相连,常固定于基底膜而不跟随角质形成细胞向上迁移。梅克尔细胞在感觉敏锐部位(如指尖和鼻尖)的密度较大,这些部位的神经纤维在邻近表皮时失去髓鞘,扁盘状的轴突末端与梅克尔细胞基底面形成接触,构成梅克尔细胞-轴突复合体(Merkel cell-neurite complex),可能具有非神经末梢介导的感觉作用。

(五) 角质形成细胞间及其与真皮间的连接 (图2-5)

1. 桥粒(desmosome) 是角质形成细胞间连接的主要结构,由相邻细胞的细胞膜发生卵圆形致密增厚而共同构成。电镜下桥粒呈盘状,直径为0.2~0.5μm,厚30~60nm,其中央有20~30nm

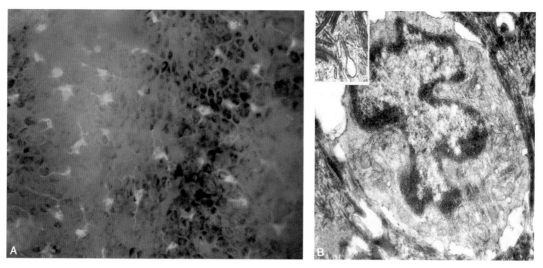

图 2-4　朗格汉斯细胞

A:表皮 CD1a 铺片免疫荧光染色;B:电镜照片,左上角小图示 Birbeck 颗粒

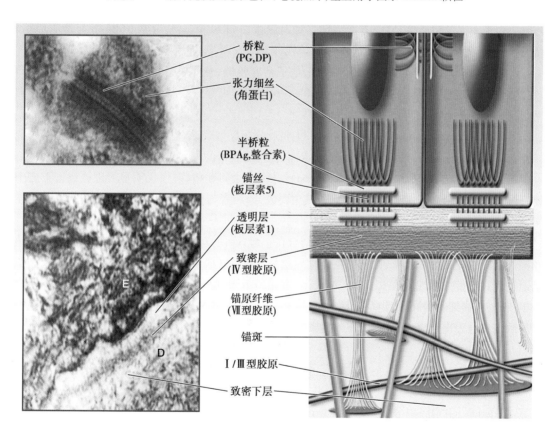

图 2-5　皮肤连接结构电镜照片及模式图

宽的透明间隙,内含低密度张力细丝;间隙中央密度较高的致密层称中央层,其黏合物质是糖蛋白;中央层的中间还可见一条更深染的间线,为高度嗜锇层。构成桥粒的相邻细胞膜内侧各有一增厚的盘状附着板,长 0.2～0.3μm,厚约 30nm,许多直径约为 10nm 的张力细丝呈袢状附着于附着板上,其游离端向胞质内返折,附着板上固有的张力细丝可从内侧钩住张力细丝袢,这些固有张力细丝还可穿过细胞间隙并与中央层纵向张力细丝相连,称为跨膜细丝。

　　桥粒由两类蛋白质构成:一类是跨膜蛋白,位于桥粒芯(desmosomal core),主要由桥粒芯糖蛋白(desmoglein,Dsg)和桥粒芯胶蛋白(desmocollin,Dsc)构成,它们形成桥粒的电子透明细胞间隙和细胞间接触层;另一类为胞质内的桥粒斑(desmosomal plaque)蛋白,是盘状附着板的组成部分,主要成分为桥粒斑蛋白(desmoplakin,DP)和桥粒斑珠蛋白(plakoglobin,PG)。

桥粒本身即具有很强的抗牵张力,加上相邻细胞间由张力细丝构成的连续结构网,使得细胞间连接更为牢固。在角质形成细胞的分化过程中,桥粒可以分离,也可重新形成,使表皮细胞上移至角质层并有规律地脱落。桥粒结构的破坏可引起角质形成细胞之间相互分离,临床上形成表皮内水疱或大疱。

2. 半桥粒(hemidesmosome)　是基底层细胞与下方基底膜带之间的主要连接结构,系由角质形成细胞真皮侧胞膜的不规则突起与基底膜带相互嵌合而成,其结构类似于半个桥粒。电镜下半桥粒内侧部分为高密度附着斑,基底层细胞的角蛋白张力细丝附着于其上,胞膜外侧部分称为基层下致密斑(subbasal dense plaque),两侧致密斑与中央胞膜构成夹心饼样结构。致密斑中含BPAG1、BPAG2、整合素(integrin)等蛋白。

3. 基底膜带(basement membrane zone,BMZ)　位于表皮与真皮之间,过碘酸-希夫(periodic acid Schiff,PAS)染色显示为一条$0.5 \sim 1.0 \mu m$的紫红色均质带,银浸染法可染成黑色。皮肤附属器与真皮之间、血管周围也存在基底膜带。电镜下基底膜带由胞膜层、透明层、致密层和致密下层4层结构组成。

(1)胞膜层:即基底层细胞真皮侧胞膜,厚约8nm,可见半桥粒穿行其间,半桥粒一方面借助附着斑与胞质内张力细丝相连接,另一方面借助多种跨膜蛋白如BPAG2、整合素$\alpha 6\beta 4$等与透明层黏附,从而发挥在基底膜带中的"铆钉"样连接作用。

(2)透明层(lamina lucida):厚$35 \sim 40nm$,电子密度较低,主要成分是板层素(laminin)及其异构体,它们组成了细胞外基质和锚丝(anchoring filament),锚丝可穿过透明层达致密层,具有连接和固定作用。

(3)致密层(lamina densa):厚$35 \sim 45nm$,主要成分是Ⅳ型胶原,也有少量板层素。Ⅳ型胶原分子间相互交联形成的连续三维网格具有高度稳定性,是基底膜带的重要支持结构。

(4)致密下层:也称网状层(reticular lamina),与真皮之间互相移行,无明显界限。致密下层中有锚原纤维(anchoring fibril)穿行,Ⅶ型胶原是其主要成分,后者与锚斑结合,将致密层和下方真皮连接起来,维持表皮与下方结缔组织之间的连接。

基底膜带的4层结构通过各种机制有机结合在一起,除使真皮与表皮紧密连接外,还具有渗透和屏障等作用。表皮无血管分布,血液中营养物质就是通过基底膜带才得以进入表皮,而表皮代谢产物也是通过基底膜带方可进入真皮。一般情况下,基底膜带限制分子量>40 000的大分子通过,但当其发生损伤时,炎症细胞、肿瘤细胞及其他大分子物质也可通过基底膜带进入表皮。基底膜带结构的异常可导致真皮与表皮分离,形成表皮下水疱或大疱。

第二节　真　　皮

真皮(dermis)由中胚层分化而来,由浅至深可分为乳头层(papillary layer)和网状层(reticular layer),但两层之间并无明确界限。乳头层为凸向表皮底部的乳头状隆起,与表皮突呈犬牙交错样相接,内含丰富的毛细血管和毛细淋巴管,还有游离神经末梢和囊状神经小体;网状层较厚,位于乳头层下方,有较大的血管、淋巴管、神经穿行。

真皮在组织学上属于不规则的致密结缔组织,由纤维、基质和细胞成分组成,其中以纤维成分为主,纤维之间有少量基质和细胞成分。胶原纤维、弹力纤维和基质都由成纤维细胞产生。

(一)胶原纤维

胶原纤维(collagen fibers)含量最丰富,HE染色呈浅红色。真皮乳头层、表皮附属器和血管附近的胶原纤维较纤细,且无一定走向;真皮中下部的胶原纤维聚成走向几乎与皮面平行的粗大纤维束,相互交织成网,在不同水平面上各自延伸;真皮下部的胶原束最粗。胶原纤维由直径为$70 \sim 140nm$的胶原原纤维(collagen fibril)聚合而成,主要成分为Ⅰ型胶原,少数为Ⅲ型胶原。胶原纤维韧性大,抗拉力强,但缺乏弹性。

（二）网状纤维

网状纤维(reticular fibers)并非独立的纤维成分,仅是幼稚的、纤细的未成熟胶原纤维。HE染色难以显示,银染呈黑色,故又称嗜银纤维。主要分布在乳头层及皮肤附属器、血管和神经周围。网状纤维由直径40~65nm的网状原纤维(reticular fibril)聚合而成,主要成分为Ⅲ型胶原。

（三）弹力纤维

弹力纤维(elastic fibers)HE染色不易辨认,醛品红染色呈紫色。电镜下弹力纤维较胶原纤维细,直径1~3nm,呈波浪状,相互交织成网,缠绕在胶原纤维束之间。弹力纤维由弹力蛋白(elasticin)和微原纤维(microfibril)构成。正常真皮内弹力纤维的数量较少,占2%~4%。弹力纤维具有较强的弹性。

（四）基质

基质(matrix)为填充于纤维、纤维束间隙和细胞间的无定形物质,主要成分为蛋白多糖(proteogly-can)。蛋白多糖以曲折盘绕的透明质酸长链为骨架,通过连接蛋白结合许多蛋白质分子形成支链,后者又连有许多硫酸软骨素等多糖侧链,使基质形成许多微孔隙的分子筛立体构型。小于这些孔隙的物质如水、电解质、营养物质和代谢产物可自由通过,进行物质交换;大于孔隙者(如细菌等)则不能通过,被限制于局部,有利于吞噬细胞吞噬。

（五）细胞

主要有成纤维细胞、肥大细胞、巨噬细胞、朗格汉斯细胞和噬色素细胞等,还有少量淋巴细胞,其中成纤维细胞和肥大细胞是真皮结缔组织中主要的常驻细胞。

第三节　皮下组织

皮下组织(subcutaneous tissue)位于真皮下方,其下与肌膜等组织相连,由疏松结缔组织及脂肪小叶组成,又称皮下脂肪层。皮下组织含有血管、淋巴管、神经、小汗腺和顶泌汗腺等。皮下组织的厚度随部位、性别及营养状况的不同而有所差异。

第四节　皮肤附属器

皮肤附属器(cutaneous appendages)包括毛发(hair)、皮脂腺、汗腺和甲,均由外胚层分化而来。

（一）毛发

掌跖、指(趾)屈面及其末节伸面、唇红、乳头、龟头、包皮内侧、小阴唇、大阴唇内侧、阴蒂等部位皮肤无毛,称为无毛皮肤;其他部位皮肤均有长短不一的毛,称为有毛皮肤。头发、胡须、阴毛及腋毛为长毛;眉毛、鼻毛、睫毛、外耳道毛为短毛;面、颈、躯干及四肢的毛发短而细软、色淡为毫毛或毳毛(vellus hair);胎儿体表白色柔软而纤细的毛发又称为胎毛(lanugo)。毛发位于皮肤以外的部分称毛干(hair shaft),位于皮肤以内的部分称毛根(hair root),毛发由同心圆状排列的角化的角质形成细胞构成,由内向外可分髓质、皮质和毛小皮,毛小皮为一层薄而透明的角化细胞,彼此重叠如屋瓦状。

毛囊(hair follicles)位于真皮和皮下组织中,由上皮细胞和结缔组织形成,是毛发生长所必需的结构。皮脂腺开口于毛囊,自皮脂腺开口以上部分称为漏斗部,皮脂腺开口以下至立毛肌附着处之间部分称为毛囊峡部,毛囊末端膨大部分称毛球(hair bulb)。毛球由毛乳头和毛母质构成,毛球下端的凹入部分称毛乳头(hair papilla),包含结缔组织、神经末梢和毛细血管,为毛球提供营养。毛囊从内到外由内毛根鞘、外毛根鞘和结缔组织鞘组成(图2-6)。外毛根鞘在立毛肌附着点和皮脂腺导管之间形成隆突区,毛囊隆突区存在毛囊干细胞。

毛发的生长周期可分为生长期(anagen)、退行期(catagen)和休止期(telogen),分别约为3年、3周

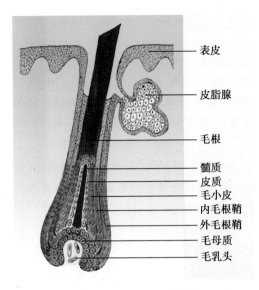

图 2-6 毛发及毛囊结构模式图

表皮
皮脂腺
毛根
髓质
皮质
毛小皮
内毛根鞘
外毛根鞘
毛母质
毛乳头

和 3 个月。各部位毛发并非同时生长或脱落,全部毛发中约 80% 处于生长期,正常人每天可脱落 70～100 根头发,同时也有等量的头发再生。头发生长速度为每天 0.27～0.4mm,经 3～4 年可长至 50～60cm。毛发性状与遗传、健康状况、激素水平、药物和气候等因素有关。

(二) 皮脂腺

皮脂腺(sebaceous glands)是一种可产生脂质的器官,属泡状腺体,由腺泡和较短的导管构成。腺泡无腺腔,外层为扁平或立方形细胞,周围有基底膜带和结缔组织包裹,腺体细胞破裂后细胞内成分包括脂滴释出并经导管排出。导管由复层鳞状上皮构成,开口于毛囊上部,位于立毛肌和毛囊的夹角之间,立毛肌收缩可促进皮脂排泄。一个皮脂腺与一个毛囊相连,称为毛囊皮脂腺单位。皮脂腺分布广泛,存在于掌跖和指(趾)屈侧以外的全身皮肤,头面及胸背上部等处皮脂腺较多,称为皮脂溢出部位。在颊黏膜、唇红部、妇女乳晕、大小阴唇、眼睑、包皮内侧等区域,皮脂腺不与毛囊相连,腺导管直接开口于皮肤表面。皮脂腺也有生长周期,但与毛囊生长周期无关,一般一生只发生两次,主要受雄激素水平控制。

(三) 汗腺

根据结构与功能不同,可分为小汗腺和顶泌汗腺。

1. **小汗腺(eccrine glands)** 曾称外泌汗腺,为单曲管状腺,由分泌部和导管部构成。分泌部位于真皮深部和皮下组织,由单层分泌细胞排列成管状,盘绕如球形;导管部由两层小立方形细胞组成,管径较细,其与腺体相连接的一段很弯曲,其后的一段较直并上行于真皮,最后一段呈螺旋状穿过表皮并开口于汗孔。小汗腺的分泌细胞有明细胞和暗细胞两种,前者主要分泌汗液,后者主要分泌黏蛋白和回收钠离子。除唇红、鼓膜、甲床、乳头、包皮内侧、龟头、小阴唇及阴蒂外,小汗腺遍布全身,总数 160 万～400 万个,以掌跖、腋、额部较多,背部较少。小汗腺受交感神经系统支配,神经介质为乙酰胆碱。

2. **顶泌汗腺(apocrine glands)** 曾称大汗腺,属大管状腺体,由分泌部和导管组成。分泌部位于皮下脂肪层,腺体为一层扁平、立方或柱状分泌细胞,其外有肌上皮细胞和基底膜带;导管的结构与小汗腺相似,但其直径约为小汗腺的 10 倍,开口于毛囊上部皮脂腺开口的上方,少数直接开口于表皮。顶泌汗腺主要分布在腋窝、乳晕、脐周、肛周、包皮、阴阜和小阴唇,偶见于面部、头皮和躯干,此外,外耳道耵聍腺、眼睑的睫腺以及乳晕的乳轮腺也属于变形的顶泌汗腺。顶泌汗腺的分泌主要受性激素影响,青春期分泌旺盛。顶泌汗腺也受交感神经系统支配,但神经介质为去甲肾上腺素。

(四) 甲

甲(nail)是覆盖在指(趾)末端伸面的坚硬角质,由多层紧密的角化细胞构成。甲的外露部分称为甲板(nail plate),呈外凸的长方形,厚度为 0.5～0.75mm,近甲根处的新月状淡色区称为甲半月(nail lunula),甲板周围的皮肤称为甲廓(nail wall),伸入近端皮肤中的部分称为甲根(nail root),甲板下的皮肤称为甲床(nail bed),其中位于甲根下者称为甲母质(nail matrix),是甲的生长区(图 2-7)。甲下真皮富含血管。指甲生长速度约每 3 个月 1cm,趾甲生长速度约每 9

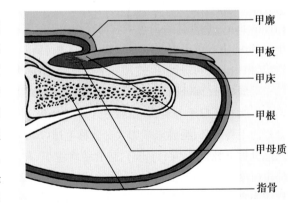

甲廓
甲板
甲床
甲根
甲母质
指骨

图 2-7 甲结构模式图

个月 1cm。疾病、营养状况、环境和生活习惯的改变可影响甲的性状和生长速度。

第五节 皮肤的神经、脉管和肌肉

（一）神经

皮肤中有丰富的神经分布,可分为感觉神经和运动神经,通过与中枢神经系统之间的联系感受各种刺激、支配靶器官活动及完成各种神经反射。皮肤的神经支配呈节段性,但相邻节段间有部分重叠。神经纤维多分布在真皮和皮下组织中。

1. 感觉神经 可分为神经小体和游离神经末梢(图2-8),后者呈细小树枝状分支,主要分布在表皮下和毛囊周围。神经小体分囊状小体和非囊状小体(如梅克尔细胞-轴突复合体),囊状小体由结缔组织被囊包裹神经末梢构成,包括 Pacinian 小体、Meissner 小体、Ruffini 小体及 Krause 小体等,主要分布在无毛皮肤(如手指)。过去认为这些小体可分别感受压觉、触觉、热觉和冷觉,但目前发现仅有游离神经末梢而无神经小体的部位也能区分这些不同刺激,说明皮肤的感觉神经极为复杂。

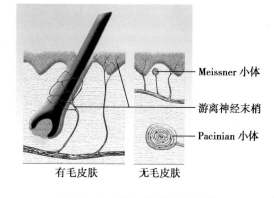

图2-8 皮肤感觉神经模式图

2. 运动神经 运动神经来自交感神经节后纤维,其中肾上腺素能神经纤维支配立毛肌、血管、血管球、顶泌汗腺和小汗腺的肌上皮细胞,胆碱能神经纤维支配小汗腺的分泌细胞;面部横纹肌由面神经支配。

（二）血管

皮下组织的小动脉和真皮深部较大的微动脉都具有血管的3层结构,即内膜、中膜和外膜。真皮中有由微动脉和微静脉构成的乳头下血管丛(浅丛)和真皮下部血管丛(深丛),这些血管丛大致呈层状分布,与皮肤表面平行,浅丛与深丛之间有垂直走向的血管相连通,形成丰富的吻合支(图2-9)。皮肤的毛细血管大多为连续型,由连续的内皮构成管壁,相邻的内皮细胞间有细胞连接。皮肤血管的上述结构特点有助于其发挥营养代谢和调节体温等作用。

（三）淋巴管

皮肤的淋巴管网与几个主要的血管丛平行,皮肤毛细淋巴管盲端起始于真皮乳头层,逐渐汇合为管壁较厚的具有瓣膜的淋巴管,形成乳头下浅淋巴网和真皮淋巴网,再通连到皮肤深层和皮下组织的更大淋巴管。毛细淋巴管管壁很薄,仅由一层内皮细胞及稀疏的网状纤维构成,内皮细胞之间通透性较大,且毛细淋巴管内的压力低于毛细血管及周围

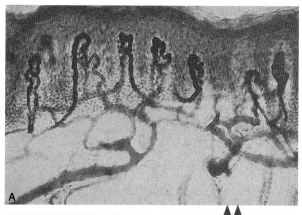
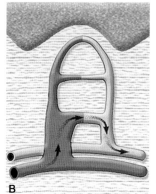
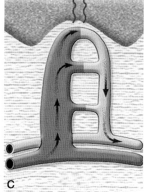

图2-9 皮肤血管网及体温调节机制
A:皮肤血管网;B:低温状态下浅层血管收缩,散热减少;
C:高温状态下浅层血管扩张,散热增多

组织间隙的渗透压,故皮肤中的组织液、游走细胞、细菌、肿瘤细胞等均易通过淋巴管到达淋巴结,最后被吞噬处理或引起免疫反应。此外,肿瘤细胞也可通过淋巴管转移到皮肤。

(四) 肌肉

立毛肌是皮肤内最常见的肌肉类型,由纤细的平滑肌纤维束构成,其一端起自真皮乳头层,另一端插入毛囊中部的结缔组织鞘内,当精神紧张及寒冷时,立毛肌收缩可引起毛发直立,形成所谓的"鸡皮疙瘩"。此外尚有阴囊肌膜、乳晕平滑肌、血管壁平滑肌等肌肉组织,汗腺周围的肌上皮细胞也具有某些平滑肌功能。面部表情肌和颈部的颈阔肌属于横纹肌。

（肖生祥）

第三章 皮肤的功能

皮肤覆盖于人体表面,对维持体内环境稳定十分重要,具有屏障、吸收、感觉、分泌和排泄、体温调节、物质代谢、免疫等多种功能。

第一节 皮肤的屏障功能

皮肤可以保护体内各种器官和组织免受外界有害因素的损伤,也可以防止体内水分、电解质及营养物质的丢失。狭义的皮肤屏障功能通常指表皮尤其是角质层的物理性屏障结构。而广义上的屏障功能包括物理性、色素性、神经性和免疫性屏障作用。

（一）物理性损伤的防护

皮肤对机械性损伤(如摩擦、挤压、牵拉以及冲撞等)有较好的防护作用。角质层致密而柔韧,是主要的防护结构;真皮内的胶原纤维、弹力纤维和网状纤维交织成网状,使皮肤具有一定的弹性和伸展性;皮下脂肪层对外力具有缓冲作用,使皮肤具有一定的抗挤压、牵拉及对抗冲撞的能力。皮肤通过对光线的吸收,促进黑素的产生起到光防护作用。皮肤对电损伤的防护主要由角质层完成,且与角质层的含水量有关。

（二）化学性刺激的防护

角质层是皮肤防护化学性刺激的最主要结构。角质层细胞具有完整的脂质膜、丰富的角蛋白及细胞间的丝聚蛋白,起到防护作用。正常皮肤偏酸性,头部、前额和腹股沟偏碱性,均有一定缓冲作用。

（三）对微生物的防御作用

角质层细胞排列致密,其他层角质形成细胞间也通过桥粒结构相互镶嵌排列,能机械性防御微生物的侵入;角质层含水量较少以及皮肤表面弱酸性环境,均不利于某些微生物生长繁殖;角质形成细胞产生的抗微生物肽具有广谱抑菌作用;角质层生理性脱落,可清除一些寄居于体表的微生物。当表皮完整时,皮肤表面的共生菌不致病;当表皮破损后,体表微生物进入真皮,被免疫细胞识别,诱发炎症。

（四）防止营养物质的丢失

正常皮肤的角质层具有半透膜功能,可防止体内营养物质、电解质和水分的丢失。正常情况下,成人每天经皮丢失的水分为 240～480ml(不显性出汗),但如果角质层全部丧失,每天经皮丢失的水分将增加 10 倍以上。

第二节 皮肤的吸收功能

皮肤具有吸收功能,经皮吸收是皮肤外用药物治疗的理论基础。角质层是经皮吸收的主要途径,其次是毛囊、皮脂腺、汗腺。皮肤的吸收功能可受多种因素影响:

1. **皮肤的结构和部位** 皮肤的吸收能力与角质层的厚度、完整性及通透性有关,一般而言,阴囊>前额>大腿屈侧>上臂屈侧>前臂>掌跖。角质层破坏时,皮肤吸收能力增强,此时应注意避免因药物过量吸收而引起的不良反应。

2. **角质层的水合程度**　角质层的水合程度越高,皮肤的吸收能力就越强。局部用药后密闭封包,阻止了汗液和水分的蒸发,角质层水合程度提高,药物吸收可增高 100 倍,临床上可用于肥厚性皮损。

3. **被吸收物质的理化性质**　完整皮肤只能吸收少量水分和微量气体,水溶性物质不易被吸收,而脂溶性物质则相对容易被吸收,主要吸收途径为毛囊和皮脂腺,吸收强弱顺序为羊毛脂>凡士林>植物油>液状石蜡。此外,皮肤还能吸收多种重金属(如汞、铅、砷、铜等)及其盐类。

物质分子量与皮肤吸收能力之间无明显相关,如分子量小的氢气极易透皮吸收,而某些分子量大的物质(如汞、葡聚糖分子等)也可通过皮肤吸收。在一定浓度下,物质浓度与皮肤吸收率呈正比,但某些物质(如苯酚)高浓度时可引起角蛋白凝固,反而使皮肤通透性降低,导致吸收不良。

剂型和药物基质对物质吸收亦有明显影响,如粉剂和水溶液中的药物很难吸收,霜剂可被少量吸收,软膏和硬膏可促进吸收。加入有机溶媒可显著提高脂溶性和水溶性药物的吸收。

4. **外界环境因素**　环境温度升高可使皮肤血管扩张、血流速度增加,加快已透入组织内的物质弥散,从而使皮肤吸收能力提高。而当环境湿度增大时,角质层水合程度增加,皮肤吸收能力也增强。

5. **病理情况**　皮肤充血、理化损伤及皮肤疾患均会影响经皮吸收。

第三节　皮肤的感觉功能

皮肤的感觉可以分为两类,一类是单一感觉,皮肤中感觉神经末梢和特殊感受器感受体内外的单一性刺激,转换成一定的动作电位沿神经纤维传入中枢,产生不同性质的感觉,如触觉、痛觉、压觉、冷觉和温觉;另一类是复合感觉,皮肤中不同类型的感觉神经末梢或感受器共同感受的刺激传入中枢后,由大脑综合分析形成感觉,如湿、硬、软、粗糙、光滑等。此外皮肤还有形体觉、两点辨别觉和定位觉等。

痒觉又称瘙痒,是一种引起搔抓欲望的不愉快感觉,属于皮肤黏膜的一种特有感觉,其产生机制尚不清楚,组织学至今尚未发现专门的痒觉感受器。中枢神经系统的功能状态对痒觉有一定的影响,如精神舒缓或转移注意力可使痒觉减轻,而焦虑、烦躁或过度关注时,痒觉可加剧。

第四节　皮肤的分泌和排泄功能

皮肤的分泌和排泄主要通过汗腺和皮脂腺完成。

（一）小汗腺

小汗腺的分泌和排泄受体内外温度、精神因素和饮食的影响。外界温度高于 31℃ 时全身皮肤均可见出汗,称显性出汗;温度低于 31℃ 时无出汗的感觉,但显微镜下可见皮肤表面出现汗珠,称不显性出汗;精神紧张、情绪激动等大脑皮质兴奋时,可引起掌跖、前额等部位出汗,称精神性出汗;进食(尤其是辛辣、热烫食物)可使口周、鼻、面、颈、背等处出汗,称味觉性出汗。正常情况下小汗腺分泌的汗液无色透明,呈酸性(pH 4.5~5.5),大量出汗时汗液碱性增强(pH 7.0 左右)。汗液中水分占99%,其他成分仅占 1%,后者包括无机离子、乳酸、尿素等。小汗腺的分泌对维持体内电解质平衡非常重要。

（二）顶泌汗腺

青春期顶泌汗腺分泌旺盛,情绪激动和环境温度增高时,其分泌也增加。顶泌汗腺新分泌的汗液是一种无味液体,经细菌酵解后可使之产生臭味。有些人的顶泌汗腺可分泌一些有色物质(可呈黄、绿、红或黑色),使局部皮肤或衣服染色,称为色汗症。

（三）皮脂腺

皮脂是多种脂类的混合物,其中主要含有角鲨烯、蜡脂、甘油三酯及胆固醇酯等。皮脂腺分泌受各种激素(如雄激素、孕激素、雌激素、糖皮质激素、垂体激素等)影响,其中雄激素可加快皮脂腺细胞的分裂,使其体积增大、皮脂合成增加;雌激素可抑制内源性雄激素产生或直接作用于皮脂腺,减少皮脂分泌。

第五节　皮肤的体温调节功能

皮肤具有重要的体温调节作用。一方面皮肤可通过遍布全身的外周温度感受器,感受外界环境温度变化,并向下丘脑发送相应信息;另一方面皮肤又可接受中枢信息,通过血管舒缩反应、寒战或出汗等反应对体温进行调节。

皮肤覆盖全身,且动静脉吻合丰富。冷应激时交感神经兴奋,血管收缩,动静脉吻合关闭,皮肤血流量减少,皮肤散热减少;热应激时动静脉吻合开启,皮肤血流量增加,皮肤散热增加。此外,四肢大血管也可通过调节浅静脉和深静脉的回流量进行体温调节,体温升高时,血液主要通过浅静脉回流使散热量增多;体温降低时,主要通过深静脉回流以减少散热。

体表散热主要通过辐射、对流、传导和汗液蒸发实现。环境温度过高时主要的散热方式是汗液蒸发。

第六节　皮肤的代谢功能

与其他组织器官相比,皮肤的代谢功能具有其特殊性。

(一) 糖代谢

皮肤中的糖主要为糖原、葡萄糖和黏多糖等。真皮中黏多糖含量丰富,主要包括透明质酸、硫酸软骨素等。黏多糖的合成及降解主要通过酶促反应完成,但某些非酶类物质(如氢醌、核黄素、抗坏血酸等)也可降解透明质酸。此外内分泌因素亦可影响黏多糖的代谢,如甲状腺功能亢进可使局部皮肤的透明质酸和硫酸软骨素含量增加,形成胫前黏液性水肿。

(二) 蛋白质代谢

皮肤蛋白质包括纤维性和非纤维性蛋白质,前者包括角蛋白、胶原蛋白和弹性蛋白等,后者包括细胞内的核蛋白以及调节细胞代谢的各种酶类。角蛋白是中间丝蛋白家族成员,是角质形成细胞和毛发上皮细胞的代谢产物及主要成分,至少包括30种。

(三) 脂类代谢

皮肤中的脂类包括脂肪和类脂质。表皮细胞在分化的各阶段,其类脂质的组成有显著差异,如由基底层到角质层,胆固醇、脂肪酸、神经酰胺含量逐渐增多,而磷脂则逐渐减少。表皮中最丰富的必需脂肪酸为亚油酸和花生四烯酸,后者在日光作用下可合成维生素 D。血液脂类代谢异常也可影响皮肤脂类代谢,如高脂血症可使脂质在真皮局限性沉积,形成皮肤黄瘤。

(四) 水和电解质代谢

皮肤中的水分主要分布于真皮内,当机体脱水时,皮肤可提供其水分的 5% ~ 7%,以维持循环血容量的稳定。皮肤中含有各种电解质,主要贮存于皮下组织,它们对维持细胞间的晶体渗透压和细胞内外的酸碱平衡起着重要作用;K^+ 可激活某些酶,Ca^{2+} 可维持细胞膜通透性和细胞间黏着,Zn^{2+} 缺乏可引起肠病性肢端皮炎等。

第七节　皮肤的免疫功能

皮肤是重要的免疫器官,包括获得性免疫(特异性免疫)和天然性免疫(非特异性免疫)。1986 年Bos 提出了皮肤免疫系统(skin immune system)的概念,包括多种细胞成分和体液成分。

（一）皮肤免疫系统的细胞成分

免疫细胞，即免疫潜能细胞（immunologically competent cell），泛指所有参加免疫反应的细胞，在皮肤中主要包括淋巴细胞、巨噬细胞、树突状细胞、粒细胞等（表3-1）。

表 3-1　皮肤主要免疫细胞的分布与功能

细胞种类	分布部位	主要功能
角质形成细胞	表皮	合成分泌细胞因子、参与抗原提呈
朗格汉斯细胞	表皮	抗原提呈、合成分泌细胞因子、免疫监视等
淋巴细胞	真皮	介导免疫应答、抗皮肤肿瘤、参与炎症反应、创伤修复、维持皮肤自身稳定等
内皮细胞	真皮血管	分泌细胞因子、参与炎症反应、组织修复等
肥大细胞	真皮乳头血管周围	Ⅰ型超敏反应
巨噬细胞	真皮浅层	创伤修复、防止微生物入侵
成纤维细胞	真皮	参与维持皮肤免疫系统的自稳

角质形成细胞可以合成和分泌白介素、干扰素等细胞因子，同时还可通过表达 MHC-Ⅱ类抗原、吞噬并粗加工抗原物质等方式参与抗原的提呈。

正常人表皮内淋巴细胞主要是朗格汉斯细胞，是重要的抗原提呈细胞，还具有免疫识别、免疫耐受、免疫调控等作用，还有少量 T 淋巴细胞。真皮内以 T 淋巴细胞为主。

（二）皮肤免疫系统的体液成分

皮肤免疫系统的体液成分包括细胞因子、免疫球蛋白、补体、抗微生物多肽、神经多肽等。

细胞因子是一类小分子可溶性多肽介质，表皮内多种细胞均可合成和分泌细胞因子。细胞因子分为六大类：白细胞介素（interleukin, IL）、干扰素（interferon, IFN）、造血克隆刺激因子（hematopoitic colony-stimulating factor, CSF）、肿瘤坏死因子（tumor necrosis factor, TNF）、生长因子与转化因子（growth factor and transforming growth factor, GF&TGF）以及趋化因子（chemokine）。其中天然免疫细胞因子包括 IL-1、IL-6、TNF-α 等。细胞因子既可以在局部发挥作用，也可通过激素样方式作用于全身。

补体可通过溶解细胞、免疫吸附、杀菌和过敏毒素及促进介质释放等方式，参与天然免疫和获得性免疫。

免疫球蛋白是指具有抗体活性或化学结构上与抗体相似的球蛋白，在获得性免疫中起作用。

在天然免疫中起主要作用的有抗微生物肽，皮肤中有 20 多种，包括抗菌肽、β-防御素、P 物质（SP）、趋化因子等。抗菌肽对中性粒细胞、巨噬细胞和 T 淋巴细胞具有趋化作用。抗菌肽和 β-防御素还可以刺激角质形成细胞释放一系列细胞因子。

此外，皮肤神经末梢受外界刺激后可释放感觉神经肽如降钙素基因相关肽（CGRP）、P 物质、神经激酶 A 等，对中性粒细胞、巨噬细胞等产生趋化作用，导致局部产生炎症反应。

（栗玉珍）

第四章 皮肤性病的临床表现

皮肤性病的临床表现包括症状和体征,是诊断皮肤性病的主要依据。

第一节 皮肤性病的症状

患者主观感受到的不适称为症状(symptom)。分为局部症状和全身症状。

局部症状主要有瘙痒、疼痛、烧灼及麻木感等。全身症状有畏寒、发热、乏力、食欲缺乏及关节疼痛等。症状的轻重与原发病的性质、病变程度及个体差异有关。

瘙痒是皮肤病最常见的症状,程度上可轻可重,时间上可为持续性、阵发性或间断性,范围上可为局限性或泛发性。常见于荨麻疹、慢性单纯性苔藓、湿疹、疥疮等,一些系统性疾病如恶性肿瘤、糖尿病、肝肾功能不全等也可伴发瘙痒。

疼痛常见于带状疱疹、疖肿、结节性红斑、淋病和生殖器疱疹等,疼痛性质可为刀割样、针刺样、烧灼样等,多局限于患处。

麻木感及感觉异常见于神经受损疾病,如麻风病等。

第二节 皮肤性病的体征

客观存在的、可看到或触摸到的皮肤黏膜及其附属器的改变称为体征(sign),又称为皮肤损害(简称皮损)。

皮损可分为原发性和继发性两大类,但有时两者不能截然分开,如脓疱为原发性皮损,也可继发于丘疹或水疱。

（一）原发性皮损

原发性皮损(primary lesion)由皮肤性病的组织病理变化直接产生,对皮肤性病的诊断具有重要价值。原发性皮损分为:

1. 斑疹（macule）和斑片（patch）   斑疹为皮肤黏膜的局限性颜色改变,直径≤1cm(图4-1A)。直径>1cm时,称为斑片。斑疹和斑片与周围皮肤平齐,无隆起或凹陷,不可触诊,大小可不一,形状可不规则,边界可清楚或模糊。

根据发生机制和特征的不同,可分为红斑、出血斑、色素沉着及色素减退(或脱失)斑等。红斑是局部真皮毛细血管扩张、充血所致,分为炎症性红斑(如丹毒等)和非炎症性红斑(如鲜红斑痣等),前者可有局部皮温升高,有时肿胀高起,压之变白;后者多由毛细血管扩张、数量增多导致,局部皮温不高,压之褪色。出血斑由毛细血管破裂后红细胞外渗所致,压之不褪色,直径<2mm时称瘀点(petechia),>2mm时称瘀斑(ecchymosis)。色素沉着斑是表皮或真皮色素增加所致,色素减退(或脱失)斑是表皮或真皮色素减少(或消失)所致,两者压之均不褪色,可见于黄褐斑、花斑糠疹和白癜风等。

2. 丘疹（papule）   为局限性、实质性的表浅隆起性皮损,直径≤1cm(图4-1B)。丘疹可触诊,形态可为扁平(如扁平疣)、圆形脐凹状(如传染性软疣)、粗糙不平呈乳头状(如寻常疣),颜色可呈紫红色(如扁平苔藓)、淡黄色(如黄瘤病)或黑褐色(如色素痣)。丘疹可由表皮或真皮浅层细胞增殖(如银屑病)、代谢产物聚积(如皮肤淀粉样变)或炎症细胞浸润(如湿疹)引起。

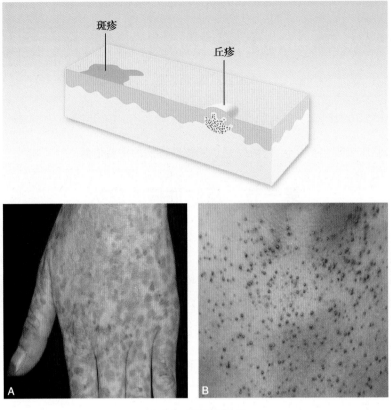

图 4-1　斑疹和丘疹
A：斑疹；B：丘疹

形态介于斑疹与丘疹之间的稍隆起皮损称为斑丘疹（maculopapule），丘疹顶部有小水疱时称丘疱疹（papulovesicle），丘疹顶部有小脓疱时称丘脓疱疹（papulopustule）。

3. **斑块（plaque）**　为局限性、实质性的表浅隆起性皮损，直径>1cm（图 4-2A）。斑块可触及，为丘疹扩大或较多丘疹融合而成。见于银屑病等。

4. **风团（wheal）**　为真皮浅层水肿引起的暂时性、隆起性皮损。皮损可呈红色或苍白色，周围常有红晕，一般大小不一，形态不规则（图 4-2B）。皮损发生快，此起彼伏，一般经数小时消退，消退后多不留痕迹，常伴有瘙痒。见于荨麻疹。

5. **水疱（vesicle）和大疱（bulla）**　水疱为局限性、隆起性、内含液体的腔隙性皮损，直径≤1cm（图 4-3A）。直径>1cm 者称大疱。内容物含血液者称血疱。因水疱在皮肤中发生位置的不同，疱壁可薄可厚，位于角质层下的水疱，疱壁薄，易干涸脱屑，见于白痱等；位于棘细胞层的水疱，疱壁略厚不易破溃，见于水痘、带状疱疹等；位于表皮下的水疱，疱壁较厚，很少破溃，见于大疱性类天疱疮等。

6. **脓疱（pustule）**　为局限性、隆起性、内含脓液的腔隙性皮损，可由细菌（如脓疱疮）或非感染性炎症（如脓疱型银屑病）引起。脓疱的疱液可浑浊、稀薄或黏稠，皮损周围常有红晕（图 4-3B）。水疱继发感染后形成的脓疱为继发性皮损。

7. **结节（nodule）**　为实质性、深在性、可触诊的皮损。可隆起于皮面，亦可不隆起，呈圆形、椭圆形或不规则形（图 4-4A）。可由真皮或皮下组织的炎性浸润（如结节性红斑）、代谢产物沉积（如结节性黄色瘤）或组织增生（如皮肤纤维瘤及脂肪瘤）。结节可吸收消退，亦可破溃成溃疡，愈后形成瘢痕。

8. **囊肿（cyst）**　为具有囊腔结构、内含有液体或细胞成分的囊性皮损。一般位于真皮或更深位置，可隆起于皮面或仅可触及（图 4-4B）。外观呈圆形或椭圆形，触之有囊性感，大小不等。见于皮脂腺囊肿、毛鞘囊肿、表皮囊肿等。

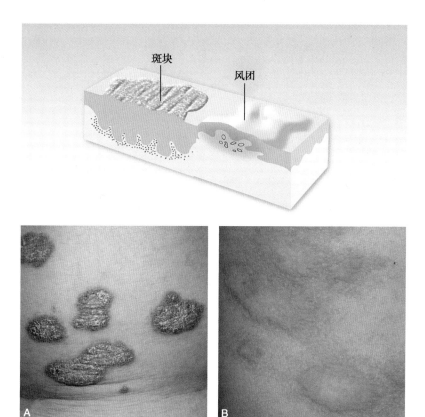

图 4-2 斑块和风团
A:斑块;B:风团

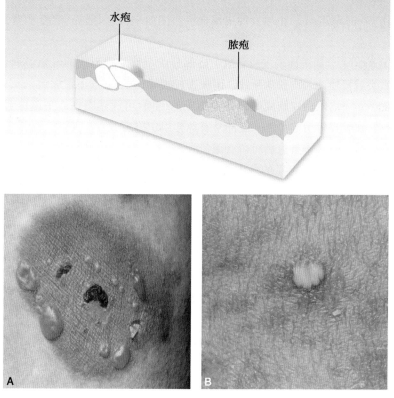

图 4-3 水疱和脓疱
A:水疱;B:脓疱

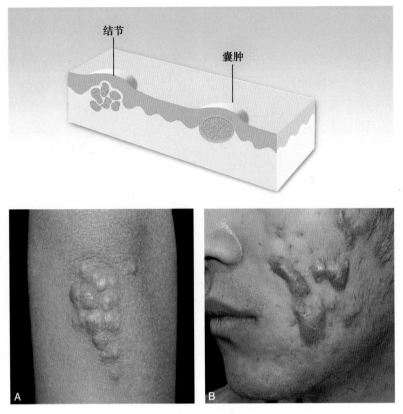

图4-4　结节和囊肿
A:结节;B:囊肿

（二）继发性皮损

继发性皮损（secondary lesion）由原发性皮损自然演变而来,或因搔抓、治疗不当引起。继发性皮损分为:

1. 糜烂（erosion）　局限性表皮或黏膜上皮部分或全部缺损形成的红色湿润创面（图4-5A）。常由水疱、脓疱破裂或浸渍处表皮脱落所致。因损害较表浅,愈后一般不留瘢痕。

2. 溃疡（ulcer）　局限性皮肤或黏膜缺损形成的创面,可深达真皮或更深位置（图4-5B）。可由感染、损伤、肿瘤、血管炎等引起。其基底部常有坏死组织附着,边缘可陡直、倾斜或高于周围皮肤。因损害基底层细胞,故愈合较慢且愈后可留有瘢痕。

3. 鳞屑（scale）　为肉眼可见的角质堆积（图4-6A）。由表皮细胞形成过快或正常角化过程受干扰所致。鳞屑的大小、厚薄、形态不一,可呈糠秕状（如花斑糠疹）、蛎壳状（如银屑病）或大片状（如剥脱性皮炎）。

4. 浸渍（maceration）　皮肤角质层吸收较多水分导致表皮变软变白。常见于长时间浸水或处于潮湿状态下的部位。摩擦后表皮易脱落而露出糜烂面（图4-6B）,容易继发感染。

5. 裂隙（fissure）　为线状的皮肤裂口,可深达真皮,也称皲裂（图4-6C）。常因皮肤炎症、角质层增厚或皮肤干燥导致皮肤弹性降低、脆性增加,牵拉后引起。好发于掌跖、指（趾）及口角等部位。

6. 瘢痕（scar）　真皮及皮下组织病变或损伤后,由新生结缔组织增生修复而成,可分为增生性和萎缩性两种。前者呈隆起、表面光滑、无毛发的条索状或形状不规则的暗红色略硬斑块（图4-6D）,见于烧伤性瘢痕及瘢痕疙瘩;后者较正常皮肤略凹陷,表皮变薄,局部毛细血管扩张,见于红斑狼疮等。

7. 萎缩（atrophy）　为皮肤的退行性变,因细胞及组织成分减少所致（图4-7A）。可发生于表

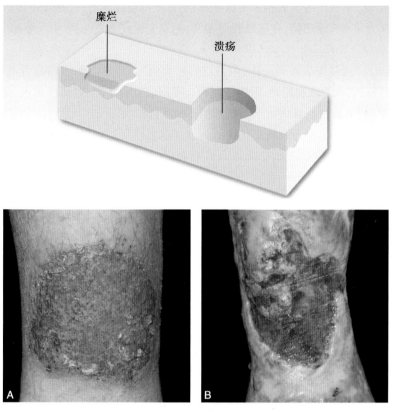

图 4-5　糜烂和溃疡
A:糜烂;B:溃疡

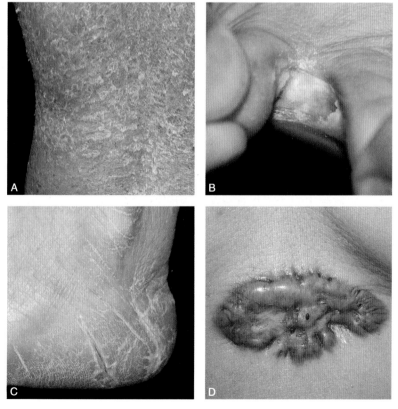

图 4-6　继发皮损
A:鳞屑;B:浸渍;C:裂隙;D:瘢痕

皮、真皮及皮下组织。表皮萎缩常表现为皮肤变薄,正常皮沟变浅或消失,有时表面呈半透明、羊皮纸样;真皮萎缩表现为局部皮肤凹陷,皮肤纹理可正常,毛发变细或消失;皮下组织萎缩则表现为明显的局部皮肤凹陷。

8. **痂(crust)**　由皮损表面的液体(浆液、脓液、血液)与脱落组织或药物等混合凝结而成(图4-7B)。痂可薄可厚,质地柔软或脆硬,附着于创面。根据成分的不同,可呈淡黄色(浆液性)、黄绿色(脓性)、暗红或黑褐色(血性),或因混杂药物而呈不同颜色。

9. **抓痕(excoriation)**　为线状或点状的表皮或真皮浅层的剥脱性缺损。常由机械性损伤所致,如搔抓、划破或摩擦(图4-7C)。皮损表面可有渗出、血痂或脱屑。若损伤较深,也可愈后留有瘢痕。

10. **苔藓样变(lichenification)**　因反复搔抓、摩擦导致的皮肤局限性增厚。表现为皮嵴隆起,皮沟加深,皮损界限清楚(图4-7D),常伴剧痒。见于慢性单纯性苔藓、慢性湿疹等。

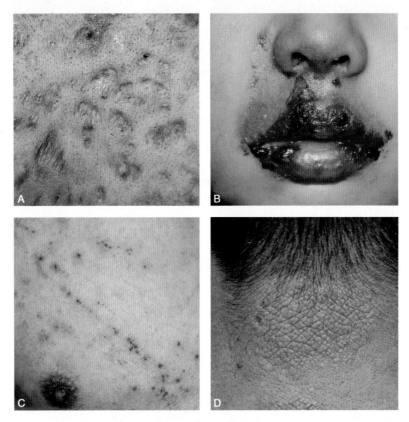

图4-7　继发皮损
A:萎缩;B:痂;C:抓痕;D:苔藓样变

（陆洪光）

第五章 皮肤性病的辅助检查方法

第一节 皮肤组织病理学

皮肤组织病理学(dermatopathology)是皮肤病诊断最重要的辅助检查方法之一,不仅对诊断有重要价值,而且对了解疾病发生、发展和转归均有重要意义,也是制订治疗方法的重要依据。

(一)皮肤组织病理学检查目的及基本要求

1. 检查目的

(1)确定诊断:皮肤肿瘤必须通过病理确定诊断;感染性皮肤病如某些病毒性疾病会有一定的特异性改变,深部真菌病、麻风病等可找到病原体,或通过进一步的特殊染色确定;代谢性疾病如皮肤淀粉样变病等可找到特异的物质,或通过特殊染色明确诊断。

(2)鉴别诊断:大疱性皮肤病、肉芽肿性皮肤病、结缔组织病、角化性皮肤病、某些红斑性皮肤病等,其病理改变具有特征性,可与类似疾病区分,达到鉴别诊断目的。

(3)指导治疗:对于皮肤恶性肿瘤如黑素瘤、皮肤淋巴瘤等,通过病理细胞学特征进行分期、分级;一些临床缺乏特征的皮肤病,通过病理检查可找到一些有意义的诊断线索,或在诊断不能明确的情况下依据病理改变制订治疗方案。

2. 皮损选择 一般应选择未经治疗的特征性明显的皮损。炎症性皮肤病应选择充分发展的皮损,肿瘤性皮肤病应选择典型皮损,大疱性皮肤病及感染性皮肤病应选择新发皮损,环状损害应选择边缘部分,结节性损害切取标本时应达到足够深度。取材时应包括一小部分正常组织,以便与病变组织对照。其他部位有皮损可取时应尽量避免在腹股沟、腋窝、关节伸侧和面部切取标本。

3. 取材方法

(1)手术法:适用于各种深度及范围的皮肤标本,最为常用。应注意切缘锐利整齐,切口方向尽量与皮纹一致,足够深、足够大,尽量夹持切下组织的两端,避免挤压组织。

(2)环钻法:适用于较小损害或病变限于表浅处,或不适宜手术切取者。

(3)削切法:很少采用,可用于脂溢性角化病等表浅皮损。

4. 标本处理 标本应立即放入10%甲醛溶液中固定,特殊情况下可采用95%乙醇固定。固定液体积应达到标本体积的10倍以上,大的肿瘤组织应切分成多块,以保证固定液能充分渗入。

5. 注意事项

(1)切除的任何肿物均应行病理学检查。

(2)皮肤病理诊断需密切结合临床,在取材之前应对拟取材皮损进行临床拍照,同时对全身各部位皮损均应拍照记录。

(3)送检医师需详细填写病理申请单,特别要注明所取皮损的特征和可能的诊断。

(二)皮肤组织病理学常用术语和基本损害

皮肤组织病理变化按其层次可分为表皮病变、真皮病变和皮下组织病变等。

1. 表皮病变

(1)角化过度(hyperkeratosis):由病理性改变所造成的角质层增厚,可以是相对增厚,也可以是绝对增厚(图5-1)。见于扁平苔藓、掌跖角化病、鱼鳞病等。

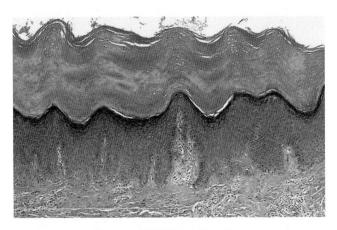

图 5-1   角化过度（10×10）

（2）角化不全（parakeratosis）：角质层内仍有残留的细胞核，常伴颗粒层变薄或消失，是表皮增生过快的表现（图 5-2）。见于银屑病、玫瑰糠疹、汗孔角化症等。

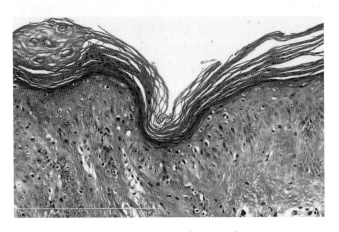

图 5-2   角化不全（20×10）

（3）角化不良（dyskeratosis）：表皮或附属器个别角质形成细胞未至角质层即过早角化（图 5-3A）。良性疾病有毛囊角化病、病毒感染等；恶性疾病最常见于鳞状细胞癌（图 5-3B），其角化不良细胞可呈同心性排列，接近中心部逐渐出现角化，称角珠（squamous pearls）。

（4）颗粒层增厚（hypergranulosis）：颗粒层变厚，因细胞增生和（或）肥大所致（图 5-4）。见于慢性单纯性苔藓、扁平苔藓等。

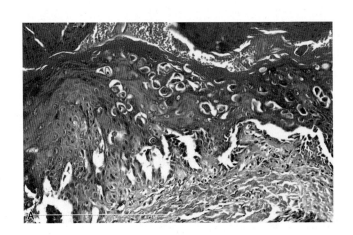

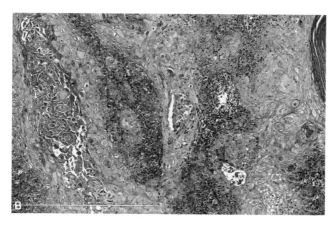

图 5-3 角化不良
A:良性,40×10;B:恶性,20×10

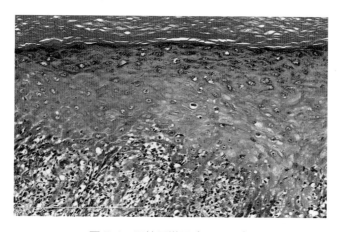

图 5-4 颗粒层增厚(20×10)

(5)棘层肥厚(acanthosis):表皮棘细胞层增厚,常伴有表皮突延长或增宽,一般由棘层细胞数目增多所致(图 5-5)。见于银屑病及慢性皮炎等。

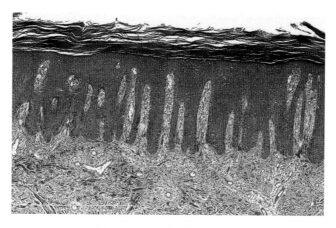

图 5-5 棘层肥厚(10×10)

(6)疣状增生(verrucous hyperplasia):表皮角化过度、颗粒层增厚、棘层肥厚和乳头瘤样增生 4 种病变同时存在,表皮宛如山峰林立(图 5-6)。见于寻常疣、疣状痣等。

(7)乳头瘤样增生(papillomatosis):真皮乳头不规则向上增生,表皮本身也可出现不规则增生,使表皮呈不规则的波浪状(图 5-7)。见于黑棘皮病、皮脂腺痣等。

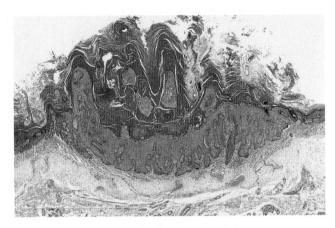

图 5-6 疣状增生（4×10）

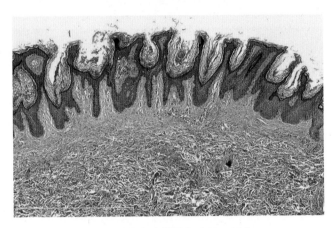

图 5-7 乳头瘤样增生（10×10）

（8）假上皮瘤样增生（pseudoepitheliomatous hyperplasia）：棘层高度或显著不规则肥厚，表皮突不规则延伸，可达汗腺水平以下，其间可有炎症细胞浸润（图 5-8）。常见于慢性肉芽肿性疾病（如寻常狼疮）、慢性溃疡的边缘，有时无法与高分化鳞状细胞癌鉴别。

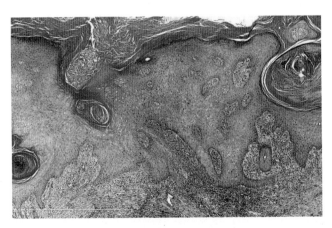

图 5-8 假上皮瘤样增生（10×10）

（9）细胞内水肿（intracellular edema）：棘层细胞内发生水肿，细胞体积增大，胞质变淡（图 5-9A）。高度肿胀的细胞可呈气球状，称气球状变性（ballooning degeneration）；若细胞内水肿使细胞膨胀破裂，邻近残留的胞膜连成许多网状中隔，最后形成多房性水疱，称网状变性（reticular degeneration）（图 5-9B）。见于病毒性皮肤病、接触性皮炎等。

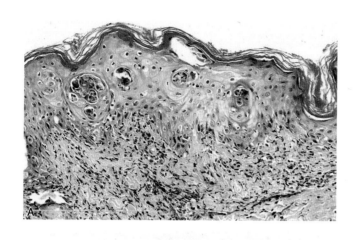

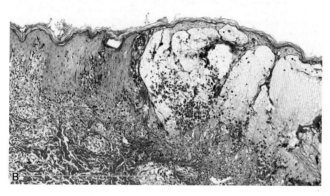

图5-9 细胞内水肿
A:细胞内水肿,20×10;B:网状变性,10×10

（10）细胞间水肿（intercellular edema）：细胞间液体增多，细胞间隙增宽，细胞间桥拉长而清晰可见，甚似海绵，故又名海绵形成（spongiosis），水肿严重时形成表皮内水疱（图5-10）。见于皮炎湿疹等。

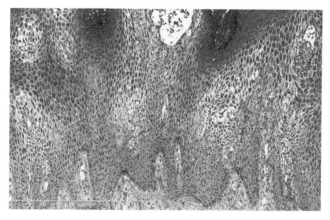

图5-10 细胞间水肿（10×10）

（11）棘层松解（acantholysis）：表皮或上皮细胞间失去粘连，呈松解状态，致表皮内裂隙或水疱（图5-11）。见于天疱疮、毛囊角化病等。

（12）基底细胞液化变性（liquefaction of basal cells）：基底细胞空泡化和崩解，重者基底层消失，使棘细胞直接与真皮接触，常伴真皮内噬黑素细胞浸润（图5-12）。见于扁平苔藓、红斑狼疮等。基底细胞及黑素细胞损伤后黑素脱落被吞噬细胞吞噬，或游离于真皮上部称色素失禁（incontinence of pigment）。

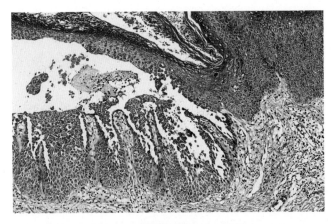

图5-11   棘层松解（10×10）

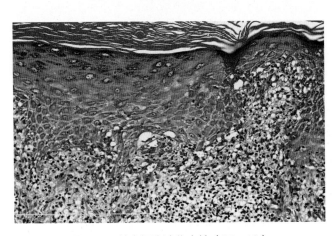

图5-12   基底细胞液化变性（20×10）

（13）Kogoj微脓肿和Munro微脓肿：颗粒层或棘层上部海绵形成的基础上中性粒细胞聚集成的多房性脓疱，称Kogoj微脓肿（图5-13A）；角质层内聚集的中性粒细胞形成的微脓肿，称Munro微脓肿（图5-13B）。见于脓疱型银屑病等。

（14）Pautrier微脓肿：指表皮内或外毛根鞘淋巴样细胞聚集形成的细胞巢（图5-14）。见于原发性皮肤T细胞淋巴瘤等。

2. 真皮及皮下组织病变

（1）纤维蛋白样变性（fibrinoid degeneration）：结缔组织因病变而呈现明亮、嗜伊红、均质性改变，显示出纤维蛋白的染色反应（图5-15）。见于红斑狼疮、皮肤血管炎等。

（2）嗜碱性变性（basophilic degeneration）：真皮上部结缔组织失去正常的嗜伊红性，呈无结构、颗

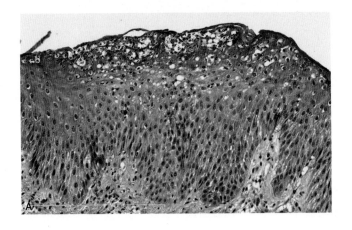

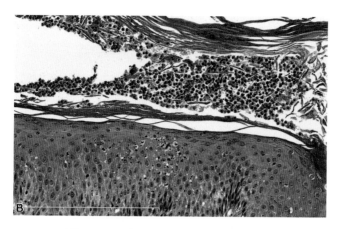

图 5-13　Kogoj 微脓肿和 Munro 微脓肿
A：Kogoj 微脓肿，20×10；B：Munro 微脓肿，20×10

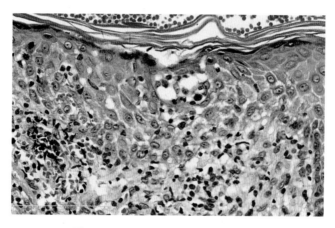

图 5-14　Pautrier 微脓肿（40×10）

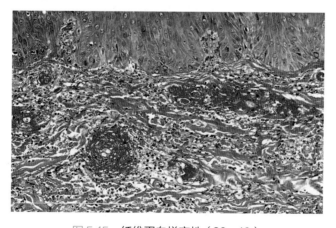

图 5-15　纤维蛋白样变性（20×10）

粒状或小片状嗜碱性变化，明显时可表现为不规则排列的嗜碱性卷曲纤维，与表皮之间隔以境界带（图 5-16）。见于日光性角化病等。

（3）黏液变性（mucinous degeneration）：胶原纤维基质中黏多糖增多，胶原纤维束间的黏液物质沉积而使间隙增宽，有时 HE 染色呈浅蓝色（图 5-17）。见于胫前黏液水肿等。

（4）弹力纤维变性（degeneration of elastic fibers）：弹力纤维断裂、破碎、聚集成团或粗细不匀呈卷曲状，量减少甚至溶解消失（图 5-18）。见于弹力纤维假黄瘤等。

（5）肉芽肿（granuloma）：各种原因所致的慢性增殖性改变，病变局部形成以组织细胞为主的结节

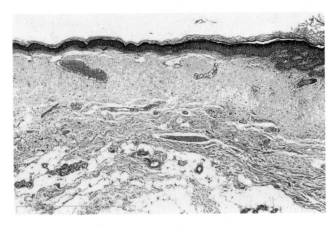

图 5-16   嗜碱性变性（4×10）

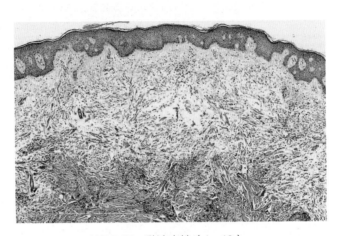

图 5-17   黏液变性（4×10）

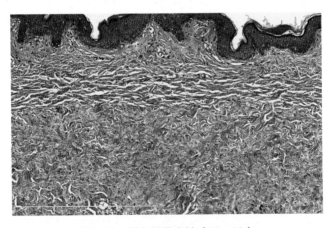

图 5-18   弹力纤维变性（10×10）

状病灶,病变中可含有组织细胞(上皮样细胞、巨噬细胞)、多核巨细胞、淋巴细胞、浆细胞、中性粒细胞等(图5-19)。见于结节病、结核、麻风、梅毒和各种深部真菌病等。

（6）渐进性坏死(necrobiosis)：某些肉芽肿性皮肤病中,真皮结缔组织纤维及其内的血管等均失去正常着色能力,但仍可见其轮廓,无明显炎症,边缘常可见成纤维细胞、组织细胞或上皮样细胞呈栅栏状排列(图5-20)。见于环状肉芽肿、类脂质渐进性坏死、类风湿结节等。

（7）脂膜炎(panniculitis)：由于炎症反应而引起皮下脂肪组织不同程度的炎症浸润、水肿、液化或变性坏死。可分为间隔性(图5-21A)与小叶性(图5-21B)两类。

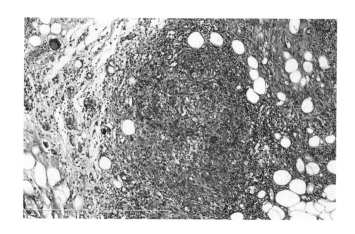

图 5-19　肉芽肿（10×10）

图 5-20　渐进性坏死（4×10）

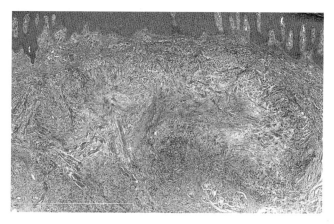

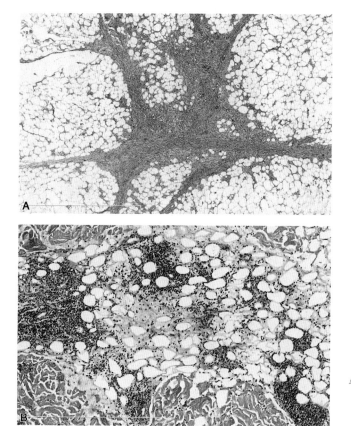

图 5-21　脂膜炎
A：间隔性，4×10；B：小叶性，10×10

第二节　皮肤影像学

　　皮肤影像诊断方法是基于影像技术发展起来的一系列无创性辅助诊断方法,主要包括皮肤摄影、皮肤镜、皮肤反射式共聚焦显微镜(reflexion confocal microscope,RCM)、皮肤超声等。皮肤影像诊断方法拓展和深化了临床医师的信息获取能力,帮助使用者获得更多的具有诊断价值的信息,从而提升皮肤病诊断水平和效率。

　　皮肤镜在国内外应用日趋广泛。皮肤镜可通过光学放大、浸润和偏振技术显示裸眼无法观察到的皮损表面和皮表下结构特征,成为连接临床和组织病理的桥梁。应用皮肤镜进行辅助诊断,依赖于对术语体系的准确掌握,其中隐喻性术语体系常借用形象物比喻(如脑回样结构),而描述性术语体系则重在描述一般损害的基本结构特征(如点结构、线结构、球结构、环结构和团块结构等)(图5-22)。两种术语

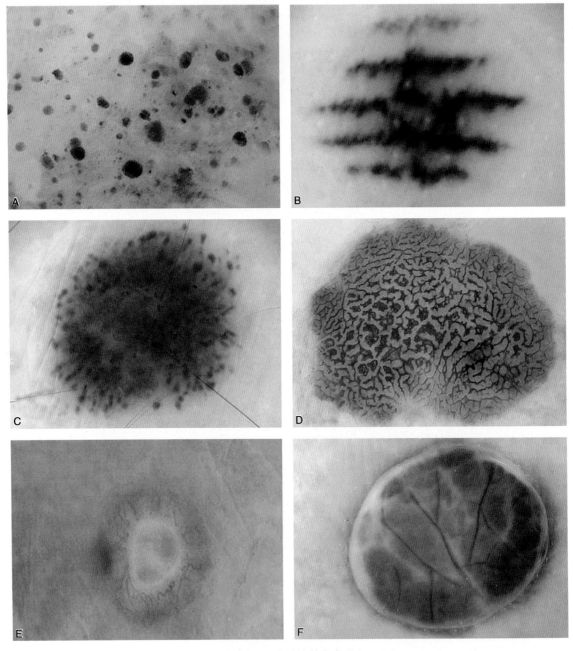

图 5-22　皮肤镜基本表现
A:"点"结构;B:"线"结构;C:"球"结构;D:"脑回样"结构;E:"环"结构;F:"团块"结构

体系各有利弊,短时期内无法融合或彼此替代。皮肤镜目前可用于色素性疾病、炎症性皮肤病、毛发及甲病等的辅助诊断,但以色素性疾病最具有诊断价值。

RCM可提供比皮肤镜更深的探查范围,能对皮肤各层次进行横向扫描(图5-23),获得细胞排列方式、细胞形态以及异常结构等信息,协助诊断和鉴别诊断。

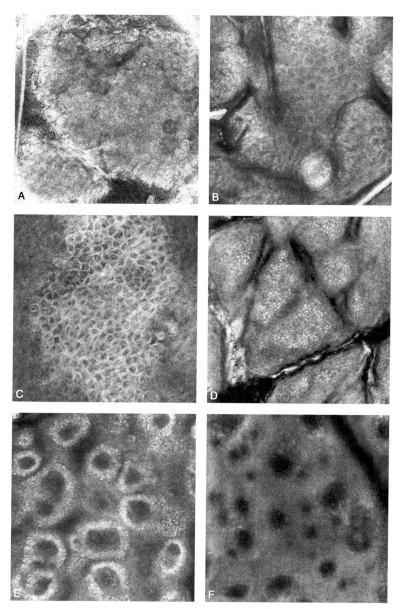

图5-23 皮肤共聚焦显微镜下各层次结构
A:角质层;B:颗粒层;C:棘层;D:基底层;E:真皮乳头层;F:真皮网状层及表皮突层

第三节 实验室诊断方法

(一)免疫组化技术

1. **适应证** 大疱性皮肤病、结缔组织病等自身免疫性皮肤病、某些感染性皮肤病、皮肤肿瘤的诊断和鉴别诊断。

2. **方法及原理** 主要有直接免疫荧光法、间接免疫荧光法和免疫酶标法。实验原理是基于抗原-抗体反应,利用标记的特异性抗体检测组织或细胞中的抗原成分。

（1）直接免疫荧光法（direct immunofluorescence，DIF）：主要用于检测病变组织或细胞中存在的抗体或补体。将冷冻切片组织固定于玻片上，滴加荧光素标记的抗人免疫球蛋白抗体或抗 C3 抗体，经孵育、清洗等处理后，置于荧光显微镜下观察。若组织中有人免疫球蛋白或 C3 沉积，则荧光抗体与之结合呈现荧光。

（2）间接免疫荧光法（indirect immunofluorescence，IIF）：主要用于检测血清中存在的循环自身抗体，并可作抗体滴度测定。底物取自正常人皮肤或动物组织（如以鼠食管、肝等为底物），将患者血清滴于底物上，再滴加荧光标记的抗人免疫球蛋白抗体等，荧光显微镜下观察。若血清中存在循环自身抗体，荧光标记的抗人免疫球蛋白抗体即可与结合到底物上的抗体结合，呈现荧光。

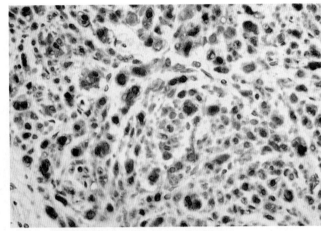

图 5-24   抗 Igλ   抗体免疫组化标记浆细胞，×400 浆细胞 λ 抗体标染，SP 法，DAB 显色

（3）免疫酶标法：有多种不同的检测系统和方法，机制与间接免疫荧光法类似，但显示系统为可催化成色反应的辣根过氧化物酶、碱性磷酸酶等。主要标记细胞的某种特异性成分，用于肿瘤等疾病的诊断（图 5-24）。

3. 标本处理   直接免疫荧光检查需将皮肤标本用湿润的生理盐水纱布包裹，4℃条件下尽快送检。多数免疫酶标法可用普通病理方法制备的石蜡包埋组织块作为检验材料。

4. 结果分析

（1）直接免疫荧光：荧光显示的部位通常为棘细胞膜、皮肤基底膜带及血管壁。天疱疮皮损可见棘细胞间 IgG、IgA 或 C3 呈网状沉积（图 5-25），皮肤基底膜带阳性可见于红斑狼疮、大疱性类天疱疮，血管壁内免疫球蛋白或补体沉积可见于血管炎和红斑狼疮等。

（2）间接免疫荧光：可测定血清中自身抗体的性质、类型和滴度。如结缔组织病中的抗核抗体、天疱疮中的抗棘细胞抗体等。

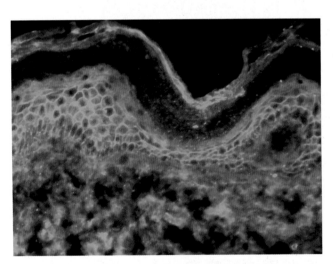

图 5-25   直接免疫荧光棘细胞间 IgG 呈网状沉积，×400 天疱疮棘细胞间荧光呈网状沉积

（二）真菌检查

1. 采集标本   浅部真菌的标本有毛发、皮屑、甲屑和痂等，所取标本用 75% 乙醇处理。深部真菌标本根据需要取痰、尿、粪便、脓液、口腔或阴道分泌物、血液、各种穿刺液和活检组织。采集时注意无菌操作。

2. 检查方法

（1）直接涂片：最常用。取标本置玻片上，加一滴 10% KOH 溶液，盖上盖玻片，在酒精灯火焰上稍加热溶解角质后，轻轻加压盖玻片使标本透明即可镜检。用于检查有无菌丝或孢子（图 5-26A），但不能确定菌种。

（2）墨汁涂片：用于检查隐球菌及其他有荚膜的孢子。取一小滴墨汁与标本（如脑脊液）混合，盖上盖玻片后直接镜检。

（3）涂片或组织切片染色：染色后可显示真菌形态和结构，革兰染色适用于白念珠菌、孢子丝菌

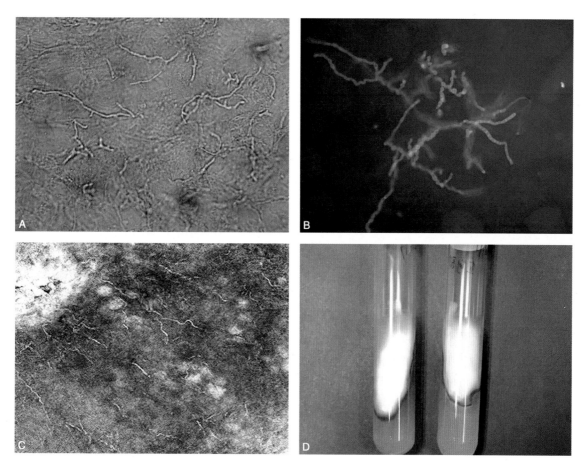

图5-26　真菌检查

A:氢氧化钾制片直接镜检,可见菌丝;B:荧光抗体染色直接镜检,可见荧光菌丝;C:RCM检查角质层内可见高折光性菌丝;D:真菌培养可见菌落

等;瑞氏染色适用于组织胞浆菌;组织切片PAS染色,多数真菌呈红色;荧光染色法可提高诊断率(图5-26B)。此外利用皮肤影像技术(如RCM),可以在体查知真菌的存在(图5-26C)。

（4）培养:提高检出率,确定菌种。标本接种于葡萄糖蛋白胨琼脂培养基上,置室温或37℃培养1～3周。菌种鉴定常根据菌落的形态(图5-26D)及显微镜下形态判断,对某些特殊真菌有时需通过特殊培养基、生化反应或分子生物学方法确定。

（三）性病检查

1. 淋球菌检查

（1）方法:采集标本用含无菌生理盐水的藻酸钙棉拭子,伸入男性尿道2～4cm,轻轻转动取出分泌物;女性先用无菌的脱脂棉擦去阴道内黏液,用无菌的藻酸钙脱脂棉拭子插入宫颈内1～2cm处旋转取出分泌物;患结膜炎的新生儿取结膜分泌物;全身性淋病时可取关节穿刺液;前列腺炎患者经按摩后取前列腺液。

直接涂片主要用于急性感染患者。涂片2张,自然干燥、加热固定后作革兰染色,油镜下检查。进行细菌培养时将标本立即接种于血琼脂或巧克力琼脂平板,置于含5%～10%的CO_2孵箱,37℃孵育24～48小时后观察结果。挑选可疑菌落涂片染色镜检,也可用氧化酶或糖发酵实验进一步证实。

（2）结果:涂片染色镜检可见大量多形核细胞,细胞内外可找到成双排列、呈肾形的革兰阴性双球菌(图5-27)。在培养皿上可形成圆形、稍凸、湿润、光滑、透明到灰白色的菌落,直径为0.5～1mm。生化反应符合淋球菌特性。

（3）临床意义:直接涂片镜检阳性者可初步诊断,但阴性不能排除诊断;培养阳性者可确诊。

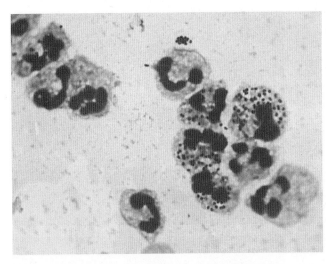

图 5-27　尿道分泌物涂片革兰阴性双球菌

（4）注意事项：①取材时拭子伸入尿道或宫颈口内的深度要足够；②男性患者最好在清晨首次排尿前或排尿后数小时采集标本进行培养；③涂片时动作宜轻柔，防止细胞破裂变形，涂片厚度、固定及革兰染色时间要合适。

2. 衣原体检查

（1）细胞培养法：将每份标本接种于 3 个培养瓶（McCoy 单层细胞管）中，置 37℃吸附 2 小时后用维持液洗涤 2～3 次，最后加生长液 37℃培养 3～4 天，吉姆萨染色或直接荧光染色后镜检。阳性标本碘染色包涵体呈棕黑色，吉姆萨染色呈红色。有尿道炎症状，再加上衣原体分离培养阳性者可确诊。

（2）衣原体抗原检测法（clearview chlamydia，简称 C-C 快速法）：用商品试剂盒检测，方便、简单、快速，但稳定性略差。按说明书操作，质控窗和结果窗均显示一条蓝带为阳性，结果窗无变化为阴性。阳性结果结合临床可确定沙眼衣原体感染，阴性时不能完全排除，可用细胞培养法确定。

（3）免疫荧光法：采集标本同淋球菌检查。将标本涂于玻片凹孔或圆圈中，干燥处理后加荧光素标记的抗沙眼衣原体单克隆抗体，反应、封固后置荧光显微镜下检查。阳性标本在高倍镜下可见上皮细胞内的原体颗粒，为单一、针尖大小、明亮的绿色荧光，在油镜下为荧光均匀、边缘光滑的圆盘样结构，也可见网状体等其他形态的衣原体颗粒。

3. 支原体检查　采集标本同淋球菌检查，也可用 10ml 中段尿离心（2000r/min，10 分钟），取沉渣接种于液体培养基。置 5%～10% CO_2 环境中，37℃培养 24～72 小时，每天观察颜色变化。如由黄色变为粉红色，可能有解脲支原体生长。取 0.2ml 培养物接种到固体培养基上，培养 48 小时后观察，有典型"油煎蛋"状菌落者为阳性，可诊断支原体感染。

4. 梅毒螺旋体检查

（1）梅毒螺旋体直接检查：取病灶组织渗出物、淋巴结穿刺液或组织研磨液，用暗视野显微镜观察，也可经镀银染色、吉姆萨染色或墨汁负染色后用普通光学显微镜观察，或用直接免疫荧光观察。

梅毒螺旋体菌体细长，两端尖直，在暗视野显微镜下折光性强，沿纵轴旋转伴轻度前后运动（图 5-28）。镀银染色法示螺旋体呈棕黑色，吉姆萨染色法示螺旋体呈桃红色，直接免疫荧光检查螺旋体呈绿色荧光。镜检阳性结合临床表现、性接触史可确诊。

（2）快速血浆反应素环状卡片试验（rapid plasma reagin test，RPR）：为非梅毒螺旋体抗原血清试验，用于梅毒的筛选诊断和疗效判断。

具体操作：①卡片定性试验：取 50μl 待检血清加入卡片的圆圈内并涂匀，用专用滴管加入摇匀的抗原 1 滴，将卡片旋转

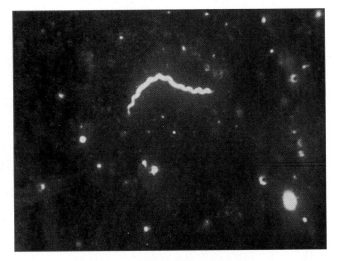

图 5-28　暗视野显微镜梅毒螺旋体

8分钟后立即观察结果,出现黑色凝聚颗粒和絮片为阳性;②卡片定量试验:用等量盐水在小试管内作6个稀释度,即1:1、1:2、1:4、1:8、1:16、1:32,每个稀释度取50μl血清加入卡片圆圈中,按定性法测定。

类似方法还有性病研究实验室试验(venereal disease research laboratory test,VDRL)、不加热血清反应素试验(unheated serum reagin test,USR)、甲苯胺红不需加热血清试验(toluidine red unheated serum test,TRUST)等。

临床意义:本试验敏感性高而特异性低。结果为阳性时,临床表现符合梅毒,可初步诊断。定量试验是观察疗效、判断复发及再感染的手段。假阴性常见于一期梅毒硬下疳出现后的2~3周内、感染梅毒立即治疗、晚期梅毒或二期梅毒的前带现象(prezone phenomenon,详见下)。假阳性常见于自身免疫性疾病、麻风、海洛因成瘾者、少数孕妇及老人。

(3)梅毒螺旋体颗粒凝集试验(treponema pallidum particle agglutination test,TPPA):为梅毒螺旋体抗原血清试验,用于梅毒的特异性诊断。

临床意义:阳性结果可明确诊断。类似方法还有梅毒螺旋体血凝试验(treponema pallidum hemagglutination assay,TPHA)、荧光螺旋体抗体吸收试验(fluorescent treponemal antibody-absorption test,FTA-ABS)。

前带现象:在血清学试验中,抗原与抗体呈适当比例时出现可见的结合反应。若抗体过多,则抗原抗体的结合不能形成大的复合物,抑制可见的反应出现,可出现于梅毒血清学试验,导致假阴性,将抗体作适当稀释可避免。

5. **醋酸白试验**　人类乳头瘤病毒感染的上皮细胞与正常细胞产生的角蛋白不同,能被冰醋酸致白。以棉签清除皮损表面分泌物后,外用5%冰醋酸2~5分钟后观察,皮损变为白色、周围正常组织不变色为阳性。尖锐湿疣皮损醋酸白试验呈阳性。

6. **毛滴虫检查**　在阴道后穹隆、子宫颈或阴道壁上取分泌物混合于温生理盐水中,立即在低倍镜下镜检,如有滴虫时可见其呈波状移动。男性可取尿道分泌物、前列腺液或尿沉渣检查。

(四)**蠕形螨、疥螨和阴虱检查**

1. **蠕形螨检查**

(1)挤刮法:选取鼻、颊及颏等部位,用刮刀或手挤压,将挤出物置于玻片,加1滴生理盐水,盖上盖玻片并压平,镜检有无蠕形螨(图5-29A)。

(2)透明胶带法:将透明胶带贴于上述部位,数小时或过夜后取下胶带贴于载玻片上镜检。

2. **疥螨检查**　选择指缝、手腕屈侧、乳房下等薄嫩皮肤处未经搔抓的丘疱疹、水疱或隧道,用消毒针头挑出隧道盲端灰白色小点置玻片上,或用蘸上矿物油的消毒手术刀轻刮皮损6~7次,取附着物移至玻片上,加1滴生理盐水后镜检(图5-29B)。

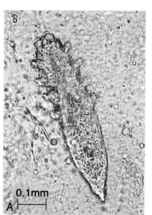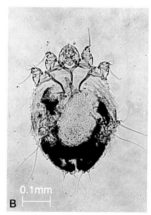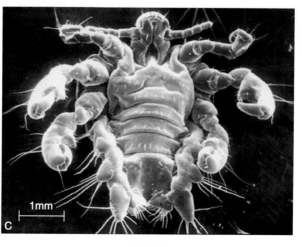

图5-29
A:蠕形螨;B:疥螨;C:阴虱(成虫和虫卵)

3. 阴虱检查　用剪刀剪下附有阴虱或虫卵的阴毛,75% 乙醇或 5% ~ 10% 甲醛溶液固定后置于玻片上,滴 1 滴 10% KOH 溶液后镜检(图 5-29C)。

(五) 分子生物学技术

在临床应用中目前主要是 PCR 技术和基因芯片技术。

PCR 技术(又称聚合酶链式反应,polymerase chain reaction)是用于体外选择性扩增特异性核酸片段的一项技术。扩增 DNA 片段的特异性是由引物与模板 DNA 结合的特异性所决定的。根据扩增产物的有无、片段大小、测序分析等即可对许多疾病作出诊断,如非结核分枝杆菌培养极其困难,疑为其感染时可用细菌 16S rDNA 通用引物及非结核分枝杆菌特异性引物,还可同时加真菌的 18S rDNA 通用引物,扩增细菌的 16S rRNA 及真菌的 18S rRNA,将扩增产物测序,在 GeneBank 中进行比较,即可明确细菌或真菌的种属。目前 PCR 技术已较普遍地应用于感染性皮肤性病及遗传病的诊断。

第四节　其他诊断方法

(一) 变应原检测

变应原检测用于确定或排除变态反应性疾病的致敏物,对某些职业性皮肤病病因的确定也有帮助。目前临床常用的变应原检测为斑贴试验、点刺试验、划痕试验和皮内试验等。

1. 斑贴试验(patch test)　根据受试物的性质配制适当浓度的浸液、溶液、软膏或原物以适当的方法将其贴于皮肤,一定时间后观察是否对其产生变态反应。斑贴试验是临床用于检测 IV 型变态反应的主要方法。

(1) 适应证:接触性皮炎、职业性皮炎、化妆品皮炎等。

(2) 方法:将受试物置于铝制小室斑试器,贴于背部脊柱两侧或前臂屈侧的健康皮肤。每次试验时应设对照。

(3) 结果及意义:一般在 48 小时去除斑贴,间隔 30 分钟观察结果,视情况可在 72 小时或 96 小时后观察。受试部位无反应为阴性(-);有淡红斑为可疑反应(±);轻度红斑、浸润及少量丘疹为阳性反应(+);水肿性红斑、丘疹或水疱为强阳性反应(++);显著红肿或浸润、聚合性水疱或大疱为超强阳性反应(+++);对照有皮损或激惹反应为刺激性反应。

阳性反应说明患者对受试物过敏,但应排除原发性刺激或其他因素所致的假阳性反应。原发刺激性反应将受试物除去后,皮肤反应会减弱,而超敏反应除去受试物后,皮肤反应还有可能继续增强。阴性反应则表示患者对试验物无敏感性。假阴性反应可能与试剂浓度低、斑试物质与皮肤接触时间太短等因素有关。

(4) 注意事项:①不宜在皮肤病急性发作期间进行试验,不宜用高浓度的原发性刺激物测试;②受试前至少 1 周及受试期间避免使用糖皮质激素或免疫抑制剂,受试前 3 天和受试期间避免使用抗组胺类药物,以免出现假阴性;③受试期间避免沐浴淋湿斑贴、避免过度牵拉斑贴部位或过度体力活动;④可疑反应可重复试验;⑤在受试期间发生全身过敏反应如荨麻疹、哮喘等或局部炎症反应过重,应及时到医院就诊,必要时终止试验。

2. 点刺试验(skin puncture test)及划痕试验(scratch test)

(1) 适应证:荨麻疹、特应性皮炎、药疹等多种与速发型超敏反应相关的过敏性疾病。以往用划痕试验,现逐渐被点刺试验取代。

(2) 方法:一般选择前臂屈侧为受试部位,局部清洁消毒。消毒后待 2 分钟使皮肤血流恢复正常,按说明书滴试液及点刺,5 ~ 10 分钟后拭去试液,20 ~ 30 分钟读试验结果(图 5-30)。

(3) 结果:皮肤反应强度与组胺(阳性对照)相似为阳性(+++),较强为(++++),较弱则相应标为(++)及(+);与生理盐水(阴性对照)相同为(-)。

(4) 注意事项:①宜在基本无临床表现时进行;②应设生理盐水及组胺液作阴性及阳性对照;

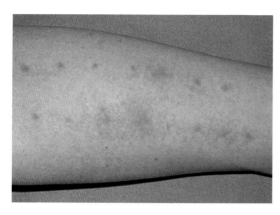

图 5-30　点刺试验

③结果为阴性时,应继续观察 3~4 天,如必要 3~4 周后重复试验;④有过敏性休克史者禁用;⑤受试前 2 天应停用抗组胺类药物;⑥妊娠期尽量避免检查。

3. **皮内试验**（intracutaneous test）　可用于测试速发型超敏反应,是目前最常用于药物速发型超敏反应的方法。原理、适应证及注意事项同点刺试验。

（二）滤过紫外线检查

滤过紫外线（Wood 灯）是高压汞灯发射出的波长为 320~400nm 的光波,可用于色素异常性皮肤病、皮肤感染及卟啉病的辅助诊断及疗效观察。

1. **方法**　在暗室内将患处置于 Wood 灯下直接照射,观察荧光类型。

2. **临床意义**　色素减退、色素脱失或色素沉着性皮损更易与正常皮肤区别。假单胞菌属感染发出绿色荧光,铁锈色小孢子菌、羊毛状小孢子菌等感染为亮绿色荧光（图 5-31A）,黄癣菌感染为暗绿色荧光,马拉色菌感染为棕色荧光,紫色毛癣菌和断发毛癣菌感染无荧光。皮肤迟发性卟啉病患者尿液为明亮的粉红色荧光（图 5-31B）,先天性卟啉病患者牙齿、尿、骨髓发出红色荧光,红细胞生成性原卟啉病患者可见强红色荧光。局部外用药（如凡士林、水杨酸、碘酊等）甚至肥皂的残留物也可有荧光,应注意鉴别。

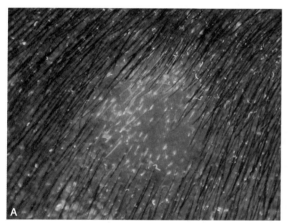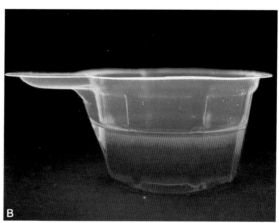

图 5-31　滤过紫外线检查
A:白癣病发呈亮绿色荧光;B:卟啉病尿液呈粉红色荧光

（王刚　崔勇）

第六章　皮肤性病的诊断

皮肤性病形态相似的皮损可由不同病因引起,同样为水疱,既可以是严重的过敏反应,也可能是病毒感染。有些皮损可能是系统性疾病的局部表现,如皮肌炎的面部水肿性紫红色斑片,二期梅毒的虫蚀样脱发。因此对皮损特点进行认真考虑,结合必要的全身检查,对皮肤性病的诊断和鉴别诊断至关重要。

第一节　皮肤性病的病史采集

详细全面的病史采集和记录是准确诊断和有效治疗的基础,包括如下内容:

（一）一般情况

姓名、性别、年龄、职业、婚姻、籍贯及住址等。

（二）主诉

患者就诊的原因,包括与皮肤科相关的主要症状、体征、皮损部位、分布特征,皮损性质、自觉症状及疾病的发生及进展的时间。

（三）现病史

以患者病情发生、发展及演变的过程为线索作简要描述:

1. **可能的病因或诱因**　如食物、药物、接触物、感染等。患者近期的居住环境,外出旅行,饮食习惯,常用物品,正在使用的药物品种及使用时间。

2. 原发皮损的部位、发生时间,皮损类型(如斑疹、丘疹、结节、糜烂、溃疡等)、形态、大小、数目和分布状况发展及演变情况。有无自然改善和消退,以及消退后再发的间隔时间。

3. **患者的主观症状**　如疼痛、瘙痒、紧绷感、灼热感、异样感等。

4. **相关的全身症状**　如发热、头晕、头痛,腹痛、肌肉关节痛,大小便有无异常等。

5. **其他**　如皮损与季节、气候、特定食物、首饰化妆品,居住及工作环境、个人职业、嗜好有无相关。自然环境中某些因素,如日晒、寒冷干燥、挥发性化学物质,动植物分泌物,植物花粉、虫媒叮咬,金属等。

6. **诊治经过**　在其他医疗机构对疾病作出的诊断和治疗,包括药物种类、剂量、用法和时间,患者的疗效及不良反应等。

（四）既往史

曾患过何种皮肤性病及其发病的相关因素和治疗情况。有无系统性疾病如高血压、糖尿病、肝炎、肺结核、肿瘤、HIV 感染等。

（五）个人史

出生地与居住地,个人生活及饮食习惯,烟酒嗜好,职业,婚姻情况。女性患者应详细询问月经情况,妊娠和生育史。对性病患者应详细询问婚姻生活,性伴侣及婚外性生活史等。

（六）家族史

家族中有无类似疾病及其他变态反应性疾病、性病、传染性疾病、遗传性疾病,了解家族及遗传因素与疾病的相关性。

第二节　皮肤性病的体格检查

皮肤性病的诊断与其他任何疾病一样,都需要通过详细、全面的体格检查及必要的实验室检测,结合患者的个人病史进行综合判断。

（一）全身检查

相当一部分皮肤性病与机体的其他脏器系统有联系,可能是系统性疾病的皮肤表现。所以全身检查十分必要,检查的基本方法同普通诊断学。针对皮肤性病的特点,在检查内容方面应有所侧重。

（二）皮肤黏膜检查

皮肤黏膜损害的表现特征是皮肤性病诊断的重要依据。应注意以下事项:①在充足的自然光线或类似日光的人工光源下检查,视具体情况有时需要从不同角度和距离详细观察。②诊室温度应适宜。③必须充分暴露有问题的皮肤黏膜,检查要全面,但亦须有重点。从头部到足趾系统的体表检查,包括指、趾甲、毛发、黏膜等。④除检查患者主诉及相关部位的皮损之外,还需观察全身其他体表部位有无皮损。对皮损特性的观察包括皮损性质、自然老化等状态。

1. **视诊**　即肉眼观察患者全身或局部皮肤性病表现的诊断方法,观察皮损性质、形态、颜色、分布等。有时需借助放大镜、皮肤镜、滤过紫外线灯等辅助工具。

（1）明确皮损性质:确定是原发或继发皮损,单一损害还是多发损害,仅仅是皮肤损害还是有相关的全身损害。

1）大小:通常用厘米、毫米表示。有时也可用常见实物比拟大小,如米粒大、黄豆大、核桃大等。

2）颜色:包括:正常肤色、白色、灰色、黄色、粉红色、红色、橘色、蓝色、紫红色、黑色等。皮损可以是同一颜色,也可为多种颜色。

3）数目:单发或多发,最好用数字标明。

4）形状:匍行形状、靶形、乳头状、菜花状、不规则等。

5）表面特点:光滑、粗糙、扁平、隆起、中央脐窝;干燥、潮湿、浸渍、渗液;鳞屑（油腻、糠秕样、鱼鳞状、云母片样及叠瓦形）,结痂（脓痂、血痂、焦痂）等。

6）内容物（水疱、脓疱、囊肿等）:清澈、浑浊、浆液、黏液、脓液等。

7）边缘及界限:清楚、模糊、整齐、隆起、凹陷等。

8）与皮面的关系:同一皮面,凹陷或高出皮面。

（2）皮损的排列特征

1）线状排列:沿血管、淋巴管浅表神经走行方向排列。

2）环状、弧状排列:当一圆形损害向周围扩展而中心消退时,可形成环状损害;或单个或多个损害排列成环状、弧状。

3）损害呈群集性排列:表现为簇状、带状。

（3）皮损的分布:皮损的分布可呈局限性、泛发性、对称性、双侧或单侧。

2. **触诊**

（1）皮损的大小、形态、深浅、硬度、弹性、波动;皮损轮廓、边界是否清楚,能否推动,与周围组织是否粘连。

（2）皮损有无黏着鳞屑,鳞屑性质,是否容易剥除,鳞屑剥除后基底情况。

（3）皮损有无感觉异常,如触痛、感觉过敏等;局部皮温有无升高或降低。

（4）浅表淋巴结有无肿大、粘连、触痛等。

第三节　皮肤性病的病案书写

病历不仅是正确诊断疾病和决定治疗方案的重要证据,也是医疗管理和医护工作质量的客观凭证;是临床科研、教学和预防保健的基本资料,是处理医疗纠纷、医疗事故,鉴定伤残等重要的法律依据。皮肤科病例的体例结构同其他科室,只是在内容与描述方面体现皮肤性病学的特征。

（一）住院病历

皮肤性病住院病历结构及内容同诊断学,病史及体格检查侧重于皮肤性病方面的内容。

内容及格式:

（1）一般资料:包括姓名、性别、年龄、婚姻、职业、籍贯、民族、住址、入院日期、记录日期等。

（2）病史:入院记录内容及格式:

1）一般资料及主诉。

2）现病史。

3）既往史。

4）个人史、月经史、婚姻生育史。

5）家族史。

6）病史采集及记录。

7）体格检查:皮肤性病学专科检查的详细记录。

8）实验室及特殊检查结果。

9）鉴别诊断及诊断依据。

10）诊疗计划。

11）医师签名。

（二）门诊病历书写

门诊病例的书写记录必须保持诊断学要求的结构与内容的完整性。

（1）就诊科室及就诊时间。

（2）主诉:患者就诊的原因(皮肤性病相关的主要症状、体征、皮损部位、性质、自觉症状)及病程。字数包括标点不超过21个。

（3）现病史。

（4）既往史、个人史、家族史等。

（5）体格检查:主要记录与皮肤性病相关的阳性症状与体征及有意义的阴性症状与体征。

（6）实验室检查结果。

（7）诊断:门诊病例可提出初步诊断、拟诊、诊断。

（8）处理意见(医嘱):门诊患者主要以主诊医师的处方体现。

第四节　皮肤性病的诊断思维

皮肤性病诊断思路必须考虑皮损的分布、特征,患者年龄,症状等重要临床信息。最终确诊还需要结合真菌、细胞学和组织病理学及相关实验室检查结果的证据支持。这一过程必须是有序而合乎逻辑的。

（一）诊断要求

1. 了解病史和识别皮损(详见本章第二节皮肤性病的体格检查)是皮肤性病准确诊断的基础。

2. 根据皮损特征考虑皮肤性病类别,再具体到某一疾病。

3. 部分皮肤性病有特殊的好发部位,如单纯疱疹好发于皮肤黏膜交界处;玫瑰糠疹好发于躯干沿肋骨方向呈与皮纹平行分布排列;接触性皮炎发生部位多与致敏物接触部位相符;带状疱疹皮损沿某一周围神经呈带状分布,多发生于身体一侧。这些特征对皮肤性病的诊断有重要指导作用。

4. 确定诊断思路,依据皮损特征,结合实验室检测结果,综合判断后作出准确诊断。

（二）鉴别诊断

1. 皮肤性病的种类繁多，表现复杂。有些皮肤性病具有相同或近似的症状，而有时同一种病可有多个临床类型，所以鉴别诊断十分重要，如同样的鳞屑性斑疹，除考虑银屑病和副银屑病、玫瑰糠疹之外，还需要与很多疾病鉴别。

2. 有时仅依据皮损特征尚不能诊断，需结合必要的检查，如疑似结缔组织病需做自身抗体、心肌酶谱等检测，疑似梅毒疹还需做梅毒螺旋体及血清学检测，大疱性皮肤病除常规组织病理学检查外还需免疫病理检查以鉴别诊断。因此，皮肤性病诊断不仅依靠皮损特征，还需依据相关实验室检查，包括病原体显微镜检查/培养、组织病理、生化、免疫荧光检测等。

（三）诊断程序

1. **确诊** 依据明确，符合公认的诊断标准属确诊。

2. **初诊与待诊** 现有诊断依据不足，虽然可以初步考虑为某一疾病，但不确诊者称之为初诊。若病情复杂或无特异性，尚需作进一步检查和观察者，属待诊。

3. **治疗性诊断** 有些病例虽然诊断尚未明确，但可参照初步检查结果和医师的临床经验，进行试验性对症治疗，然后根据治疗反应验证诊断的正确性。

4. **随访诊断** 通过一段时间的随访，排除或肯定某种疾病的诊断。如最初仅有关节疼痛，伴头皮脂溢性皮炎，在今后随访过程躯干相继出现典型的银屑病损害，则可诊断当时的关节症状为关节病型银屑病。

5. **回顾性诊断** 有些病例虽然症状消失，但在医治当时并未明确诊断，其后经认真梳理患者临床表现，检查结果，经回顾分析，作出符合逻辑的诊断。

（张锡宝）

第七章　皮肤性病的治疗

皮肤性病的治疗要有整体观念,首先应明确是单纯皮肤病变还是合并其他系统病变,从而根据患者实际情况进行合理化、个体化治疗。皮肤性病的治疗方法主要有外用药物治疗、系统药物治疗(包括口服、肌内注射、静脉注射等)、物理治疗和皮肤外科治疗,其中外用药物治疗是皮肤科特有的治疗方法。

第一节　外用药物治疗

皮肤为人体最外在器官,为外用药物治疗创造了良好条件。外用药物治疗时皮损局部药物浓度高、系统吸收少,因而具有疗效高和不良反应少的特点。药物经皮吸收是外用药物治疗的理论基础。影响药物经皮吸收的因素包括皮肤角质层厚度、药物分子量大小、药物浓度、用药时间长短以及外用药物基质类型。

(一) 外用药物的种类(表7-1、表7-2)

表7-1　外用药物的种类、作用分类及代表药物

种类	作用	代表药物
清洁剂 (cleansing agents)	清除渗出物、鳞屑、痂和残留药物	生理盐水、3%硼酸溶液、1:1000呋喃西林溶液、植物油和液状石蜡等
保护剂 (protective agents)	保护皮肤、减少摩擦和缓解刺激	滑石粉、氧化锌粉、炉甘石、淀粉等
止痒剂 (antipruritic agents)	减轻局部痒感	5%苯唑卡因、1%麝香草酚、1%苯酚、各种焦油制剂、糖皮质激素等
角质促成剂 (keratoplastics)	促进表皮角质层正常化,收缩血管、减轻渗出和浸润	2%~5%煤焦油或糠馏油、5%~10%黑豆馏油、3%水杨酸、3%~5%硫黄、0.1%~0.5%蒽林、卡泊三醇软膏等
角质剥脱剂 (keratolytics)	使过度角化的角质层细胞松解脱落	5%~10%水杨酸、10%间苯二酚(雷锁辛)、10%硫黄、20%~40%尿素、5%~10%乳酸、0.01%~0.1%维A酸等
收敛剂 (astringents)	凝固蛋白质、减少渗出、抑制分泌、促进炎症消退	0.2%~0.5%硝酸银、2%明矾液和5%甲醛等
腐蚀剂 (caustics)	破坏和去除增生的肉芽组织或赘生物	30%~50%三氯醋酸、纯苯酚、硝酸银棒、5%~20%乳酸等
抗细菌剂 (antibacterial agents)	杀灭或抑制细菌	3%硼酸溶液、0.1%依沙吖啶、5%~10%过氧化苯甲酰、0.5%~3%红霉素、1%克林霉素、0.1%小檗碱、1%四环素、2%莫匹罗星、2%夫西地酸等
抗真菌剂 (antifungal agents)	杀灭和抑制真菌	2%~3%克霉唑、1%益康唑、2%咪康唑、2%酮康唑、1%联苯苄唑、1%特比萘芬等,另外10%十一烯酸、5%~10%水杨酸、6%~12%苯甲酸、10%~30%冰醋酸、5%~10%硫黄等也具有抗真菌作用
抗病毒剂 (antiviral agents)	抗病毒	3%~5%阿昔洛韦、10%~40%足叶草酯、0.5%足叶草酯毒素等

续表

种类	作用	代表药物
杀虫剂 （insecticides）	杀灭疥螨、虱、蠕形螨	5%～10%硫黄、1% γ-666、2%甲硝唑、25%苯甲酸苄酯、20%～30%百部酊、5%过氧化苯甲酰等
遮光剂 （sunscreen agents）	吸收或阻止紫外线穿透皮肤	5%二氧化钛、10%氧化锌、5%～10%对氨基苯甲酸、5%奎宁等
脱色剂 （depigmenting agents）	减轻色素沉着	2%～5%氢醌（hydroquinone）、20%壬二酸（azelaic acid）等
促进毛发生长剂 （hair growth-promoting agents）	扩张血管、抑制局部炎症	2%～5%米诺地尔
维A酸类 （retinoids）	调节表皮角化、抑制表皮增生和调节黑素代谢等作用	0.025%～0.05%全反式维A酸霜、0.1%他扎罗汀凝胶
糖皮质激素 （glucocorticoid）	抗炎、止痒、抗增生	根据强度分4级（表7-2）

表7-2　常用糖皮质激素外用制剂

分级	药物	常用浓度
弱效	醋酸氢化可的松（hydrocortisone acetate）	1%
	醋酸甲泼尼龙（methylprednisolone acetate）	0.25%
	丁酸氢化可的松（hydrocortisone 17-butyrate）	0.1%
中效	醋酸地塞米松（dexamethasone acetate）	0.05%
	醋酸泼尼松龙（prednisone acetate）	0.5%
	丁氯倍他松（clobetasone butyrate）	0.05%
	曲安奈德（triamcinolone acetonide）	0.025%～0.1%
	氟轻松（fluocinolone acetonide）	0.01%
	醋酸氟氢可的松（fludrocortisone acetate）	0.25%
	去氯地塞米松（desoximethasone）	0.05%
强效	二丙酸倍氯米松（beclomethasone dipropionate）	0.025%
	二丙酸倍他米松（betamethasone dipropionate）	0.05%
	二丙酸地塞米松（dexamethasone dipropionate）	0.1%
	戊酸倍他米松（betamethasone 17-valerate）	0.05%
	氟轻松（fluocinolone acetonide）	0.025%
	哈西奈德（halcinonide）	0.025%
超强效	丙酸氯倍他索（clobetasol 17-propionate）	0.02%～0.05%
	哈西奈德（halcinonide）	0.1%
	戊酸倍他米松（betamethasone 17-valerate）	0.1%
	卤米（他）松（halometasone monohydrate）	0.05%

外用糖皮质激素可引起局部皮肤萎缩、毛细血管扩张、紫癜、多毛、毛囊炎、色素异常，还可增加一些致病微生物感染的机会等。面部、乳房、腋下、外生殖器等部位皮肤结构特殊，对激素吸收力较强，应注意用药强度和时程。系统不良反应很少见。但大面积、长时间外用强效糖皮质激素或者封包治疗，也可发生系统使用糖皮质激素时出现的不良反应。婴儿表面积相对较大，外用糖皮质激素应重视系统不良反应出现的可能性。

（二）外用药物的剂型

1. 溶液（solution）　是药物的水溶液。具有清洁、收敛作用，主要用于湿敷。湿敷有减轻充血水肿和清除分泌物及痂等作用,如溶液中含有抗菌药物还可发挥抗菌、消炎作用,主要用于急性皮炎湿疹类疾病。常用的有3%硼酸溶液、0.05%~0.1%小檗碱溶液、1∶8000高锰酸钾溶液、0.2%~0.5%醋酸铝溶液、0.1%硫酸铜溶液等。

2. **酊剂和醑剂(tincture and spiritus)**　是药物的乙醇溶液或浸液,酊剂是非挥发性药物的乙醇溶液,醑剂是挥发性药物的乙醇溶液。酊剂和醑剂外用于皮肤后,乙醇迅速挥发,将其中所溶解的药物均匀地分布于皮肤表面,发挥其作用。常用的有2.5%碘酊、复方樟脑醑等。

3. **粉剂(powder)**　有干燥、保护和散热作用。主要用于无糜烂和渗出的急性皮炎皮损、特别适用于间擦部位。常用的有滑石粉、氧化锌粉、炉甘石粉等。

4. **洗剂(lotion)**　也称振荡剂,是粉剂(30%~50%)与水的混合物,两者互不相溶。有止痒、散热、干燥及保护作用。常用的有炉甘石洗剂、复方硫黄洗剂等。

5. **油剂(oil)**　用植物油溶解药物或与药物混合。有清洁、保护和润滑作用,主要用于亚急性皮炎和湿疹。常用的有25%~40%氧化锌油、10%樟脑油等。

6. **乳剂(emulsion)**　是油和水经乳化而成的剂型。有两种类型,一种为油包水(W/O),油为连续相,有轻度油腻感,主要用于干燥皮肤或在寒冷季节使用;另一种为水包油(O/W),水是连续相,容易洗去,适用于油性皮肤。水溶性和脂溶性药物均可配成乳剂,具有保护、润泽作用,渗透性较好,主要用于亚急性、慢性皮炎。

7. **软膏(ointment)**　是用凡士林、单软膏(植物油加蜂蜡)或动物脂肪等作为基质的剂型。具有保护创面、防止干裂的作用,软膏渗透性较乳剂更好,加入不同药物可发挥不同治疗作用,主要用于慢性湿疹、慢性单纯性苔藓等疾病,由于软膏可阻止水分蒸发,不利于散热,因此不宜用于急性皮炎、湿疹的渗出期等。

8. **糊剂(paste)**　是含有25%~50%固体粉末成分的软膏。作用与软膏类似,含有较多粉剂,有一定吸水和收敛作用,多用于有轻度渗出的亚急性皮炎、湿疹等,毛发部位不宜用糊剂。

9. **硬膏(plaster)**　由脂肪酸盐、橡胶、树脂等组成的半固体基质贴附于裱褙材料上(如布料、纸料或有孔塑料薄膜)。硬膏可牢固地黏着于皮肤表面,作用持久,具有阻止水分散失、软化皮肤和增强药物渗透性的作用。常用的有氧化锌硬膏、剥甲硬膏等。

10. **涂膜剂(film)**　将药物和成膜材料(如羧甲基纤维素钠、羧丙基纤维素钠等)溶于挥发性溶剂(如丙酮、乙醚、乙醇等)中制成。外用后溶剂迅速蒸发,在皮肤上形成一均匀薄膜,常用于治疗慢性皮炎,也可以用于职业病防护。

11. **凝胶(gel)**　是以有机高分子化合物和有机溶剂如丙二醇、聚乙二醇为基质配成的外用药物。凝胶外用后可形成一薄层,凉爽润滑,急、慢性皮炎均可使用。常用的有过氧化苯甲酰凝胶、阿达帕林凝胶等。

12. **气雾剂(aerosol)**　又称为喷雾剂(spray),由药物与高分子成膜材料(如聚乙烯醇、缩丁醛)和液化气体(如氟利昂)混合制成。喷涂后药物均匀分布于皮肤表面,可用于治疗急、慢性皮炎或感染性皮肤病。

13. **其他**　二甲亚砜(dimethylsulfoxide,DMSO)可溶解多种水溶性和脂溶性药物,也称为万能溶媒,药物的DMSO剂型往往具有良好的透皮吸收性。1%~5%月桂氮䓬酮(laurocapram)溶液也具有良好的透皮吸收性,且无刺激性。

(三)外用药物的治疗原则

1. **正确选用外用药物的种类**　应根据皮肤病的病因与发病机制等进行选择,如细菌性皮肤病宜选抗菌药物,真菌性皮肤病可选抗真菌药物,超敏反应性疾病选择糖皮质激素或钙调磷酸酶抑制剂,瘙痒者选用止痒剂,角化不全者选用角质促成剂,角化过度者选用角质剥脱剂等。

2. **正确选用外用药物的剂型**　应根据皮肤病的皮损特点进行选择,原则为:①急性皮炎仅有红斑、丘疹而无渗液时可选用粉剂或洗剂;炎症较重,糜烂、渗出较多时宜用溶液湿敷;有糜烂但渗出不多时则用糊剂。②亚急性皮炎渗出不多者可用糊剂或油剂;如无糜烂宜用乳剂或糊剂。③慢性皮炎可选用乳剂、软膏、硬膏、酊剂、涂膜剂等。④单纯瘙痒无皮损者可选用乳剂、酊剂等。

3. 详细向患者解释用法和注意事项 应针对患者的个体情况如年龄、性别、既往用药反应等向患者详细解释使用方法、使用时间、部位、次数和可能出现的不良反应及其处理方法等。需要说明的是,市面上的各种美容护肤用品也往往由生产厂家冠以"乳液、霜、膏"等剂型名称,但有些和医学命名的内涵不完全相同。

第二节 系统药物治疗

皮肤性病科常用的系统药物治疗包括抗组胺药、糖皮质激素、抗细菌药物、抗病毒药物、抗真菌药物、维 A 酸类药物及免疫抑制剂等。

(一) 抗组胺药 (antihistamines)

已鉴定明确的组胺受体有 4 种,分别为 H_1、H_2、H_3 和 H_4。H_1 抗组胺药是 H_1 受体的反向激动剂,其主要功能是降低皮肤感觉神经和毛细血管后静脉内皮细胞上 H_1 受体的活性。H_1 受体主要分布在皮肤、黏膜、血管及脑组织。H_2 受体主要分布于消化道,皮肤微小血管有 H_1、H_2 两种受体存在。

1. H_1 抗组胺药 可以对抗组胺引起的毛细血管扩张、血管通透性增高、平滑肌收缩、呼吸道分泌增加、血压下降等效应,此外尚有一定的抗胆碱及抗 5-羟色胺作用。适用于荨麻疹、药疹、接触性皮炎、湿疹等。根据药物透过血脑屏障引起嗜睡作用的不同,可将 H_1 抗组胺药分为第一代和第二代。

常用的第一代 H_1 抗组胺药见表 7-3。本组药物易透过血脑屏障,导致嗜睡、乏力、困倦、头晕、注意力不集中等,部分药物的抗胆碱作用可导致黏膜干燥、排尿困难、瞳孔散大。高空作业、精细工作者和驾驶员需禁用或慎用,青光眼和前列腺肥大者也需慎用。

表 7-3 常用的第一代 H_1 抗组胺药

药名	常用成人剂量	常见不良反应
氯苯那敏 (chlorpheniramine)	12～48mg/d,分 3 次口服或 5～20mg,肌内注射或 2ml(10mg),皮下注射	嗜睡、痰液黏稠、胸闷、咽喉痛、心悸、失眠、烦躁等
苯海拉明 (diphenhydramine)	50～150mg/d,分 2～3 次口服或 20～40mg/d,分次肌内注射	头晕、嗜睡、口干,长期应用(6 个月以上)可引起贫血
多塞平 (doxepin)	75mg/d,分 3 次口服	嗜睡、口干、视物模糊、体重增加,孕妇、儿童禁用
赛庚啶 (cyproheptadine)	4～12mg/d,分 2～3 次口服	光敏性、低血压、心动过速、头痛、失眠、口干、尿潴留、体重增加
异丙嗪 (promethazine)	50mg/d,分 4 次口服或 25mg,肌内注射	嗜睡、低血压、注意力不集中,大剂量和长期应用可引起中枢兴奋性增加
酮替芬 (ketotifen)	2mg/d,分 2 次口服	嗜睡、疲倦、口干、恶心、头晕、体重增加

常用的第二代 H_1 抗组胺药见表 7-4。本组药物不易透过血脑屏障,无明显或轻度嗜睡作用,困倦程度有个体差异,同时抗胆碱能作用较小。多数第二代 H_1 抗组胺药吸收快、作用时间较长,一般每天服用 1 次即可,因此在临床上应用较广。

2. H_2 抗组胺药 与 H_2 受体有较强的亲和力,可抑制胃酸分泌,也有一定程度的抑制血管扩张作用和抗雄激素作用。主要药物有西咪替丁(cimetidine)、雷尼替丁(ranitidine)和法莫替丁(famotidine)等。不良反应有头痛、眩晕,长期应用可引起血清转氨酶升高、阳痿和精子减少等,孕妇及哺乳期妇女慎用。在皮肤科主要用于慢性荨麻疹、皮肤划痕症等。

表 7-4　常用的第二代 H_1 抗组胺药

药物名称	常用成人口服剂量	注意事项
非索非那定 （fexofenadine）	120mg/d，分 2 次	婴幼儿、孕妇、哺乳期妇女慎用
氯雷他定 （loratadine）	10mg/d	2 岁以下婴幼儿安全性未确定，孕妇、哺乳期妇女、肝肾功能损害患者慎用
西替利嗪 （cetirizine）	10mg/d	婴幼儿、孕妇、哺乳期妇女慎用
奥洛他定 （olopatadine）	10mg/d，分 2 次	肝功能低下、孕妇及哺乳期妇女及老年患者慎用
依巴斯汀 （ebastine）	10～20mg/d	儿童用药安全性未确定，哺乳期妇女禁用，肝功能障碍、孕妇和老年人慎用
咪唑斯汀 （mizolastine）	10mg/d	严重的肝病、心脏病患者禁用，轻度困倦、婴幼儿、孕妇、哺乳期妇女禁用，忌与大环内酯类抗生素、唑类抗真菌药合用
苯磺酸贝他斯汀 （bepotastine besilate）	20mg/d，分 2 次	有肾功能障碍的患者应从低剂量（例如 1 次量 5mg）开始慎重给药；有可能引起困倦；孕妇、哺乳期妇女慎用

（二）糖皮质激素（glucocorticoid）

具有抗炎、免疫抑制、抗细胞毒、抗休克和抗增生等多种作用。

1. 适应证　应用广泛，常用于变应性皮肤病（如大部分药疹、多形红斑、严重急性荨麻疹、过敏性休克、接触性皮炎等）、自身免疫性疾病（如系统性红斑狼疮、皮肌炎、急性期的系统性硬皮病、自身免疫性大疱性皮肤病、白塞病等），某些严重感染性皮肤病（如金黄色葡萄球菌烫伤样综合征、麻风反应等）在有效抗生素应用的前提下，也可短期使用。

2. 常用糖皮质激素种类　见表 7-5。

表 7-5　常用的糖皮质激素

	药物名称	抗炎效价	等效剂量	生物半衰期（小时）
低效	氢化可的松（hydrocortisone）	1	20	8～12
中效	泼尼松（prednisone）	4	5	24～36
	泼尼松龙（prednisolone）	4～5	5	24～36
	甲泼尼龙（methylprednisolone）	7	4	24～36
	曲安西龙（triamcinolone）	5	4	24～36
高效	地塞米松（dexamethasone）	30	0.75	36～54
	倍他米松（betamethasone）	40	0.5	36～54

3. 使用方法　糖皮质激素使用时要充分兼顾药物品种、剂量、给药途径和疗程（包括应用时机、频率、时程以及累积剂量）等因素。糖皮质激素剂量的选择和调整要结合其基因组效应、非基因组效应、受体结合率、疾病性质及严重程度、个体差异等。见表 7-6。

短疗程使用糖皮质激素一般指不超过 3 周；自身免疫性皮肤病往往需要长时间使用糖皮质激素，长者数年，由于剂量较大、疗程较长，应当特别注意不良反应，递减到维持量时可采用隔天早晨顿服，以减轻对下丘脑-垂体-肾上腺（HPA）轴的抑制。

4. 不良反应　长期大量系统应用糖皮质激素可导致多种不良反应。相对较轻者有满月脸、向心性肥胖、萎缩纹、皮下出血、痤疮及多毛，严重者有诱发或加重糖尿病、高血压、白内障、病原微生物感染（如病毒、细菌、真菌等）、消化道黏膜损害（如糜烂、溃疡或穿孔、消化道出血等）、肾上腺皮质功能减退、水电解质紊乱、骨质疏松、缺血性骨坏死、神经精神系统症状等。在长期应用糖皮质激素过程中,如不适当的停药或减量过快,可导致原发病反复或病情加重,称为反跳现象。

表7-6 **糖皮质激素使用剂量范围及作用**

剂量	以泼尼松为例	受体占有率及效应	适用情况
小剂量	≤7.5mg/d	50%	一般作为维持治疗剂量;副作用较小
中等剂量	>7.5mg/d,≤30mg/d	50%~100%	较轻的疾病,如接触性皮炎、多形红斑、急性荨麻疹等;长期应用也会产生副作用
大剂量	>30mg/d,≤100mg/d	随剂量增加占有率升高,100mg/d时可达100%;完全发挥基因组效应	自身免疫性皮肤病、重症药疹等;避免长期应用引起的副作用
超大剂量	>100mg/d	100%;额外的非基因组效应	严重疾病或状态的初始治疗;较长时间的应用会产生严重的副作用
冲击剂量	>250mg/d,一般不超过5日	100%;非基因组效应为主	激素常规治疗无效的危重患者(如狼疮脑病、重症天疱疮、重症药疹等)

（三）抗生素

1. **青霉素类** 主要用于革兰阳性菌感染(如疖、痈、丹毒、蜂窝织炎)和梅毒等,耐酶青霉素(如苯唑西林钠等)主要用于耐药性金黄色葡萄球菌感染,广谱青霉素(如氨苄西林、阿莫西林等)除用于革兰阳性菌感染外,尚可用于革兰阴性杆菌的感染。剂量视病种和具体情况而定。使用前需询问有无过敏史并进行常规皮试。

2. **头孢菌素类与碳青霉烯类抗生素** 包括第一、二、三、四代头孢菌素(如头孢氨苄、头孢呋辛、头孢曲松、头孢吡肟等),碳青霉烯类抗生素目前临床应用较多的如亚胺培南/西司他汀钠、美罗培南等。主要用于耐青霉素的金黄色葡萄球菌和某些革兰阴性杆菌的感染。对青霉素过敏者应注意与本类药物的交叉过敏。

3. **氨基糖苷类** 为广谱抗生素,包括链霉素、庆大霉素、阿米卡星等。主要用于革兰阴性杆菌和耐酸杆菌的感染。此类药物有耳、肾毒性,临床应用需加以注意。

4. **糖肽类** 包括万古霉素和替考拉宁。万古霉素是目前唯一肯定有效的治疗甲氧西林耐药金黄色葡萄球菌(MRSA)的药物。主要用于多重耐药的MRSA,具有肾毒性。

5. **四环素类** 包括四环素、米诺环素等。主要用于痤疮,对淋病、生殖道衣原体感染也有效。儿童长期应用四环素可使牙齿黄染,米诺环素可引起眩晕。

6. **大环内酯类** 包括红霉素、罗红霉素、克拉霉素、阿奇霉素等。主要用于淋病、生殖道衣原体感染等。

7. **喹诺酮类** 包括环丙沙星、氧氟沙星等。主要用于细菌性皮肤病、支原体或衣原体感染。

8. **磺胺类** 包括复方新诺明等。对细菌、衣原体、奴卡菌有效。

9. **抗结核药** 包括异烟肼、利福平、乙胺丁醇等。除对结核分枝杆菌有效外,也用于治疗某些非结核分枝杆菌感染。此类药物往往需联合用药和较长疗程。

10. **抗麻风药** 包括氨苯砜、利福平、氯法齐明、沙利度胺等。氨苯砜也可用于疱疹样皮炎、变应性皮肤血管炎、结节性红斑、扁平苔藓等,不良反应有贫血、粒细胞减少、高铁血红蛋白血症等。沙利度胺对麻风反应有治疗作用,还可用于治疗红斑狼疮、结节性痒疹、变应性皮肤血管炎等,主要不良反应为致畸和周围神经炎。

11. **其他** 甲硝唑、替硝唑除治疗滴虫病外,还可治疗蠕形螨、淋菌性盆腔炎和厌氧菌感染。此外,克林霉素、磷霉素、多黏菌素等均可根据病情选用。

（四）抗病毒药物

1. **核苷类抗病毒药** 阿昔洛韦(acyclovir,ACV)可在病毒感染的细胞内与脱氧核苷竞争病毒胸腺嘧啶核苷激酶或细胞激酶,药物被磷酸化成活化型阿昔洛韦三磷酸酯,作为病毒 DNA 复制的底物与脱氧鸟嘌呤三磷酸酯竞争病毒 DNA 聚合酶,从而抑制病毒 DNA 的合成。主要用于单纯疱疹病毒、水痘-带状疱疹病毒感染等。不良反应有静脉炎、暂时性血清肌酐升高,肾功能不全患者慎用。其他常用的核苷类药物还有伐昔洛韦(valaciclovir,VACV)、泛昔洛韦(famciclovir,FCV)、更昔洛韦(ganci-clovir,GCV)等。

2. 膦甲酸(foscarnet)   直接抑制病毒特异的 DNA 多聚酶和反转录酶,可用于耐 ACV 的 HSV/VZV 感染及 CMV 感染。成人剂量 60mg/kg,每 8 小时 1 次静脉滴注,根据肌酐清除率调整剂量。不良反应可能出现中枢神经系统症状、乏力、呕吐、白细胞减少等。

3. 阿糖腺苷(vidarabine)   通过抑制病毒 DNA 多聚酶抑制 DNA 病毒的合成。可用于疱疹病毒、巨细胞病毒感染及传染性单核细胞增多症等。成人剂量 10 ~ 15mg/(kg·d),每天 1 次静脉滴注,疗程 10 天。不良反应有恶心、呕吐、腹痛、腹泻等胃肠道反应,停药后逐渐消失。

（五）抗真菌药物

1. 丙烯胺类(allylamine)   特比萘芬(terbinafine)能抑制真菌细胞膜上麦角固醇合成中所需的角鲨烯环氧化酶,达到杀灭和抑制真菌的作用,口服吸收好,作用快,有较好的亲脂和亲角质性。主要用于甲真菌病和角化过度型手癣,对念珠菌及酵母菌效果较差。主要不良反应为胃肠道反应。

2. 多烯类药物(polyene)   该类药物能与真菌胞膜上的麦角固醇结合,使胞膜形成微孔,改变细胞膜的通透性,引起细胞内物质外渗,导致真菌死亡。

（1）两性霉素 B(amphotericin B):广谱抗真菌药,对多种深部真菌抑制作用较强,但对表皮癣菌抑制作用较差。成人剂量为 0.1 ~ 0.7mg/(kg·d)静脉滴注,最高剂量不超过 1mg/(kg·d)。不良反应有寒战、发热、恶心呕吐、肾脏损害、低血钾和静脉炎等。

（2）制霉菌素(nystatin):对念珠菌和隐球菌有抑制作用,主要用于消化道念珠菌感染。有轻微胃肠道反应。成人剂量为 200 万 ~ 400 万 U/d,分 3 ~ 4 次口服。混悬液(10 万 U/ml)可用于小儿鹅口疮,局部外用或含漱,每天 3 ~ 4 次,疗程 7 ~ 10 天。还可制成软膏、栓剂等外用。

3. 氟胞嘧啶(flucytosin,5-FC)   是人工合成的抗真菌药物,可干扰真菌核酸合成,口服吸收好,可通过血脑屏障。用于隐球菌病、念珠菌病、着色真菌病。有恶心、食欲差、白细胞减少等不良反应,肾功能不良者慎用。

4. 唑类(azole)   为人工合成的广谱抗真菌药,主要通过抑制细胞色素 P450 依赖酶,干扰真菌细胞的麦角固醇合成,导致麦角固醇缺乏,使真菌细胞生长受到抑制,对酵母菌、丝状菌、双相真菌等均有较好的抑制作用。外用种类有克霉唑(clotrimazole)、咪康唑(miconazole)、益康唑(econazole)、联苯苄唑(bifonazole)等。内服种类主要有:

（1）酮康唑(ketoconazole):对系统性念珠菌感染、慢性皮肤黏膜念珠菌病、泛发性体癣、花斑糠疹等有效。因有较严重的肝毒性,目前只限于外用。

（2）伊曲康唑(itraconazole):三唑类广谱抗真菌药,有高度亲脂性、亲角质的特性,口服或静脉给药,在皮肤和甲中药物浓度超过血浆浓度,皮肤浓度可持续数周,甲浓度可持续 6 ~ 9 个月。主要用于甲真菌病、念珠菌病、隐球菌病、孢子丝菌病、着色真菌病和浅部真菌病等。不良反应主要为恶心、头痛、胃肠道不适和转氨酶升高等。

（3）氟康唑(fluconazole):可溶于水的三唑类抗真菌药物,不经肝脏代谢,90% 以上由肾脏排泄,可通过血脑屏障,作用迅速。主要用于肾脏及中枢神经系统等深部真菌感染。不良反应有胃肠道反应、皮损、肝功能异常、低钾、白细胞减少等。

5. 灰黄霉素(griseofulvin)   能干扰真菌 DNA 合成,同时可与微管蛋白结合,阻止真菌细胞分裂,对表皮癣菌有抑制作用。主要用于头癣治疗。不良反应有胃肠道不适、头晕、光敏性药疹、白细胞减少及肝损害等,近年来已较少应用。

6. **碘化钾**（potassium iodide）　用于治疗孢子丝菌病。常见不良反应为胃肠道反应,少数患者可发生药疹。

（六）维 A 酸类药物

维 A 酸类药物(retinoids)是一组可结合并激活维 A 酸受体的一类分子,包括维生素 A 及其结构类似化合物。它们可调节上皮细胞和其他细胞的生长与分化,对某些恶性细胞生长有抑制作用,还可调节免疫和炎症过程等。主要不良反应有致畸、高甘油三酯血症、高血钙、骨骼早期闭合、皮肤黏膜干燥、肝功能异常等。根据分子结构的不同可分为三代:

1. **第一代**　是维 A 酸的天然代谢产物,主要包括全反式维 A 酸(all-transretinoic acid)、异维 A 酸(isotretinoin)和维胺酯(viaminate)等。后两者对寻常型痤疮、掌跖角化病等有良好疗效。成人剂量为异维 A 酸 $0.5 \sim 1.0 \mathrm{mg/(kg \cdot d)}$,分 $2 \sim 3$ 次口服;维胺酯 $50 \sim 150 \mathrm{mg/d}$,分 $2 \sim 3$ 次口服。

2. **第二代**　为人工合成的单芳香族维 A 酸,主要有阿维 A 酯(或称依曲替酯,etretinate)、阿维 A 酸(acitretin)及维 A 酸乙酰胺的芳香族衍生物。阿维 A 酯主要用于重症银屑病、各型鱼鳞病、掌跖角化病等,与糖皮质激素、PUVA 联用可用于治疗皮肤肿瘤。成人剂量为 $0.5 \sim 1 \mathrm{mg/(kg \cdot d)}$,分 $2 \sim 3$ 次口服,最大剂量不宜超过 $75 \mathrm{mg/d}$;阿维 A 酸为阿维 A 酯的换代产品,用量较小,半衰期较短,因而安全性显著提高,成人剂量为 $10 \sim 30 \mathrm{mg/d}$,随餐服用。本组药物不良反应比第一代维 A 酸轻,疗程视疗效及患者耐受程度而定。

3. **第三代**　为多芳香族维 A 酸,其中芳香维 A 酸(arotinoid)可用于银屑病、鱼鳞病、毛囊角化病等,成人剂量为 $0.03 \mathrm{mg/d}$,晚餐时服;维持量为 $0.03 \mathrm{mg/d}$,隔天 1 次。阿达帕林(adapalene)和他扎罗汀(tazarotene)为外用制剂,可用于治疗痤疮和银屑病。

（七）免疫抑制剂

为一类非特异性抑制机体免疫功能的药物,常与糖皮质激素联合治疗系统性红斑狼疮、皮肌炎、天疱疮等,以增强疗效、有助于激素减量及减少不良反应,也可单独应用。本组药物不良反应较大,包括胃肠道反应、骨髓抑制、肝损害、诱发感染、致畸等,故应慎用,用药期间应定期监测。

1. **环磷酰胺**（cyclophosphamide, CTX）　属烷化剂类,可抑制细胞生长、成熟和分化,对 B 淋巴细胞的抑制作用更强,因此对体液免疫抑制明显。主要用于系统性红斑狼疮、皮肌炎、天疱疮、变应性皮肤血管炎、原发性皮肤 T 细胞淋巴瘤等。成人剂量为 $1 \sim 3 \mathrm{mg/(kg \cdot d)}$ 口服,疗程视病情及耐受程度而定;或 $10 \sim 15 \mathrm{mg/(kg \cdot m^2)}$,每周 1 次静脉注射,每 $3 \sim 4$ 周 1 次,治疗肿瘤的用药总量为 $10 \sim 15 \mathrm{g}$,治疗自身免疫病的用药总量建议不超过 $10 \mathrm{g}$。为减少对膀胱黏膜的毒性,用药期间应大量饮水。

2. **硫唑嘌呤**（azathioprine, AZA）　本药在体内代谢形成 6-巯基嘌呤,后者对 T 淋巴细胞有较强的抑制作用。可用于治疗天疱疮、大疱性类天疱疮、红斑狼疮、皮肌炎等。成人常用剂量为 $50 \sim 100 \mathrm{mg/d}$ 口服。

3. **甲氨蝶呤**（methotrexate, MTX）　为叶酸代谢拮抗剂,能与二氢叶酸还原酶结合,阻断二氢叶酸还原成四氢叶酸,干扰嘌呤和嘧啶核苷酸的生物合成,使 DNA 合成受阻,从而抑制淋巴细胞或上皮细胞的增生。主要用于治疗红斑狼疮、天疱疮、重症银屑病等。成人起始剂量每周 $5 \sim 7.5 \mathrm{mg}$,逐渐增量至 $15 \sim 25 \mathrm{mg}$,每周 1 次口服,或相同剂量每周 $1 \sim 2$ 次肌肉注射,病情控制后逐渐减至每周 $5 \mathrm{mg}$ 维持。需同时口服叶酸片 $50 \sim 100 \mathrm{mg}$。

4. **环孢素**（ciclosporin, CsA）　是由 11 个氨基酸组成的环状多肽,可选择性抑制 T 淋巴细胞。用于治疗红斑狼疮、天疱疮、重症银屑病等。成人剂量为 $5 \sim 12 \mathrm{mg/(kg \cdot d)}$,分两次口服,根据病情变化可增减。

5. **吗替麦考酚酯**（mycophenolate mofetil, MMF）　是霉酚酸(mycophenolic acid, MPA)的 2-乙基酯类衍生物,为高效、选择性、非竞争性、可逆性的次黄嘌呤单核苷酸脱氢酶(IMPDH)抑制剂,可抑制鸟嘌呤核苷酸的经典合成途径。MMF 对淋巴细胞具有高度选择作用,可用于治疗活动性狼疮肾炎、类风湿关节炎等自身免疫性疾病及血管炎等。成人剂量范围 0.5 ~ 2.5g/d,疗程视病种及病变程度而定。

（八）免疫调节剂

免疫调节剂能调节机体的非特异性和特异性免疫反应,使不平衡的免疫反应趋于正常。主要用于病毒性皮肤病、自身免疫性疾病和皮肤肿瘤等的辅助治疗。

1. 干扰素（interferon,IFN）　是病毒或其诱导剂诱导人体细胞产生的一种糖蛋白,有病毒抑制、抗肿瘤及免疫调节作用。目前用于临床的干扰素有 α-干扰素(白细胞干扰素)、β-干扰素(成纤维细胞干扰素)、γ-干扰素(免疫干扰素)。可肌内注射、局部注射或外用,疗程根据病种而定。可有流感样症状、发热等不良反应。

2. 卡介苗（Bacillus Calmette-Guerin vaccine,BCG）　是牛结核杆菌的减毒活菌苗,目前使用的是去除菌体蛋白后提取的菌体多糖,可增强机体抗感染和抗肿瘤能力。

3. 转移因子（transfer factor）　是抗原刺激免疫活性细胞释放出来的一种多肽,可激活未致敏淋巴细胞,并能增强巨噬细胞的功能。

4. 胸腺素（thymosin）　胸腺因子 D 是从胸腺提取的多肽,对机体免疫功能有调节作用。

5. 静脉注射用人免疫球蛋白（human immunoglobulin for intravenous injeciton,IVIg）　大剂量 IVIg 可通过影响多种免疫细胞和分子、抑制严重的炎症反应,用来治疗自身免疫性大疱性皮病、皮肌炎等自身免疫性疾病及重症药疹(如 Stevens-Johnson 综合征、中毒性表皮坏死松解症)等。成人剂量为 0.4g/(kg·d),连用 3 ~ 5 天,必要时 2 ~ 4 周重复 1 次。不良反应较小,少数患者有一过性头痛、背痛、恶心、低热等。

（九）维生素类药物

1. 维生素 A（vitamin A）　可维持上皮组织正常功能,调节人体表皮角化过程。可用于治疗鱼鳞病、毛周角化症、维生素 A 缺乏症等。成人常用 7.5 万 U/d,分 3 次服。儿童视病种、病情而定。长期服用应注意对肝脏的损害。

2. β-胡萝卜素（β-carotene）　为维生素 A 的前体物质,可吸收 360 ~ 600nm 的可见光,抑制光激发卟啉后产生的自由基,因此具有光屏障作用。可用于治疗卟啉病、多形性日光疹、日光性荨麻疹、盘状红斑狼疮等。成人常用剂量 30 ~ 200mg/d,分 3 次服,一疗程 8 周。长期服用可发生皮肤黄染。

3. 维生素 C（vitamin C）　可降低毛细血管通透性,此外还是体内氧化还原系统的重要成分。主要用于过敏性皮肤病、慢性炎症性皮肤病、色素性皮肤病等的辅助治疗。成人剂量 0.3 ~ 1.5g/d,分3 次口服,静脉注射可 1 ~ 3g/d。

4. 维生素 E（vitamin E）　有抗氧化、维持毛细血管完整性、改善周围循环等作用,缺乏时细胞膜通透性、细胞代谢、形态功能均可发生改变,大剂量维生素 E 可抑制胶原酶活性。主要用于血管性皮肤病、色素性皮肤病、卟啉病等的辅助治疗。

5. 烟酸（nicotinic acid）和烟酰胺（nicotinamide）　烟酸在体内转化为烟酰胺,参与辅酶 Ⅱ 组成,并有扩张血管作用。主要用于治疗烟酸缺乏症,也可用于光线性皮肤病、冻疮、大疱性类天疱疮等的辅助治疗。常用量为 150 ~ 300mg/d,分 3 次服。

6. 其他维生素　维生素 K 为合成凝血酶原所必需,可用于出血性皮肤病、慢性荨麻疹等的治疗;维生素 B_6 为肝脏辅酶的重要成分,可用于脂溢性皮炎、痤疮、脱发等的辅助治疗;维生素 B_{12} 为体内多种代谢过程的辅酶,可用于带状疱疹后神经痛、银屑病、扁平苔藓等的辅助治疗。

（十）生物制剂

生物制剂,也称为生物治疗或生物反应修饰物,是应用基因变异或 DNA 重组技术,借助于某些生物体(如微生物、动植物细胞等)生产表达的大分子药物,主要指单克隆抗体或融合蛋白,它们干预机体免疫系统的特定分子,用来治疗免疫介导的炎症性疾病和肿瘤。代表性药物见表 7-7。

表 7-7　几种代表性生物制剂

药物	靶向分子	适应证
依那西普（etanercept）	TNF-α	银屑病、类风湿关节炎
英利西单抗（infliximab）	TNF-α	银屑病、类风湿关节炎
利妥昔单抗（rituximab）	CD20	天疱疮、B 细胞淋巴瘤
尤特克单抗（ustekinumab）	IL-12/23	银屑病
苏金单抗（secukinumab）	IL-17A	银屑病

常见不良反应有头痛、寒战、发热、上呼吸道感染等。严重感染、结核病、肿瘤、心力衰竭、多发性硬化及其他脱髓鞘神经疾患、儿童等禁用，长期的安全性和不良反应尚需进一步观察。

（十一）其他

1. 羟氯喹（hydroxychloroquine）　能降低皮肤对紫外线的敏感性、稳定溶酶体膜、抑制中性粒细胞趋化、吞噬功能及免疫活性。主要用于红斑狼疮、多形性日光疹、扁平苔藓等。主要不良反应为胃肠道反应、白细胞减少、药疹、角膜色素沉着斑、视网膜黄斑区损害、肝肾损害等。

2. 雷公藤总苷（tripterygium glycosides）　为中药雷公藤提取物，其中萜类和生物碱为主要活性成分，有抗炎、抗过敏和免疫抑制作用。主要用于红斑狼疮、皮肌炎、变应性皮肤血管炎、关节病型银屑病、天疱疮等。不良反应有胃肠道反应、肝功能异常、粒细胞减少、精子活力降低、月经减少或停经等。

3. 钙剂　可增加毛细血管致密度、降低通透性，使渗出减少，有消炎、消肿、抗过敏作用。主要用于急性湿疹、过敏性紫癜等。成人剂量为 10% 葡萄糖酸钙或 5% 溴化钙溶液 10ml/d，静脉缓慢注射。注射过快有引起心律失常甚至停搏等危险。

4. 硫代硫酸钠（sodium thiosulfate）　具有活泼的硫原子，除可用于氰化物中毒的治疗外，还具有非特异性抗过敏作用。注射过快可致血压下降。

第三节　物 理 治 疗

（一）电疗法

1. 电解术（electrolysis）　用电解针对较小的皮损进行破坏，一般用 6V、1.5mA 的直流电。适用于毛细血管扩张和脱毛。

2. 电干燥术（electrodesiccation）　也称为电灼术，一般用较高电压、较小电流强度的高频电源对病变组织进行烧灼破坏。适用于较小的表浅性损害如寻常疣、化脓性肉芽肿等。

3. 电凝固术（electrocoagulation）　一般用比电干燥术电压低、电流强度大的高频电源，可使较大、较深的病变组织发生凝固性坏死。适用于稍大的良性肿瘤或增生物。

4. 电烙术（electrocautery）　用电热丝对皮损进行烧灼破坏。适用于各种疣和较小的良性肿瘤。

（二）光疗法

1. 红外线（infrared ray）　其能量较低，组织吸收后主要产生热效应，有扩张血管、改善局部血液循环和营养、促进炎症消退、加速组织修复等作用。适用于皮肤感染、慢性皮肤溃疡、冻疮、多形红斑、硬皮病等。

2. 紫外线（ultraviolet ray）　分为短波紫外线（UVC，波长 200～290nm）、中波紫外线（UVB，波长 290～320nm）和长波紫外线（UVA，波长 320～400nm）。UVB 和 UVA 应用较多，具有加速血液循环、促进合成维生素 D、抑制细胞过度生长、镇痛、止痒、促进色素生成、促进上皮再生、免疫抑制等作用。适用于玫瑰糠疹、银屑病、斑秃、慢性溃疡、痤疮、毛囊炎、疖病等。照射时应注意对眼睛的防护，光敏感者禁用。

（1）窄谱 UVB（narrow-band UVB，NB-UVB）：波长为（311±2）nm 的 UVB，由于波长范围较窄，从而防止了紫外线的许多不良反应，治疗作用相对增强。窄谱 UVB 是治疗稳定期白癜风、早期原发性皮肤 T 细胞淋巴瘤的一线治疗，治疗白癜风有效率达 75% 以上，比 PUVA 疗法更有效，不良反应很少。NB-UVB 对银屑病、特应性皮炎也有很好疗效。

（2）光化学疗法（psoralen-ultraviolet A，PUVA）：是内服或外用光敏剂（psoralen）后照射 UVA 的疗法，其原理为光敏剂在 UVA 照射下与 DNA 中的胸腺嘧啶形成光化合物，抑制 DNA 的复制，从而抑制细胞增生和炎症。一般方法为口服 8-甲氧补骨脂素（8-methoxypsoralen，8-MOP）0.6mg/kg，2 小时后或外用 0.1% ~ 0.5%8-MOP 酊剂 0.5 ~ 1 小时后进行 UVA 照射，先由 0.3 ~ 0.5 倍的最小光毒量开始，一般为 0.5 ~ 1J/cm²，后逐渐增加，每周 3 次，大部分皮损消退后次数逐渐减少，部分患者需维持治疗。不良反应包括白内障、光毒性反应、皮肤光老化、光敏性皮损等，长期应用有致皮肤肿瘤的可能，禁忌证包括白内障、肝病、卟啉病、着色性干皮病、红斑狼疮、恶性黑素瘤、儿童及孕妇等；治疗期间禁食酸橙、香菜、芥末、胡萝卜、芹菜、无花果等，禁用其他光敏性药物或与吩噻嗪类药物同服。

（3）UVA1 疗法：波长 340 ~ 400nm 的 UVA 称为 UVA1，可以诱导细胞凋亡、抑制真皮成纤维细胞的胶原合成，主要用于治疗特应性皮炎，对硬皮病亦有效。

3. 光动力疗法（photodynamic therapy，PDT）　原理是光敏剂在病变组织中聚集，在特定波长的光或激光照射下被激发，产生单态氧或其他自由基，造成病变组织坏死，而对正常组织损伤小。皮肤科应用较多的光敏剂是 5-氨基酮戊酸（5-aminolevulinic acid，ALA），是一种卟啉前体，一般外用 3 ~ 4 后小时照射；常用光源有氦氖激光、氩离子染料激光（630nm）、非连续性激光（可用 505nm、580nm、630nm）、脉冲激光（金蒸气激光）等。适应证有肿瘤性疾病（如日光性角化症、Bowen 病、基底细胞癌、鳞状细胞癌等）和病毒疣。不良反应有局部灼热感、红斑、疼痛。海姆泊芬（hemoporfin）是一种新型光敏剂，其光动力治疗主要用于鲜红斑痣。

（三）微波疗法

微波疗法（microwave）可使组织中电解质偶极子、离子随微波的频率变化而发生趋向运动，在高速振动中互相摩擦产生热效应和非热效应。适用于各种疣、皮赘、血管瘤、淋巴管瘤、汗管瘤等的治疗。

（四）冷冻疗法

冷冻疗法（cryotherapy）是利用制冷剂产生低温使病变组织坏死以达到治疗目的，细胞内冰晶形成、细胞脱水、脂蛋白复合物变性及局部血液循环障碍等是冷冻的效应机制。冷冻剂主要有液氮（-196℃）、二氧化碳雪（-70℃）等，以前者最为常用。可选择不同形状、大小的冷冻头进行接触式冷冻，亦可用喷射式冷冻，冻后可见局部组织发白、肿胀，1 ~ 2 天内可发生水疱，然后干燥结痂，1 ~ 2 周脱痂。适用于各种疣、化脓性肉芽肿、结节性痒疹、瘢痕疙瘩、表浅良性肿瘤等。不良反应有疼痛、继发感染、色素变化等。

（五）激光

激光（laser）的特点是单色性、方向性好、相干性强和功率高。近年来皮肤科激光治疗进展迅速，不断有新型激光开发成功。皮肤科常用的激光主要有以下几类：

1. 激光手术　用二氧化碳激光器等发生高功率激光破坏组织。适用于寻常疣、尖锐湿疣、跖疣、鸡眼、化脓性肉芽肿及良性肿瘤等。

2. 激光理疗　氦氖激光和砷化镓半导体激光可促进炎症吸收和创伤修复。适用于毛囊炎、疖肿、甲沟炎、带状疱疹、斑秃、皮肤溃疡等。

3. 选择性激光　根据"选择性光热解"理论，激光治疗的选择作用得到明显提高。如果脉冲时间短于靶组织的热弛豫时间（即靶组织吸收光能后所产生的热能释放 50% 所需要的时间），可使热能仅作用于靶组织，而不引起相邻组织的损伤，从而提高治疗的选择作用。常用选择性激光及适应证见表 7-8。

表 7-8 皮肤科常用选择性激光/光及适应证

激光类型	波长(nm)	光谱范围	适应证
氩离子激光	488、514	蓝、绿光	血管性损害
强脉冲光	500~1200	混合光	血管性损害、色素性损害、脱毛
Q 开关 Nd:YAG 激光(倍频)	532	绿光	血管性损害、色素性损害、红色文身
铜蒸气激光	578/511	黄、绿光	血管性损害、色素性损害
闪光灯泵脉冲燃料激光	585~600	黄光	血管性损害
Q 开关红宝石激光	694	红光	深在或浅在性色素性损害如太田痣、文身(黑、蓝、绿)
长脉冲红宝石激光	694	红光	脱毛
Q 开关翠绿宝石激光	755	红光	文身(黑、蓝、绿)
长脉冲绿宝石激光	755	红光	脱毛
二极管(半导体)激光	810	红外光	脱毛
Q 开关 Nd:YAG 激光	1064	红外光	深在性真皮色素、文身(黑、蓝)
铒:YAG 激光	2940	红外光	皮肤磨削除皱、表浅瘢痕、表浅增生物
CO$_2$激光	10 600	红外光	去除疣、各种增生物
点阵激光	1550	红外光	痤疮瘢痕、除皱、嫩肤、紧肤、色素性损害
	2940	红外光	
	10 600	红外光	

4. 点阵激光/像素激光(fractional lasers) 激光光斑作用于皮肤时形成密集的筛孔状微治疗区,损伤局限于微治疗区及邻近组织,此种治疗与传统的剥脱性激光相比,可以减少周围组织损伤并缩短愈合时间。分为剥脱性点阵激光和非剥脱性点阵激光。

(六)水疗法

水疗法(hydrotherapy)也称浴疗,是利用水的温热作用和清洁作用,结合药物药效治疗皮肤病。常见的有淀粉浴、温泉浴、人工海水浴、高锰酸钾浴、中药浴等。适用于银屑病、慢性湿疹、瘙痒症、红皮病等。

(七)放射疗法

放射疗法(radiotherapy)是用射线照射治疗疾病的方法,皮肤科常用的放射源有浅层 X 线、电子束和核素,X 线疗法现已很少应用。浅层电子束结合局部手术等综合措施治疗瘢痕疙瘩有效。核素疗法主要用^{32}P 和^{90}Sr 作局部敷贴治疗,适应证包括各种增殖性皮肤病、瘢痕疙瘩、恶性肿瘤(如基底细胞癌、鳞状细胞癌、原发性皮肤 T 细胞淋巴瘤等)。

第四节 皮 肤 外 科

可用于皮肤肿瘤切除、皮肤创伤清理、活体组织取材、改善或恢复皮肤异常功能及美容整形。常用的皮肤外科手术如下:

1. 切割术 局部切割可破坏局部增生的毛细血管及结缔组织。适用于酒渣鼻,尤其是毛细血管扩张明显和鼻赘期更佳。

2. 皮肤移植术(skin transplantation) 包括游离皮片移植术、皮瓣移植术和表皮移植。游离皮片有表层皮片(厚度约 0.2mm,含少许真皮乳头)、中厚皮片(约为皮肤厚度的 1/2,含表皮和部分真皮)和全层皮片(含真皮全层);适用于烧伤后皮肤修复、表浅性皮肤溃疡、皮肤瘢痕切除后修复等。皮瓣移植因为将相邻部位的皮肤和皮下脂肪同时转移至缺失部位,有血液供应,故易于成活,适用于创伤修复、较大皮肤肿瘤切除后修复等。自体表皮移植为用负压吸引法在供皮区和受皮区吸引形成水疱（表皮下水疱），再将供皮区疱壁移至受皮区并加压包扎，适用于白癜风、无色素痣的治疗。

3. 毛发移植术（hair graft）　包括钻孔法、自体移植法、头皮缩减术、条状头皮片、带蒂皮瓣和组织扩张术与头皮缩减术的联用等。适用于修复雄激素性秃发等。

4. 体表外科手术　用于活检、皮肤肿瘤及囊肿的切除、脓肿切开引流、拔甲等。

5. 腋臭手术疗法　适用于较严重腋臭。有3种手术方法。

（1）全切术：切除全部腋毛区的皮肤，适用于腋毛范围较小者。

（2）部分切除加剥离术：切除大部分腋毛区皮肤，周围剩余腋毛区用刀沿真皮下分离，破坏顶泌汗腺导管和腺体，然后缝合皮肤。

（3）剥离术：沿腋窝的皮纹切开皮肤3～4cm，用刀将腋毛区真皮与皮下组织分离，破坏所有的顶泌汗腺导管和腺体，然后缝合。此术后瘢痕小，对特殊工种患者较合适。

6. 皮肤磨削术（dermabrasion）　利用电动磨削器或微晶体磨削皮肤，达到消除皮肤凹凸性病变的目的。适用于痤疮和其他炎症性皮肤病遗留的小瘢痕、雀斑、粉尘爆炸着色等。瘢痕体质者禁用。

7. Mohs 外科切除术（Mohs micrographic surgery）　将切除组织立即冷冻切片进行病理检查，以决定进一步切除的范围。适用于体表恶性肿瘤（如基底细胞癌、鳞状细胞癌）的切除，根治率可达98%以上。

（高兴华）

第八章 皮 肤 美 容

美容皮肤科学(cosmetic dermatology)是以皮肤科学为基础,融合了医学美学、美容心理学、无创性皮肤检测、光电技术、化学剥脱、注射美容、医学护肤品等内容的一门皮肤科学分支学科。其目的是维持皮肤健康状态,改善皮肤亚健康,使皮肤病达到治疗、美丽、预防一体化。皮肤医学美容技术及皮肤保健与美容是美容皮肤科学的重要内容之一。

第一节　皮肤美容技术

一、无创性皮肤检测

使用非创伤性检测技术对皮肤生理参数及综合功能进行检测,得到形态、客观的量化结果。主要包括面部皮肤图像分析、皮肤镜、RCM 及皮肤生理功能检测。

1. **面部皮肤图像分析**　通过标准白光、365nm 紫外线以及交叉极化光摄取颜面部皮肤超高像素影像资料,然后进行皮肤外表状况、表皮层黑色素斑、皮肤深层部位的血红素与黑色素分析,从而获得关于皮肤斑点、皱纹、纹理、毛孔、紫外线色斑、棕色区、红色区及紫质等相关资料。主要用于面部皮炎、面部色素性疾病严重程度分析及疗效评估。

2. **皮肤生理功能检测**　利用各种不同的皮肤生理指标测量仪检测皮肤生理功能,包括角质层含水量、皮脂含量、经皮水分丢失(transepidermal water loss)、皮肤表面 pH、皮肤弹性、皮肤微循环等,被广泛用于皮肤分型、皮肤屏障功能评估及化妆品功效评价等。

二、光电技术

利用激光、强脉冲光、射频等电磁波辐射能量针对靶组织局限性作用而达到治疗效果的一种技术,具有无创或微创、恢复期短、安全有效的特点。

1. **激光**

(1)概念:激光(laser)是英文"受激辐射放大光(light amplification by stimulated emission of radiation)"的各词首字母缩拼词,属于电磁波的一种,是能够产生激光的物质在特殊条件下发生粒子数反转,并通过谐振腔的作用反射出来的光,具有以下特性:单色性、相干性、平行性和高能量。按照其产生激光的介质性质可分为气体激光(二氧化碳激光)、液体激光(染料激光)、固体激光(红宝石激光、翠绿宝石激光、Nd:YAG 激光)。按照其发射模式可分为连续激光(氩激光)、准脉冲激光(铜蒸气激光)和脉冲激光。依据脉冲宽度,脉冲激光可分为长脉冲激光(其脉冲宽度为毫秒级)和短脉冲激光(脉冲宽度为纳秒级或皮秒级)。激光的波长越长,穿透越深,如532nm 波长激光可穿透到真皮乳头层,1064nm 激光可到达真皮深层。不同的靶基所吸收的波长不同,如血管的主要靶基是氧合血红蛋白,其吸收峰值为418nm,542nm 和577nm,为了兼顾组织的选择性吸收和激光的穿透性,将治疗血管性疾病的激光波长设定为585～595nm。

(2)作用原理:具有选择性光热作用,是指组织中特定的色基选择性吸收激光后,温度升高,并向周围邻近组织发生热传导,当选择性激光的照射时间短于或等于热弛豫时间(一次脉冲发射后靶目标温度降低 50% 所需要的时间)时,可造成靶目标的选择性损伤,而对正常组织损伤小。

(3)临床应用

1）色素性皮肤病：太田痣、蒙古斑、伊藤痣、文刺、雀斑、脂溢性角化病、老年性黑子、颧部褐青色痣、雀斑样痣、咖啡斑、白癜风等。

2）血管性皮肤病：包括血管性肿瘤和血管畸形在内的先天性皮肤血管性疾病、获得性血管改变以及其他伴有血管改变的皮肤病，如血管瘤、鲜红斑痣、血管角皮瘤、毛细血管扩张、蜘蛛痣、老年性血管瘤、酒渣鼻等。

3）脱毛、皮肤光老化、瘢痕、汗管瘤、表皮痣等。

2. 强脉冲光

（1）概念：强脉冲光（intense pulsed light，IPL）是一种由高能氙气闪光灯在数万伏高压作用下释放的多色谱脉冲光源，其波长范围多在 400～1200nm，几乎涵盖了目前大部分常规美容激光的波长。为了达到更精准治疗的目的，可使用滤光镜去除其标定波长以下的光，来满足不同的治疗需求，如 420nm 左右主要是蓝光，具有抑制卟啉的作用；560～590nm 均能被血红蛋白和黑素吸收，用于浅表色素及血管性疾病；570nm 左右主要是黄光，具有美白和刺激胶原增生的作用；630nm 主要是红光，具有消炎作用。由于其治疗谱广，强脉冲光已经成为一种重要的无创、非剥脱性美容手段。

（2）作用原理：与激光一样，强脉冲光的作用机制也基于选择性光热作用理论。表皮色素性皮损、血管内血红蛋白及水均可吸收毫秒级脉宽的强脉冲光，并转化为热能，可以刺激表皮细胞加速分化，黑素小体也随角质形成细胞上移并脱落，使血管内皮细胞发生热凝固而使血管封闭，并促进成纤维细胞合成及分泌胶原纤维，从而达到祛除色素、封闭血管、嫩肤等效果。

（3）临床应用：可用于皮肤光老化、雀斑、日光性黑子、浅表型脂溢性角化、浅表毛细血管扩张、婴幼儿血管瘤、早期红色瘢痕、多毛症等疾病的治疗，还可以联合光敏剂（如 5-氨基酮戊酸等）的强脉冲光-光动力疗法治疗光老化和炎症性皮肤病（如痤疮、酒渣鼻等）。

3. 射频

（1）概念：射频（radio frequency，RF）又称射频电流，是介于声频与红外线频谱之间的一种高频交流变化电磁波的简称。频率范围在 300KHz～300GHz。

（2）作用原理：射频的治疗作用主要是通过感应电作用、电解作用以及热效应等对组织产生生物学效应。当热能作用于真皮组织，可使胶原收缩并刺激新胶原形成，促进真皮的重建和增厚。当热能作用于脂肪层时，有助于增强对脂肪组织的破坏，达到减脂塑形的目的。

（3）临床应用：用于紧肤除皱、瘢痕修复、痤疮治疗、减脂塑形等方面。

三、化学剥脱术

化学剥脱术（chemical peeling），是在皮肤上使用一种或数种化学制剂，使表皮和（或）真皮浅层部分剥脱，通过降低角质形成细胞间黏附性，促进黑素颗粒脱落，刺激胶原蛋白重组，以达到辅助治疗痤疮、色素异常等皮肤病及纠正皮肤老化的目的。

果酸、水杨酸、杏仁酸是目前化学剥脱术常用的酸。为了降低不良反应的发生率，提高疗效，可以将两种不同作用的酸混合成复合酸。不同的酸浓度不同，其作用也不同。以果酸为例，1%～8% 果酸有润肤，增加皮肤光泽度的作用；12%～15% 果酸可除皱，使皮肤红润有光泽；20%～50% 果酸有治疗痤疮、祛斑、除皱的作用；50%～70% 果酸可去除深部皱纹及除疣的作用。

四、注射美容

注射美容（cosmetic injection）是一种通过注射手段美化面部轮廓、改善皮肤质地并获得面部美化及年轻化的方法。临床上按其作用机制分为肉毒素注射美容和填充美容，前者可通过对动态皱纹抑制达到除皱的效果，后者注射到皮肤或皮下组织使皮肤凹陷、缺陷部分得以填充，从而达到塑形治疗的目的。

1. **肉毒素（botulinum toxin，BT）注射**   肉毒素是肉毒杆菌（*Clostridium botulinum*）在生长繁殖中产生的一种神经毒素。不同的菌株产生不同亚型的神经毒素，其中 A 型毒力最强，其机制为阻断神经终末突触释放乙酰胆碱，使肌肉麻痹，从而活动性皱纹减少，达到除皱目的。主要用于额部、眉间、眼角、颈部等部位皱纹除皱，效果一般可维持 3～6 个月。在肥大咬肌处注射肉毒素，产生咬肌的失用性萎缩，可达到瘦脸作用。通过阻断自主神经系统副交感部分节后纤维释放乙酰胆碱而影响汗腺的分泌作用，还可用于治疗多汗症。

2. **填充美容（soft tissue augmentation）**   通过局部注射透明质酸、胶原蛋白、硅酮、自体脂肪等填充剂，达到填补软组织缺陷、消除皱纹、隆鼻、修饰唇部等美容目的。填充剂按其在体内降解的难易快慢分为非永久性填充剂（透明质酸、胶原蛋白等）和永久性填充剂（硅胶、硅酮等）。

五、医学护肤品

医学护肤品（medical cosmetics）是介于传统化妆品和药品之间，具有恢复皮肤屏障，能够辅助治疗某些皮肤病的一类新型护肤品，其功效性及安全性均需得到实验及临床验证。根据其主要成分的不同，分为清洁类、舒敏类、保湿类、清痘类、祛斑类、抗老化类、防晒类，可用于敏感性皮肤、皮炎湿疹、银屑病、痤疮、黄褐斑等皮肤病的辅助治疗，以及光电术后、皮肤亚健康状态的皮肤护理。

第二节　皮肤美容应用

一、健康皮肤特点及影响因素

1. **中国人健康皮肤特点**   肤色均匀红润；皮肤含水量充足，水油分泌平衡；肤质细腻有光泽，皮肤光滑有弹性；面部皱纹程度与年龄相当；对外界刺激（包括日光）不敏感；无皮肤病。

2. **影响皮肤健康因素**   遗传、光辐射、吸烟、气候、化妆品、睡眠、生活习惯、精神因素、身体状况、皮肤病等均可影响皮肤健康状态。

二、皮肤的分型

1. **皮肤的类型**   不同种族和个体的皮肤存在很大差异，对皮肤类型的分类方法亦有多种。经典的皮肤分型根据皮肤含水量、皮脂分泌状况、皮肤 pH 以及皮肤对外界刺激反应性的不同，将皮肤分为 5 种类型：中性皮肤、干性皮肤、油性皮肤、混合性皮肤、敏感性皮肤。

（1）中性皮肤（normal skin，N）：理想皮肤，角质层含水量正常（10%～20%）；pH 为 4.5～6.5；皮脂分泌适中，皮肤不干燥，不油腻；皮肤光滑细腻紧致、有弹性；对外界刺激适应性强。

（2）干性皮肤（dry skin，D）：角质层水分含量低于 10%；pH>6.5；皮脂分泌少，皮肤干燥、脱屑、细腻，无光泽，肤色晦暗，易出现细小皱纹，色素沉着；对外界刺激敏感。

（3）油性皮肤（oily skin，O）：角质层含水量 20% 左右或降低；pH<4.5；皮脂分泌旺盛，皮肤表面油腻，有光泽，毛孔粗大，易发生痤疮、毛囊炎。对外界刺激一般不敏感。

（4）敏感性皮肤（sensitivity skin）：皮肤遇外界刺激（冷、热、酒精及药物等）后，自觉皮肤灼热、刺痛、紧绷及瘙痒，甚至出现红斑、丘疹、毛细血管扩张。对外界刺激反应性强，普通化妆品耐受性差。

（5）混合性皮肤（mixed skin）：兼有油性皮肤与干性或中性皮肤的共同特性。表现为面中央部位（即前额、鼻部、鼻唇沟及下颏部）呈油性，油脂分泌多，毛孔粗大；颊部、颞部表现为干性或中性皮肤，皮肤干燥，易脱屑。

2. **皮肤的光生物学类型**   即日光反应性皮肤分型（sun-reactive skin typing），又称皮肤光型（skin phototype），是根据皮肤对日光照射的反应特点以及反应程度来分型，目前最常用的是 Fitzpatrick 皮肤日光反应性分型系统（表 8-1），中国人皮肤的光分型多数是 Ⅲ 型、Ⅳ 型，易出现晒黑。因此，在日常皮肤护理中需注意防晒，避免紫外线致皮肤损伤。

表 8-1 Fitzpatrick 皮肤日光反应性分型

皮肤光型	日晒红斑	日晒黑化	未曝光区肤色
I	极易发生	从不发生	白色
II	容易发生	轻微晒黑	白色
III	有时发生	有些晒黑	白色
IV	很少发生	中度晒黑	白色
V	罕见发生	呈深棕色	棕色
VI	从不发生	呈黑色	黑色

三、皮肤的保健与美容

对于保持皮肤健康,延缓衰老,预防皮肤病发生,加强皮肤保健非常重要。

1. 养成良好的生活习惯 保持心情舒畅,保障充足睡眠,合理饮食,戒烟,避免酗酒,加强体育锻炼。

2. 加强皮肤护理 遵循清洁、补水、保湿、防晒原则。针对不同类型的皮肤,需要进行不同的护理及美容。

(1) 中性皮肤:是最理想的皮肤,可选择使用化妆品的范围比较大,以保湿为基础,注意防晒及抗老化。护理时应注意随气候变化选用不同的化妆品。

选择对皮肤有保湿、滋润作用,不含碱性物质的清洁剂,然后外用柔润类或舒敏类保湿霜。白天外出时外用防晒剂。

(2) 干性皮肤及相关皮肤病:干性皮肤缺乏油脂,干燥,易并发湿疹、银屑病、特应性皮炎等皮肤病及产生皮肤老化、色素沉着。因此,干性皮肤及其相关皮肤病需要保湿、滋润。

躯干、四肢皮肤洗浴不宜过勤,一般情况下,2~3 天洗 1 次,如果皮肤特别干燥,则 5~7 天 1 次。水温不宜过高,35~38℃为宜,洗浴后应立即擦干皮肤,在 3 分钟内搽上柔润类保湿霜。

面部皮肤早晚宜用具有保湿作用、不含碱性物质的洁肤品,既达到清洁的目的,又可以保持皮肤的自然湿度,然后外用保湿性化妆水增加皮肤水分,再搽上柔润类或舒敏类保湿霜滋润皮肤。白天外出时则外用防晒剂。

在干性皮肤护理的基础上,如伴有色素沉着,可局部增加使用祛斑类医学护肤品,淡化色斑;如伴皮肤老化,可局部增加使用抗老化的护肤品,皱纹过深时,还可行皮肤年轻化相关治疗,如:化学剥脱、IPL、肉毒素注射、透明质酸填充等。

(3) 油性皮肤及皮脂溢出性皮肤病:油性皮肤皮脂分泌多,缺水,毛孔粗大,易出现痤疮等皮脂溢出性皮肤病。因此,油性皮肤及痤疮等皮脂溢出性皮肤病需要控油保湿。

面部油性皮肤可选择中性、缓和的弱碱性且具有保湿作用的清洁剂,35℃左右的水早晚洁面。如果油脂较多,可以适当增加洁面次数,但不要超过 3 次,深部清洁可选用磨砂膏或去角质膏,2~3 周一次,选用收敛性化妆水及保湿凝露。

在油性皮肤护理的基础上,如伴有痤疮等皮脂溢出性疾病时,选用具有控油保湿功能的清痘类护肤品,还可采用化学剥脱、光子等皮肤医学美容技术联合药物治疗。

(4) 敏感性皮肤:敏感性皮肤由于对外界多种因素特别是含有香料、色素的化妆品极易产生过敏反应,最好选择医学护肤品。敏感性皮肤角质层较薄,表皮通透屏障易受损,常不能保持足够的水分,因此日常护理中更应注意保湿。选用温和的、弱酸性、不含皂基的洁肤产品清洁,或直接用清水洁面,水温不可过热过冷,一般在 30℃左右,洁面后注意保湿。注意物理防护紫外线并可外涂低敏防晒霜。

此外,当表皮屏障修复后,还可采用光子技术等方法治疗敏感性皮肤。

(5) 混合性皮肤:混合性皮肤兼具干性与油性皮肤的特点,其干性区与油性区皮肤护理分别按照干性皮肤及油性皮肤护理。

根据 Fitzpatrick 皮肤日光反应性分型,中国人皮肤多数是 III~IV 型,易晒黑晒伤。因此,在日常皮肤护理中需注意防晒,避免紫外线致皮肤损伤。

(何　黎)

第九章　皮肤性病的预防和康复

第一节　皮肤性病的预防

皮肤性病具有发病率高、易复发的特点，影响患者生活质量，严重者可危及生命。因此，预防发生和复发是非常重要的，不同皮肤性病需采取相应的不同预防措施。

1. **感染性皮肤病**　感染性皮肤病最好的预防是注重个人卫生，改善卫生环境，避免接触病原体。

2. **变态反应性皮肤病**　变态反应性皮肤病往往具有遗传易感性，因此了解家族史十分必要，但多数患者询问不出家族史。仔细寻找可能的变应原，并避免接触是最为重要的。对药物过敏者除需避免使用同类型药物外，还要避免使用化学结构相似的药物。

3. **职业性皮肤病**　职业性皮肤病防胜于治，改善工作环境，如良好的通风、排水等。避免皮肤及黏膜直接暴露于可能致病的物质，如提供防护口罩、帽子、隔离霜等。

4. **瘙痒性皮肤病**　瘙痒可以是多种皮肤病或系统性疾病的症状之一，如炎症性、变态反应性、感染性、肿瘤性、代谢性等疾病，需仔细鉴别。瘙痒也可以独立发生，如老年性、季节性（冬季）瘙痒，由于皮肤缺脂引起，补充含有脂质的润肤剂即可。无论何种原因引起的瘙痒均应避免搔抓，特别是刺激、烫洗皮肤。寻找导致瘙痒的病因最为重要。

5. **物理性皮肤病**　避免导致疾病发生的物理因素，如日晒伤、多形性日光疹等要避免日晒；痱、疖等要避免高温，减少出汗；冻疮需保暖；鸡眼和胼胝需穿着宽松舒适鞋子，减少摩擦。

6. **皮肤肿瘤**　预防为主，防治结合。避免过度日晒，避免接触可能致癌的放射线、化学物质等，对皮肤的癌前或可疑病变应早期治疗。

7. **性病**　性传播疾病主要通过性接触、类似性接触及间接接触传播。性病的预防主要是固定性伴侣，减少性伴侣，100%使用安全套等。

第二节　皮肤性病的康复

皮肤性病的康复包括以下内容：

一、生活环境与生活习惯

寒冷、高温、雾霾、动物、植物等生活环境对皮肤病均有影响，可通过改变环境或采取相应的措施。相对于生活环境，培养良好的生活习惯更容易做到，如充足睡眠，适当锻炼，乐观心态，避免烟酒，穿纯棉内衣等。光敏性皮肤病除避免日光照射外还需避免食用光敏感食物；皮脂分泌过多的皮肤病要少食高脂与高糖食物；生活中自我寻找某些特定与疾病相关的食物，避免食用，不要盲目"忌口"；与干燥相关皮肤病要养成沐浴后使用保湿、润肤或皮肤屏障修复剂的习惯。

二、心理因素

心理因素对患者的康复十分重要。不仅要解决患者的疾病，还需对其心理进行疏导，良好的心理有助于患者康复。

三、性病的康复

　　性病患者易产生"性病恐惧症"，加之社会因素，如不良医生对性病的滥诊滥治，增加了患者的病痛和精神负担。对患者要做到不歧视，不冷漠，宣教诊疗知识，减轻精神负担，为患者保密。同时，还要了解性伴侣情况，必要时同诊同治。

（陈爱军）

第 二 篇
皮肤性病学各论

第十章　病毒性皮肤病

病毒性皮肤病是指人类由于病毒感染出现皮肤、黏膜损害的一类疾病。病毒分为 DNA 病毒和 RNA 病毒两大类。DNA 病毒包括疱疹病毒(如单纯疱疹病毒、水痘-带状疱疹病毒等)、痘病毒(如传染性软疣病毒等)、乳多空病毒(如人乳头瘤病毒等)、腺病毒和微小病毒。RNA 病毒包括小核糖核酸病毒、披膜病毒、呼吸道肠道病毒、冠状病毒、正黏病毒、反转录病毒、沙粒样病毒、杆状病毒和副黏病毒。不同病毒对组织的亲嗜性有差别,人乳头瘤病毒具有嗜表皮性,疱疹病毒具有嗜神经及表皮性,更多的病毒呈泛嗜性,导致包括皮肤在内的全身广泛组织损伤(如麻疹病毒、肠道病毒等)。不同病毒感染后的皮损表现可分为 3 型:水疱型(如单纯疱疹、带状疱疹等)、新生物型(如各种疣等)和发疹型(如麻疹、风疹等)。

第一节　单　纯　疱　疹

单纯疱疹(herpes simplex)由单纯疱疹病毒(herpes simplex virus,HSV)引起,临床以簇集性水疱为特征,有自限性,但易复发,是世界范围内流行最广泛的感染性疾病之一。

【病因和发病机制】

HSV 含双链 DNA,由立体对称的核衣壳包裹,其外再包以由类脂质组成的囊膜,形成直径为 120～200nm 的病毒体。依据病毒蛋白抗原性不同,可分为 I 型(HSV-1)和 II 型(HSV-2),两者基因组同源性为 47%～50%。HSV 可存在于感染者的疱液、口鼻和生殖器分泌物中。HSV 对外界抵抗力不强,56℃加热 30 分钟、紫外线照射 5 分钟或乙醚等脂溶剂均可使之灭活。

HSV-1 初发感染多发生在 5 岁以下幼儿,通过接吻或其他生活密切接触感染,主要引起生殖器以外的皮肤黏膜感染;HSV-2 型初发感染主要发生在成人,通过密切性接触传播,引起生殖器部位感染。病毒侵入皮肤黏膜后,可先在局部增殖,形成初发感染,然后沿神经末梢上行至支配皮损区域的神经节内长期潜伏,当受到某种诱因(如发热、受凉、曝晒、劳累、机械刺激等)的影响,处于潜伏状态的病毒可被激活并沿神经轴索移至神经末梢分布的上皮,形成疱疹复发。HSV-1 和 HSV-2 感染后可形成部分交叉免疫,但血液中存在的特异性抗体不能阻止复发。

【临床表现】

原发感染潜伏期为 2～12 天,平均 6 天,部分复发患者可无原发感染症状。因为临床上对于首发症状无法判断是原发还是复发感染,故宜分为初发型和复发型,前者相对皮损范围广泛,自觉症状明显,病程稍长。

1. 初发型(first episode type)

(1)疱疹性龈口炎(herpes gingivostomatitis):本型较为常见,绝大多数由 HSV-1 引起,多见于 1～5 岁儿童,好发于口腔、牙龈、舌、硬腭、咽等部位。皮损表现为迅速发生的群集性小水疱,很快破溃形成表浅溃疡,也可开始即表现为红斑、浅溃疡。疼痛较明显,可伴有发热、咽痛及局部淋巴结肿痛。自然病程 1～2 周。

(2)新生儿单纯疱疹(neonatal herpes simplex):70% 患者由 HSV-2 所致,多经产道感染。一般出生后 5～7 天发病,表现为皮肤(尤其头皮)、口腔黏膜、结膜出现水疱、糜烂,严重者可伴有发热、呼吸困难、黄疸、肝脾大、意识障碍等。可分为皮肤-眼-口腔局限型、中枢神经系统型和播散型,后两型病情凶险。

（3）疱疹性湿疹（eczema herpeticum）：又名 Kaposi 水痘样疹（Kaposi varicelliform eruption），常发生于特应性皮炎的婴幼儿，表现为特应性皮炎的皮损处突然发生的簇集脐窝状水疱或脓疱为特征。病情严重者可泛发全身，并伴有发热等全身症状。

（4）接种性疱疹（incubation herpes）：皮损限于接触部位，表现为群集性水疱。发生于手指者，表现为位置较深的疼痛性水疱，称疱疹性瘭疽（herpetic whitlow）（图 10-1A）。

2. **复发型（recurrent type）**　部分患者原发感染消退后，在同一部位反复发作。好发于口周、鼻周、外阴，也可见于口腔黏膜等部位。发作早期局部常自觉灼热，随后出现红斑、簇集状小丘疹和水疱，可融合（图 10-1B），数天后水疱破溃形成糜烂、结痂愈合。病程 1～2 周。

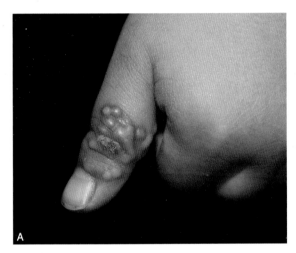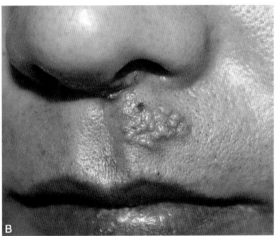

图 10-1　单纯疱疹
A：疱疹性瘭疽　B：鼻周

3. **生殖器疱疹（genital herpes）**　属于性传播疾病，详见第二十九章。

【实验室检查】

病毒培养鉴定是诊断 HSV 感染的金标准；皮损处刮片做细胞学检查（Tzanck 涂片），可见到多核巨细胞和核内嗜酸性包涵体，准确率 60%～90%；免疫荧光检测疱液中病毒抗原和 PCR 检测 HSV-DNA，有助于明确诊断；血清 HSV-IgM 型抗体检测有辅助诊断价值，而 IgG 型抗体对诊断价值不大，常用于流行病学调查。

【诊断和鉴别诊断】

根据簇集性水疱、好发于皮肤黏膜交界处及易复发等特点，可作出诊断。本病应与带状疱疹、脓疱疮、手足口病等进行鉴别。

【预防和治疗】

治疗原则为缩短病程、防止继发细菌感染和全身播散、减少复发和传播机会。

1. **系统药物治疗**

（1）初发型：可选用阿昔洛韦、伐昔洛韦或泛昔洛韦，疗程 7～10 天。

（2）复发型：采用间歇疗法，最好出现前驱症状或皮损出现 24 小时内开始治疗。选用药物同初发型，疗程一般为 5 天。

（3）频繁复发型（1 年复发 6 次以上）：为减少复发次数，可采用持续抑制疗法，一般需连续口服 6～12 个月。

（4）原发感染症状严重或皮损泛发者：可以静脉注射阿昔洛韦，疗程一般为 5～7 天。

（5）阿昔洛韦耐药的患者：选择膦甲酸（foscarnet），连用 2～3 周或直至皮损治愈。

（6）新生儿单纯疱疹：早期应用较大剂量的阿昔洛韦，可以有效降低患儿的死亡率，有助于改善预后。

2. **外用药物治疗**　以抗病毒、收敛、干燥和防止继发感染为主。可选用3%阿昔洛韦软膏、1%喷昔洛韦乳膏或炉甘石洗剂；继发感染时可用夫西地酸乳膏、莫匹罗星软膏；对疱疹性龈口炎应保持口腔清洁，可用口腔含漱溶液。

第二节　水痘和带状疱疹

水痘-带状疱疹病毒（varicella-zoster virus，VZV）是引起水痘和带状疱疹的共同病原体；原发感染表现为水痘（varicella），潜伏在神经细胞中的病毒再度活化则引起带状疱疹（herpes zoster）。

【病因和发病机制】

VZV为人疱疹病毒Ⅲ型（HHV-3），病毒呈砖形，有立体对称的衣壳，内含双链DNA分子，只有一种血清型。VZV对体外环境的抵抗力较弱，在干燥的痂内很快失去活性。

人是VZV的唯一宿主。病毒首先进入上呼吸道黏膜，在局部增殖并进入血液形成初次病毒血症，然后VZV在网状内皮系统中复制并形成第二次病毒血症，播散到表皮的角质形成细胞和黏膜上皮细胞，引起细胞空泡变性形成水疱，这是病毒引起水痘的过程。水痘痊愈后，仍有病毒潜伏于脊髓后根神经节或脑神经感觉神经节内，当某些因素（如创伤、疲劳、恶性肿瘤、病后虚弱、使用免疫抑制剂等）导致患者机体抵抗力下降时，潜伏病毒被激活，沿感觉神经轴索下行，到达该神经所支配区域的皮肤内复制，产生水疱，同时受累神经发生炎症、坏死，产生神经痛，表现为带状疱疹。带状疱疹痊愈后可获得较持久的免疫，一般不会再发。

【临床表现】

1. **水痘**　儿童多见，平均潜伏期14天，皮损首先发生于头面部，然后扩展到躯干和四肢近端，呈向心性分布，可累及口腔、呼吸道和泌尿生殖道黏膜。皮损最初为红色斑疹，逐渐变为丘疹、丘疱疹、水疱、脓疱，1~2周结痂脱落（图10-2）。患者可有发热、头痛等全身症状，严重者可表现为肺炎、脑炎、变异性水痘综合征等。

2. **带状疱疹**　发疹前可有乏力、发热、食欲缺乏等全身症状，患处皮肤可有灼热或灼痛，触之有明显的痛觉敏感。皮损好发部位依次为肋间神经、脑神经和腰骶神经支配区域，常先出现红斑，很快出现粟粒至黄豆大丘疹，簇状分布而不融合，继之迅速变为水疱，疱壁紧张发亮，疱液澄清，外周绕以红晕，各簇水疱群间皮肤正常。皮损沿某一周围神经呈带状排列，多发生

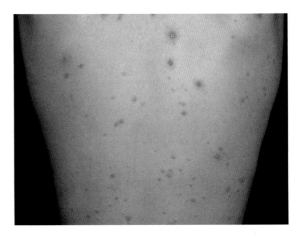

图10-2　水痘

在身体的一侧，一般不超过正中线（图10-3A）。神经痛为本病特征之一，可在发病前或伴随皮损出现，老年患者较重。病程一般2~3周，老年人3~4周，水疱干涸、结痂脱落后留有暂时性淡红斑或色素沉着。带状疱疹的皮损表现多种多样，与患者抵抗力差异有关，有顿挫型（仅出现红斑、丘疹而不发生水疱即消退）、大疱型、出血型、坏疽型等。

3. **带状疱疹的特殊表现**

（1）眼带状疱疹（herpes zoster ophthalmicus）：系病毒侵犯三叉神经眼支所致，多见于老年人，疼痛剧烈，可累及角膜形成溃疡性角膜炎（图10-3B），还可波及眼底引起急性视网膜坏死综合征（ARN）。

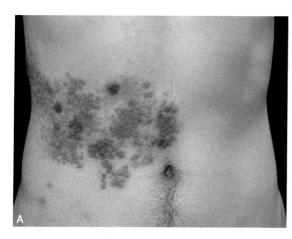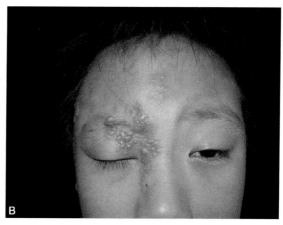

图 10-3　带状疱疹
A：躯干；B：头面部

（2）耳带状疱疹（herpes zoster oticus）：系病毒侵犯面神经及听神经所致，表现为耳道或鼓膜疱疹。膝状神经节受累同时侵犯面神经的运动和感觉神经纤维时，可出现面瘫、耳痛及外耳道疱疹三联征，称为 Ramsay-Hunt 综合征。

（3）播散性带状疱疹（disseminated herpes zoster）：指在受累的皮节外出现 20 个以上的皮损，主要见于机体抵抗力严重低下的患者。

4. **带状疱疹相关性疼痛（zoster-associated pain，ZAP）**　带状疱疹在发疹前、发疹时以及皮损痊愈后均可伴有神经痛，统称 ZAP。带状疱疹皮损痊愈后神经痛持续存在者，称带状疱疹后神经痛（postherpetic neuralgia，PHN）。

【诊断和鉴别诊断】

根据水痘和带状疱疹的典型临床表现可作出诊断。疱底刮取物涂片找到多核巨细胞和核内包涵体有助于诊断，必要时可用 PCR 检测 VZV DNA 和病毒培养确诊。

水痘需要与丘疹性荨麻疹、痒疹鉴别。

带状疱疹早期应与心绞痛、肋间神经痛、胸膜炎、胆囊炎、阑尾炎、坐骨神经痛、尿路结石、偏头痛等进行鉴别，发疹后需要与单纯疱疹、脓疱疮等进行鉴别。

【预防和治疗】

1. **水痘**　水痘可以通过 VZV 疫苗免疫接种预防感染，有效率达到 80%，特别是高危人群接种可以有效降低水痘和带状疱疹的发生率。隔离水痘患者是控制水痘传播的有效手段。

病程有自限性，治疗以抗病毒和对症治疗为主。早期（出疹后 24～72 小时）使用抗病毒药物可以减轻水痘的严重程度并缩短病程，2 岁以上儿童可选用阿昔洛韦。对症治疗包括退热、止痒等。外用药物可选用炉甘石洗剂，继发感染可用抗生素乳膏。

2. **带状疱疹**　本病具有自限性，治疗原则为抗病毒、止痛、消炎、防治并发症。

（1）系统药物治疗

1）抗病毒药物：早期、足量抗病毒治疗，特别是 50 岁以上患者，有利于减轻神经痛，缩短病程。通常在发疹后 48～72 小时内开始抗病毒治疗。可选用核苷类抗病毒药物如阿昔洛韦、伐昔洛韦、泛昔洛韦，或溴夫定（brivudine）。

2）镇静止痛：急性期疼痛可以选择非甾体抗炎药（如双氯芬酸钠）、三环类抗抑郁药（如阿米替林）。带状疱疹后神经痛可以选择单用加巴喷丁或普瑞巴林。

3）糖皮质激素：早期合理应用糖皮质激素可抑制炎症过程，缩短急性期疱疹相关性疼痛的病程，无禁忌证的老年患者可口服泼尼松，疗程 1 周左右。

（2）外用药物治疗：以抗病毒、干燥、消炎为主。疱液未破时可外用炉甘石洗剂、阿昔洛韦乳膏或喷昔洛韦乳膏；疱疹破溃后可酌情用3%硼酸溶液或1:5000呋喃西林溶液湿敷，外用0.5%新霉素软膏或2%莫匹罗星软膏。

（3）物理治疗：紫外线、频谱治疗仪、红外线等局部照射，可促进水疱干涸结痂，缓解疼痛。

第三节 疣

疣（verruca，wart）是由人乳头瘤病毒（human papilloma virus，HPV）感染皮肤黏膜所引起的良性赘生物，临床上常见有寻常疣、扁平疣、跖疣和尖锐湿疣、疣状表皮发育不良等。

【病因和发病机制】

HPV属乳头瘤病毒科，呈球形，无包膜，直径45～55nm，具有72个病毒壳微粒组成的对称性20面立体衣壳。基因组为7200～8000bp的双链环状DNA，分早期区、晚期区和非编码区，早期区编码的蛋白与病毒持续感染和致癌作用有关。HPV有100余种，其中近80种与人类疾病相关。

本病传染源为患者和健康带病毒者，主要经直接或间接接触传播。HPV通过皮肤黏膜微小破损进入上皮细胞内（特别是基底层细胞）并复制、增殖，导致上皮细胞异常分化和增生，引起上皮良性赘生物。人群普遍易感，以16～30岁为主，免疫功能低下及外伤者更加易患。

【临床表现】

一般潜伏期6周～2年。常见临床类型有：

1. **寻常疣（verruca vulgaris）** 俗称"刺瘊""瘊子"，可发生于身体的任何部位，但以手部为多，手外伤或水中浸泡是常见的诱发因素。典型皮损为黄豆大小或更大的灰褐色、棕色或皮色丘疹，表面粗糙，质地坚硬，可呈乳头瘤状增生（图10-4A）。发生在甲周者称甲周疣（periungual wart）（图10-4B）；发生在甲床者称甲下疣（subungual wart）；疣体细长突起伴顶端角化者称丝状疣（verruca filiformis），好发于颈、额、眼睑及腋下；发生于头皮及趾间的疣体表面常有参差不齐的突起，称指状疣（digitate wart）。寻常疣可以自然消退，5年自然清除率可达90%。

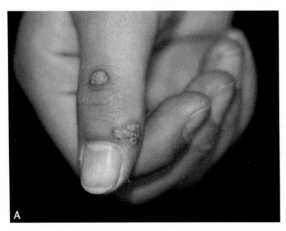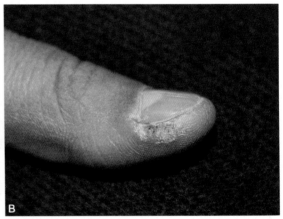

图10-4 寻常疣
A:手指；B:甲周

2. **跖疣（verruca plantaris）** 为发生在足底的寻常疣。可发生于足底的任何部位，但以掌跖前部多见。外伤、摩擦、足部多汗等均可促进其发生。皮损初起为细小发亮的丘疹，渐增至黄豆大小或更大，因受压而形成淡黄或褐黄色胼胝样斑块或扁平丘疹，表面粗糙，界限清楚，边缘绕以稍高的角质环，去除角质层后，其下方有疏松的角质软芯，可见毛细血管破裂出血而形成的小黑点（图10-5A），若含有多个角质软芯,称为镶嵌疣(mosaic wart)。皮肤镜检查可见皮损中央褐色或黑褐色线状或点状出血征(图 10-5B)。患者可自觉疼痛,也可无任何症状。

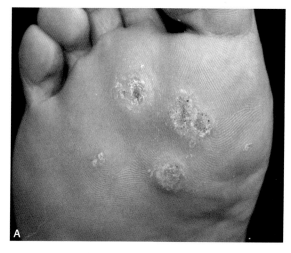
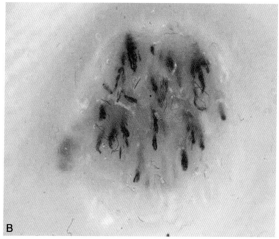

图 10-5　跖疣
A:足跖皮损;B:皮肤镜表现

3. 扁平疣(verruca plana)　为扁平隆起性丘疹,好发于儿童和青少年,好发于颜面(图 10-6A)、手背及前臂。典型皮损为米粒至黄豆大小的扁平隆起性丘疹,圆形或椭圆形,表面光滑,质硬,正常肤色或淡褐色,多骤然出现,数目较多且密集。搔抓后皮损可呈串珠状排列,即自体接种反应或称 Koebner 现象(图 10-6B)。病程慢性,多自行消退,少数患者可复发。

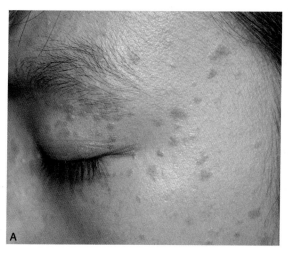
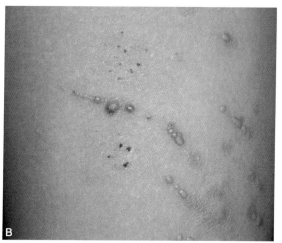

图 10-6　扁平疣
A:面部;B:Koebner 现象

4. 生殖器疣(genital wart)　又称尖锐湿疣(condyloma acuminatum),列入性传播疾病,详见第二十九章。

【组织病理学】

不同类型疣的组织病理学表现有差异,但均具有颗粒层、棘层上部细胞空泡化和电镜下核内病毒颗粒等共同特征,可伴有角化过度、角化不全、棘层肥厚和乳头瘤样增生等。

【诊断和鉴别诊断】

根据病史及典型皮损即可作出诊断,必要时结合组织病理学检查,检测组织中 HPV DNA 可确诊。

跖疣应与鸡眼、胼胝进行鉴别。

【预防和治疗】

主要采用物理治疗和外用药物治疗,系统药物治疗多用于皮损数目较多或久治不愈者。

1. **物理治疗** 冷冻、电灼、刮除和激光等都是有效的治疗方法,皮损数目较多者可以分批分次治疗。

2. **外用药物治疗** 不宜采用物理治疗的患者,可根据不同情况选择外用药物及使用方法。常用药物包括:①0.05% ~ 0.1% 维 A 酸软膏,每天 1 ~ 2 次,适用于扁平疣;②氟尿嘧啶软膏,每天 1 ~ 2 次,可遗留色素沉着,面部慎用;③3% 酞丁胺霜或 3% 酞丁胺二甲亚砜溶液;④5% 咪喹莫特软膏,每周 3 次,扁平疣、寻常疣有一定疗效。

3. **皮损内注射** 平阳霉素用1% 普鲁卡因稀释于疣体根部注射,每周 1 次,适用于难治性寻常疣和跖疣;维生素 D₃皮损内注射对于多发性疣具有一定疗效。

4. **系统药物治疗** 目前尚无确切有效的抗 HPV 治疗药物,可试用免疫调节剂(如干扰素、左旋咪唑等)。

5. **预防** 注意劳动保护,防止受伤。

第四节 传染性软疣

传染性软疣(molluscum contagiosum)是由传染性软疣病毒(molluscum contagiosum virus,MCV)感染所致的传染性皮肤病。

【病因和发病机制】

MCV 属痘病毒,目前发现 4 型及若干亚型,但以 MCV-1 最常见。皮肤直接接触是主要的传播方式,亦可通过性接触或公共设施(如浴室)传播。

【临床表现】

本病多累及儿童、性活跃人群和免疫功能低下者。潜伏期 1 周 ~ 半年。皮损可发生于任何部位,儿童好发于手背、四肢、躯干及面部,成人经性接触传播者,可见于生殖器、臀部、下腹部、耻骨部及大腿内侧等。典型皮损为直径 3 ~ 5mm 大小的半球形丘疹,呈灰色或珍珠色,表面有蜡样光泽,中央有脐凹(图 10-7),内含乳白色干酪样物质即软疣小体(molluscum bodies)。

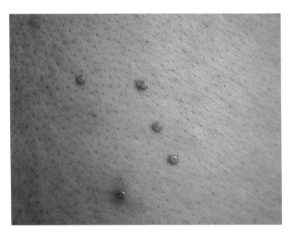

图 10-7 传染性软疣

【组织病理学】

本病具有特征性组织病理学表现。在棘细胞胞质中,可见大量嗜酸性小包涵体,之后可形成嗜碱性包涵体,称作软疣小体或 Henderson-Paterson 小体。最终,它们将胞核挤压到细胞的一侧。在发展完全的损害中,每个小叶变空,形成中央火山口样外观。通过电镜可在表皮内发现特征性的砖形痘病毒颗粒。

【诊断和鉴别诊断】

本病根据典型临床表现即可确诊,必要时结合病理检查。儿童主要与幼年性黄色肉芽肿、Spitz 痣等进行鉴别,成人较大的皮损有时需与角化棘皮瘤、尖锐湿疣、皮肤附属器肿瘤及基底细胞癌等进行鉴别。

【预防和治疗】

疣体夹除术是治疗本病的有效方法(皮肤常规消毒后用齿镊或弯曲血管钳将软疣夹破,挤出其内容物,然后外用碘酊等以防细菌感染),也可采用激光、液氮冷冻等物理方法治疗。

外用药物如维 A 酸软膏、咪喹莫特软膏、斑蝥素或西多福韦软膏,起效较慢。合并细菌感染时可先外用2%莫匹罗星软膏,感染控制后再行疣体夹除术。

本病预防主要包括避免搔抓,以防扩散。幼儿园或集体活动场所的共用衣物和浴巾注意消毒。

第五节　手足口病

手足口病(hand-foot-mouth disease)是以手、足和口腔发生水疱为特征,多发于儿童的一种病毒性皮肤病。

【病因和发病机制】

柯萨奇病毒 A16 型病毒为本病最常见的病原微生物,肠道病毒71 型和其他柯萨奇病毒(如 A5、A7、A9、A10、B3、B5)也可引起。发生肠道病毒71 型感染时,可合并中枢神经系统损害。本病主要经粪-口途径传播,亦可通过飞沫经呼吸道传播,疱液、咽部分泌物和粪便中均可分离出病毒。

【临床表现】

本病多见于2~10 岁的儿童,以 5 岁以下更常见,可在幼儿园、小学中发生流行。潜伏期3~7 天,发疹前可有不同程度的低热、头痛、纳差等前驱症状,1~3 天后手、足、口部出现皮损,初为红色斑疹,很快发展为2~4mm 大小的水疱,疱壁薄,疱液清亮,周围绕以红晕,水疱溃破后可形成灰白色糜烂面或浅溃疡(图10-8)。皮损可同时发生于手、足和口腔,也可呈不全表现,而以口腔受累最多见(90%以上)。病程 1 周左右,愈后极少复发。少数病例(尤其是 3 岁以下儿童)可伴发中枢神经系统损害、肺水肿、循环障碍等。

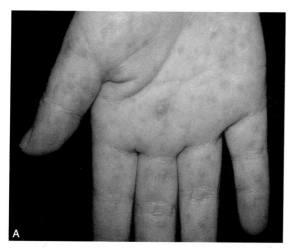
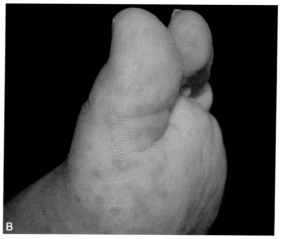
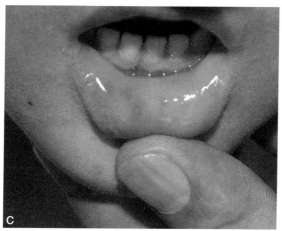

图10-8　手足口病
A:手;B:足;C:口腔黏膜

【诊断和鉴别诊断】

根据发生于手、足、口腔等部位的特征性皮损,结合流行病学作出诊断。本病应与多形红斑、疱疹性咽峡炎、水痘等进行鉴别。

【预防和治疗】

以对症、支持治疗为主。口腔损害可用口腔溃疡涂膜剂或利多卡因液漱口等以减轻疼痛;皮损处可外用炉甘石洗剂。板蓝根颗粒内服有一定效果。重症病例应采用相应抢救措施。

隔离患者,防止本病在人群中传播。

（程　波）

第十一章 细菌性皮肤病

定植于人体皮肤表面的细菌是皮肤微生态的重要组成部分。正常皮肤菌群包括需氧球菌、需氧和厌氧的棒状杆菌、革兰阴性细菌等。它们通过与病原微生物的生态学竞争以及水解皮肤脂质产生脂肪酸以保护皮肤免受感染，从而使皮肤与菌群间形成生态学平衡。当这种平衡遭到破坏时，就会发生各类感染性皮肤病。

细菌性皮肤病可分为球菌性和杆菌性两类，前者主要由葡萄球菌或链球菌感染所致，多发生在正常皮肤上，故又称原发感染（如脓疱疮、疖、痈等）；后者分为特异性感染（如皮肤结核和麻风）和非特异性感染（革兰阴性杆菌如变形杆菌、假单胞菌和大肠埃希菌等所致皮肤感染），其中非特异性感染常发生在原有皮肤病变的基础上，故又称继发感染。

第一节 脓 疱 疮

脓疱疮（impetigo）是由金黄色葡萄球菌（*Staphylococcus aureus*）和（或）乙型溶血性链球菌（*Hemolytic streptococcus*）引起的一种急性皮肤化脓性炎症。

【病因和发病机制】

以金黄色葡萄球菌为主，其次是乙型溶血性链球菌，或两者混合感染。温度较高、出汗较多和皮肤浸渍可促进细菌在局部的繁殖。瘙痒性皮肤病患者的搔抓可破坏皮肤屏障，有利于细菌侵入。

本病可通过直接接触或自身接种传播。细菌主要侵犯表皮，引起化脓性炎症；凝固酶阳性噬菌体Ⅱ组71型金黄色葡萄球菌可产生表皮剥脱毒素，引起毒血症及全身泛发性表皮松解坏死；抵抗力低下患者，细菌可入血引起菌血症或败血症，或骨髓炎、关节炎、肺炎等；少数患者可诱发肾炎或风湿热，主要与链球菌感染有关。

【临床表现】

1. **接触传染性脓疱疮（impetigo contagiosa）** 又称寻常型脓疱疮（impetigo vulgaris），传染性强，常在托儿所、幼儿园发生流行。可发生于任何部位，但以面部等暴露部位为多。皮损初起为红色斑点或小丘疹，迅速转变成脓疱，周围有明显红晕，疱壁薄，易破溃、糜烂，脓液干燥后形成蜜黄色厚痂（图11-1A），常因搔抓使相邻脓疱向周围扩散或融合。陈旧的痂一般于6～10天后脱落，不留瘢痕。病情严重者可有全身中毒症状伴淋巴结炎，甚至引起败血症或急性肾小球肾炎。

2. **深脓疱疮（ecthyma）** 又称臁疮，主要由溶血性链球菌所致，多累及营养不良的儿童或老人。好发于小腿或臀部。皮损初起为脓疱，渐向皮肤深部发展，表面有坏死和蛎壳状黑色厚痂，周围红肿明显，去除痂后可见边缘陡峭的碟状溃疡。患者自觉疼痛明显。病程2～4周或更长。

3. **大疱性脓疱疮（impetigo bullosa）** 主要由噬菌体Ⅱ组71型金黄色葡萄球菌所致，多见于儿童，成人也可以发生，特别是HIV感染者。好发于面部、躯干和四肢。皮损初起为米粒大小水疱或脓疱，迅速变为大疱，疱液先清澈后浑浊，疱壁先紧张后松弛，直径1cm左右，疱内可见半月状积脓（图11-1B），疱周红晕不明显，疱壁薄，易破溃形成糜烂结痂，痂壳脱落后留有暂时性色素沉着。

4. **新生儿脓疱疮（impetigo neonatorum）** 是发生于新生儿的大疱性脓疱疮，起病急，传染性强。皮损为广泛分布的多发性大脓疱，尼氏征阳性，疱周有红晕，破溃后形成红色糜烂面。可伴高热等全身中毒症状，易并发败血症、肺炎、脑膜炎而危及生命。

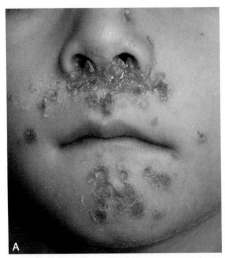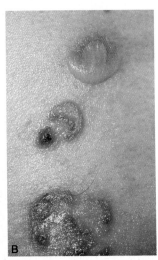

图 11-1   脓疱疮
A：口鼻部损害；B：半月状积脓

5. 葡萄球菌性烫伤样皮肤综合征（staphylococcal scalded skin syndrome，SSSS）   由凝固酶阳性、噬菌体Ⅱ组 71 型金黄色葡萄球菌所产生的表皮剥脱毒素导致，多累及 5 岁内婴幼儿。起病前常伴有上呼吸道感染或皮肤、咽、鼻、耳等处的化脓性感染，皮损常由口周和眼周开始，迅速波及

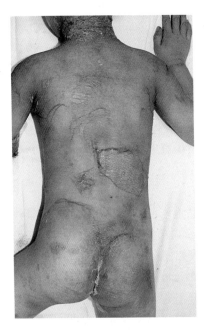

躯干和四肢。特征性表现是在大片红斑基础上出现松弛性水疱，尼氏征阳性，皮肤大面积剥脱后留有潮红的糜烂面，似烫伤样外观（图 11-2），皱褶部位明显。手足皮肤可呈手套、袜套样剥脱，口周可见放射状裂纹，但无口腔黏膜损害。皮损有明显疼痛和触痛。病情轻者 1～2 周后痊愈，重者可因并发败血症、肺炎而危及生命。

【实验室检查】

患者白细胞总数及中性粒细胞计数可增高。脓液中可分离培养出金黄色葡萄球菌或链球菌，必要时可做菌型鉴定和药敏试验。

【诊断和鉴别诊断】

本病根据病史和临床表现，必要时结合细菌学检查，一般不难作出诊断和分型。寻常型脓疱疮有时需与丘疹性荨麻疹、水痘等进行鉴别；SSSS 应与非金黄色葡萄球菌所致的中毒性表皮坏死松解症进行鉴别。

【预防和治疗】

患儿应简单隔离，对已污染的衣物及环境应及时消毒，以减少疾病传播。平时注意皮肤清洁卫生、及时治疗瘙痒性皮肤病和

图 11-2   葡萄球菌性烫伤样皮肤综合征

防止各种皮肤损伤，均有助于本病的预防。

以外用药物治疗为主，皮损泛发或病情严重患者可辅以系统药物治疗。

1. **外用药物治疗**   以杀菌、消炎、干燥为原则。脓疱未破者可外用 10% 炉甘石洗剂，脓疱较大时应抽取疱液，脓疱破溃者可用 1∶5000 高锰酸钾液或 0.5% 新霉素溶液清洗湿敷，再外用莫匹罗星软膏等。SSSS 治疗应加强眼、口腔、外阴的护理，注意保持创面干燥。

2. **系统药物治疗**   皮损泛发、全身症状较重者应及时使用抗生素，可选择金黄色葡萄球菌敏感的抗生素，必要时依据药敏试验选择用药。同时应注意水电解质平衡，必要时可输注血浆或人血丙种

免疫球蛋白。

第二节 毛囊炎、疖和痈

毛囊炎、疖和痈是一组累及毛囊及其周围组织的细菌感染性皮肤病。

【病因和发病机制】

本组皮肤病多为凝固酶阳性金黄色葡萄球菌感染引起,偶可为表皮葡萄球菌、链球菌、假单胞菌属、大肠埃希菌等单独或混合感染,也可由真菌性毛囊炎(如糠秕马拉色菌)继发细菌感染所致。高温、多汗、搔抓、卫生习惯不良、全身性慢性疾病、器官移植、长期应用糖皮质激素等为常见诱发因素。由于特应性皮炎患者皮肤表面金黄色葡萄球菌的定植率更高,因此其患毛囊炎的危险性也增加。

【临床表现】

1. **毛囊炎(folliculitis)** 系局限于毛囊口的化脓性炎症。好发于头面部、颈部、臀部及外阴。皮损初起为红色毛囊性丘疹,数天内中央出现脓疱,周围有红晕(图 11-3),脓疱干涸或破溃后形成黄痂,痂脱落后一般不留瘢痕。发生于头皮且愈后留有脱发和瘢痕者,称为秃发性毛囊炎(folliculitis decalvans);发生于胡须部称为须疮(sycosis);发生于颈项部,呈乳头状增生或形成瘢痕硬结者,称为瘢痕疙瘩性毛囊炎(folliculitis keloidalis)。

2. **疖(furuncle)** 系毛囊深部及周围组织的急性化脓性炎症,常由金黄色葡萄球菌诱发。好发于头面部、颈部和臀部。皮损初起为毛囊性炎性丘疹,基底浸润明显,后炎症向周围扩展,形成质硬结节,伴红肿热痛,数天后中央变软,有波动感,顶部出现黄白色点状脓栓,脓栓脱落后有脓血和坏死组织排出,后炎症逐渐消退而愈合(图 11-4)。疖多为单发,若数目较多且反复发生、经久不愈,则称为疖病(furunculosis),患者多存在免疫力低下、长期饮酒、中性粒细胞功能障碍等。

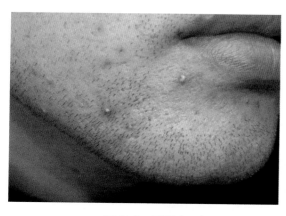

图 11-3 **毛囊炎**

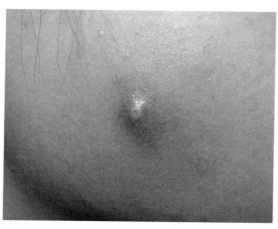

图 11-4 **疖**

3. **痈(carbuncle)** 系多个聚集的疖组成,可深达皮下组织。好发于颈、背、臀和大腿等处。皮损初起为弥漫性炎性硬块,表面紧张发亮,界限不清,迅速向四周及皮肤深部蔓延,继而化脓、中心软化坏死,表面出现多个脓头即脓栓,脓栓脱落后留下多个带有脓性基底的深在性溃疡,外观如蜂窝状。可伴局部淋巴结肿大和全身中毒症状,亦可并发败血症。

【实验室检查】

取脓液直接涂片做革兰染色后镜检,可留取标本作细菌培养鉴定及药敏试验。

【诊断和鉴别诊断】

本病根据病史和临床表现,皮损处革兰染色和细菌培养可支持诊断。本病应与破溃的表皮或毛发囊肿、化脓性汗腺炎相鉴别。

【预防和治疗】

应注意皮肤清洁卫生、防止外伤及增强机体免疫力等。以外用药物治疗为主,早期疖未化脓者可外用20%鱼石脂软膏、3%碘酊,亦可外用莫匹罗星软膏。

系统治疗可选用耐酶青霉素类、头孢类、大环内酯类或喹诺酮类抗生素,也可根据药敏试验选择抗生素。以下情况应系统应用抗生素:①位于鼻周、鼻腔或外耳道内的毛囊炎;②皮损较大或反复发作;③皮损周围伴有蜂窝织炎;④局部治疗无效。

疖病患者应积极寻找基础疾病或诱因,并给予相应治疗。

第三节 丹毒和蜂窝织炎

丹毒和蜂窝织炎是一组累及皮肤深部组织的细菌感染性皮肤病。

【病因和发病机制】

丹毒多由乙型溶血性链球菌感染引起,主要累及淋巴管。细菌可通过皮肤或黏膜细微损伤侵入,足癣、趾甲真菌病、小腿溃疡、鼻炎、慢性湿疹等均可诱发本病,机体抵抗力低下(如糖尿病、慢性肝病、营养不良等)均可成为促发因素。

蜂窝织炎多由溶血性链球菌和金黄色葡萄球菌感染引起,少数可由流感嗜血杆菌、大肠埃希菌、肺炎链球菌和厌氧菌等引起。本病常继发于外伤、溃疡、其他局限性化脓性感染,也可由细菌直接通过皮肤微小创伤而侵入。

【临床表现】

1. **丹毒(erysipelas)**   好发于面部(图11-5A)、小腿(图11-5B)、足背等处,多为单侧性。起病急,前驱症状有高热、寒战,典型皮损为水肿性红斑,界限清楚,表面紧张发亮,迅速向四周扩大。可出现淋巴结肿大及不同程度全身症状,病情多在4~5天达高峰。消退后局部可留有轻度色素沉着及脱屑。

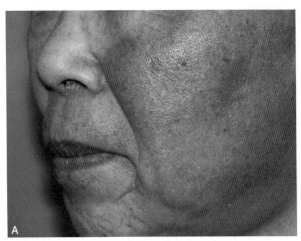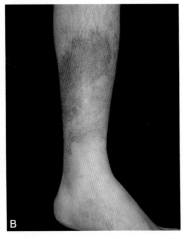

图11-5 丹毒
A:面部;B:下肢

在红斑基础上发生水疱、大疱或脓疱者,分别称为水疱型、大疱型和脓疱型丹毒;炎症深达皮下组织并引起皮肤坏疽者,称为坏疽型丹毒;皮损一边消退,一边发展扩大,呈岛屿状蔓延者,称为游走型丹毒;若于某处多次反复发作者,称复发型丹毒。下肢丹毒反复发作可致皮肤淋巴管受阻,淋巴液回流不畅,致受累组织肥厚,日久形成象皮肿。

2. **蜂窝织炎(cellulitis)**   好发于四肢、面部、外阴和肛周等部位。皮损初起为弥漫性、水肿性、浸润性红斑,界限不清,局部皮温增高,皮损中央红肿明显,严重者可形成深部化脓和组织坏死。急性期常伴有疼痛、高热、寒战和全身不适,可有淋巴结炎甚至败血症;慢性期皮肤呈硬化萎缩,类似于硬皮病。

【实验室检查】

白细胞总数升高,以中性粒细胞为主,可出现核左移和中毒颗粒。

【诊断和鉴别诊断】

本病根据典型临床表现,结合全身中毒症状和实验室检查即可确诊。本病需与接触性皮炎、类丹毒和癣菌疹等进行鉴别。

【预防和治疗】

反复发作患者应注意寻找并积极处理附近慢性病灶(如足癣等)。

本病以系统药物治疗为主,同时辅以外用药物治疗。

1. **系统药物治疗** 早期、足量、高效的抗生素治疗可减缓全身症状、控制炎症蔓延并防止复发。丹毒治疗首选青霉素,一般于2~3天后体温恢复正常,但应持续用药2周左右以防止复发;青霉素过敏者可选用红霉素或喹诺酮类药物。蜂窝织炎发展较为迅速者宜选用抗菌谱较广的第二代或三代头孢类抗生素,亦可选用喹诺酮类或新一代大环内酯类药物,必要时依据药敏试验选择抗生素。

2. **外用药物治疗** 可用25%~50%硫酸镁或0.5%呋喃西林液湿敷,并外用抗生素软膏(如莫匹罗星软膏等)。

3. **物理治疗** 采用紫外线照射、音频电疗、超短波、红外线等有一定疗效。

4. **手术治疗** 已化脓者应行手术切开排脓。

第四节　皮肤结核病

皮肤结核病(tuberculosis cutis)是由结核分枝杆菌(*Mycobacterium tuberculosis*)感染所致的慢性皮肤病。

【病因和发病机制】

人型结核分枝杆菌是皮肤结核病的主要致病菌,牛型结核分枝杆菌和减毒的牛型分枝杆菌(卡介苗)偶尔也可以引起皮肤结核病。感染途径包括外源性和内源性两种,前者主要经皮肤黏膜轻微损伤直接感染,后者则由体内器官或组织已存在的结核病灶经血行、淋巴系统或直接扩散到皮肤,此外,皮肤还可对结核分枝杆菌产生免疫反应进而形成结核疹。

结核分枝杆菌的致病性与细菌在组织细胞内大量繁殖引起的炎症反应、菌体成分的毒性作用及机体对某些菌体成分产生的超敏反应有关。

【临床表现】

1. **分类** 由于感染结核分枝杆菌的数量、毒力、传播途径的不同及机体抵抗力的差异,临床表现较为复杂,通常分为以下4类:

(1)外源性接种所致:如原发性皮肤结核综合征、疣状皮肤结核。

(2)内源性扩散或自身接种所致:如瘰疬性皮肤结核、腔口部皮肤结核等。

(3)血行播散至皮肤:如寻常狼疮、急性粟粒性皮肤结核等。

(4)结核疹:如硬红斑、丘疹坏死性结核疹、瘰疬性苔藓等。

2. **主要临床类型及其表现**

(1)寻常狼疮(lupus vulgaris):最常见。好发于面部,其次是颈部、臀部和四肢。皮损初起为鲜红或红褐色粟粒大小的结节,触之质软,稍隆起,结节表面薄嫩,用探针稍用力即可刺入,容易贯通(探针贯通现象);玻片压诊呈棕黄色,如苹果酱颜色(苹果酱现象)。结节可增大增多,并相互融合成大片红褐色浸润性损害,直径可达10~20cm,表面高低不平,可覆有鳞屑。结节可自行吸收或破溃后形成萎缩性瘢痕,在瘢痕上又可出现新皮损,与陈旧皮损并存,是本病的另一个临床特征(图11-6A)。本病呈慢性经过,可迁延数年或数十年不愈。

（2）疣状皮肤结核(tuberculosis verrucosa cutis)：多累及成年男性的手背、指背,其次为足、臀、小腿等暴露部位。皮损初起为黄豆大小的紫红色质硬丘疹,单侧分布,丘疹逐渐扩大可形成斑块,表面增厚,粗糙不平可呈疣状增生,皮损表面有较深沟纹相隔,挤压时可有脓液从裂隙中渗出。皮损中央逐渐结痂脱落,留有萎缩性网状瘢痕,边缘的痂或鳞屑逐渐向外扩展形成环状或弧形边缘,外周绕以暗红色晕。中央网状瘢痕、疣状边缘和四周红晕称为"三廓征"（图 11-6B）。病程可达数年至数十年。

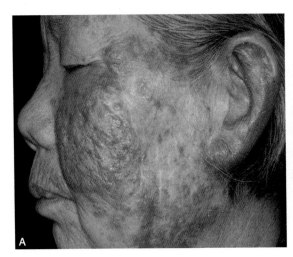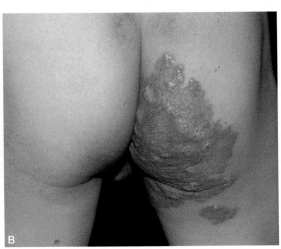

图 11-6　皮肤结核
A：寻常狼疮；B：疣状皮肤结核

其他常见临床类型包括硬红斑、丘疹坏死性结核疹等。

【实验室检查】

1. **组织病理学检查**　各型皮肤结核的共同特征是聚积成群的上皮样细胞和数量不等的多核巨细胞,形成典型的结核结节,中心可有干酪样坏死。

2. **结核菌纯蛋白衍生物（PPD）试验**　阳性仅说明过去曾感染过结核杆菌或接种过卡介苗,强阳性反应说明体内可能存在活动性结核病灶。

3. **胸部 X 线检查**　可发现活动性或陈旧性结核病灶征象。

4. **细菌学检查**　直接涂片或组织切片行抗酸染色,可发现结核杆菌,有助于诊断。必要时可做细菌培养和 PCR 检测结核分枝杆菌 DNA。

【诊断和鉴别诊断】

根据皮肤结核的临床特点,结合组织病理学检查一般不难诊断。寻常狼疮有时需与盘状红斑狼疮进行鉴别,疣状皮肤结核应与疣状扁平苔藓及着色芽生菌病等进行鉴别。

【预防和治疗】

积极治疗患者其他部位结核病灶,同时对易感人群普遍接种卡介苗是预防皮肤结核的关键。

本病需系统药物治疗,应以"早期、足量、规则、联合及全程应用抗结核药"为原则,通常采用 2～3 种药物联合治疗,疗程一般不少于 6 个月。常用药物为异烟肼、乙胺丁醇、硫酸链霉素和利福平等。

第五节　麻　　风

麻风(leprosy)是一种由麻风分枝杆菌(*Mycobacterium leprae*)感染易感个体后选择性侵犯皮肤和外周神经,晚期可致残的慢性传染病。延迟诊断造成的畸残毁形和治疗过程中可能发生的致死性药物超敏反应综合征是该病的主要危害。麻风是我国法定传染病,属于丙类。

【病因】

麻风分枝杆菌(简称麻风杆菌)为革兰阳性细菌,长2~6μm,宽0.2~0.6μm,呈短小棒状或稍弯曲,无鞭毛、荚膜和芽胞,抗酸染色时呈红色。由于麻风分枝杆菌传代时间长而宿主细胞体外存活时间较短,因此至今尚无体外培养成功的报道。麻风分枝杆菌对外界抵抗力较强,分泌物离体自然干燥后仍可存活2~9天,在0℃时可存活3~4周,但煮沸8分钟或日光直射2~3小时可使之丧失繁殖力。

【流行病学】

麻风曾在全球广泛流行。自20世纪80年代开始,由于联合化疗方案(MDT)的推广,现症患者迅速减少,但由于缺乏有效的预防手段,每年全球新发病例仍超过20万例,主要分布于亚洲、非洲和拉丁美洲等发展中国家。在我国,每年仍有500~1000例新发病例,主要分布于云南、贵州、四川、广东和广西等省份,其他省市也有报道。

1. **传染源** 患者或带菌者是本病的主要传染源,在犰狳和松鼠中也发现麻风分枝杆菌的感染和繁殖。

2. **传播途径** 主要通过飞沫传播。

3. **易感人群** 暴露人群中发病者不足1%,反映了人群对麻风分枝杆菌易感性的差异。*HLA-DR*、*NOD2*、*IL12*、*IL23R*、*TNF-a*、*FLG*等基因在人感染麻风分枝杆菌的过程中起重要的作用。

【临床表现】

(一) 分型

临床常用5级分类法,免疫力较强的结核样型麻风(tuberculoid leprosy,TT)为一端,免疫力较弱的瘤型麻风(lepromatous leprosy,LL)为另一端,在两端之间为免疫力不稳定的界线类偏结核样型麻风(borderline tuberculoid leprosy,BT)、中间界线类麻风(mid-borderline leprosy,BB)和界线类偏瘤型麻风(borderline lepromatous leprosy,BL)。该分类法主要依据机体免疫力、麻风分枝杆菌数量和类型演变,又称免疫光谱分类法,总的趋势是:麻风分枝杆菌数量 LL>BL>BB>BT>TT,而细胞免疫反应强度 TT>BT>BB>BL>LL。细胞免疫力增强时 BL 可向结核样型端转化(BL→BB→BT),反之 BT 可向瘤型端转化(BT→BB→BL)。

为便于治疗方案的选择,世界卫生组织推荐根据皮肤涂片查菌结果和皮损的数量,将上述分类法简化为少菌型(paucibacillary,PB)和多菌型(multibacillary,MB)麻风两大类。

(二) 临床表现

1. **少菌型** 皮肤组织液查菌阴性,一般对应5级分类中的TT或BT。因麻风患者机体免疫力较强,故皮损常局限,一般少于或等于5处。典型皮损为较大的红色斑块,边界清楚或稍隆起,表面干燥粗糙,毳毛脱失,可覆盖鳞屑。皮损类型可有红斑、浅色斑或斑块,大的皮损周围常有小的"卫星状"损害,皮损好发于面、躯干和四肢。

2. **多菌型** 皮肤组织液查菌阳性,一般对应5级分类法中的BB、BL或LL。根据疾病的进程,临床表现可分为:

(1)早期:皮损为浅色、浅黄色或淡红色斑,边界模糊,广泛而对称分布于四肢伸侧、面部和躯干等(图11-7A)。浅感觉正常或稍迟钝,有蚁行感。鼻黏膜可充血、肿胀或糜烂。

(2)中期:皮损分布更广泛,浸润更明显,少数皮损可形成结节。浅感觉障碍,四肢呈套状麻木,眉、发脱落明显(图11-7B),周围神经普遍受累,除浅感觉障碍外还可产生运动障碍和畸形。足底可见营养性溃疡,淋巴结、肝、脾等肿大,睾丸亦可受累。

(3)晚期:皮损呈深在性、弥漫性浸润,常伴暗红色结节,面部结节或斑块可融合成大片凹凸不平的损害,双唇肥厚,耳垂肿大,形如狮面;眉毛脱落,头发部分或大部分脱落(图11-7C)。伴明显浅感觉及出汗障碍,周围神经受累导致面瘫、手足运动障碍和畸形、骨质疏松和足底溃疡等。淋巴结、睾丸、眼和内脏器官受累严重,睾丸可萎缩,常引起阳痿、乳房胀大、不育等。

3. **麻风反应(lepra reaction)** 麻风反应是麻风分枝杆菌导致的机体迟发型超敏反应(Ⅰ型

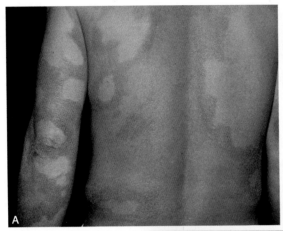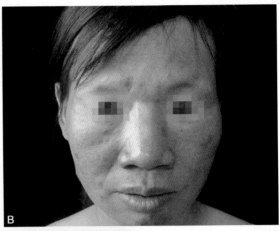

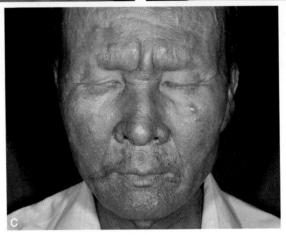

图 11-7　麻风
A：多菌型早期；B：多菌型中期；C：多菌型晚期

麻风反应）或免疫复合物反应（Ⅱ型麻风反应），可发生于约 50% 的患者，表现为原麻风皮损或神经炎加重，可出现新皮损和神经损害，常伴有发热等系统症状。麻风反应可发生在治疗前、治疗中和愈后，是导致患者畸残和毁形的主要原因。常见诱因包括神经精神因素、劳累、营养不良和外伤等。

【实验室检查】

1. **组织液涂片**　取皮肤组织液涂片进行抗酸染色，MB 可查到抗酸菌。

2. **组织病理学检查**　TT 主要表现为真皮小血管及神经周围有上皮样细胞浸润，抗酸染色常查不到抗酸杆菌；LL 表现为真皮内巨噬细胞肉芽肿，抗酸染色显示巨噬细胞内有大量的麻风分枝杆菌，因不侵犯真皮浅层，故表皮与真皮间有一无浸润带。

3. **分子生物学检查**　采用 PCR 技术检测麻风分枝杆菌特异性 DNA 片段（SODA 或 85B）可用于不典型病例的诊断和鉴别诊断。

【诊断和鉴别诊断】

1. **诊断依据**　①皮损伴有感觉障碍及闭汗；②外周神经粗大；③皮肤组织液涂片抗酸染色阳性；④特异性组织病理改变；⑤PCR 检测到麻风分枝杆菌特异性 DNA 片段。符合上述前 4 条中的 2 条或 2 条以上，或符合第 5 条者即可确立诊断。

2. **鉴别诊断**　需鉴别的皮肤病包括皮肤结核、着色芽生菌病、结节病、结节性红斑、原发性皮肤 T 细胞淋巴瘤、环状肉芽肿、鱼鳞病以及 Sweet 病等。麻风的感觉障碍需与某些神经科疾病如股外侧皮神经炎、多发性神经炎、面神经麻痹、脊髓空洞症、周围神经损伤等进行鉴别。

【预防和治疗】

1. **麻风的治疗**　联合化疗(MDT)的药物包括氨苯砜、利福平和氯法齐明。其中,氨苯砜可以诱发致死性的药物超敏反应综合征——氨苯砜综合征,因此,治疗前检测其风险基因 *HLA-B*﹡*13*﹕*01* 可有效预防氨苯砜综合征的发生。

MB 常用治疗药物为利福平、氯法齐明和氨苯砜,疗程 12 个月;PB 常用治疗药物为利福平、氨苯砜,疗程 6 个月。

完成治疗的患者应继续定期监测,每年做 1 次临床及细菌学检查,至少随访 5 年。

2. **麻风反应的治疗**　首选糖皮质激素,可系统应用泼尼松,随着病情缓解逐渐减量;亦可用沙利度胺,症状控制后可逐渐减至维持量。

3. 对高危个体可采用化学预防。

（张福仁）

第十二章 真菌性皮肤病

真菌病(mycosis)是由真菌(fungus)引起的感染性疾病。

真菌是广泛存在于自然界的一类真核细胞生物,有真正的细胞核和细胞器,不含叶绿素,以寄生和腐生方式吸取营养,能进行有性和无性繁殖。真菌的基本形态是单细胞个体(孢子)和多细胞丝状体(菌丝)。全世界已记载的真菌有 10 万种以上,其中绝大多数对人类无害,只有少数真菌(据报道有 500 余种)可引起人类疾病。真菌最适宜的生长条件为温度 25 ~ 37℃,湿度 95% ~ 100%,pH 5.0 ~ 6.5。真菌不耐热,100℃时大部分真菌在短时间内死亡,但低温条件下可长期存活,紫外线和 X 射线均不能杀死真菌,甲醛、苯酚、碘酊和过氧乙酸等化学消毒剂均能迅速杀灭真菌。

真菌菌落形态是由其组成成分决定的,菌落形态呈乳酪样的,多由孢子和芽生孢子组成;菌落形态呈毛样的,多由菌丝组成,又称为丝状菌。有的致病真菌在自然界或 25℃培养时呈菌丝形态,而在组织中或在 37℃培养时则呈酵母形态,称为双相真菌。

感染人类的真菌部分来自外界环境,可通过接触、吸入或食入而致病。部分真菌可直接致病,而多数真菌在一定条件下致病,称为条件致病菌。根据真菌入侵组织深浅及部位的不同,临床上分为浅部真菌病、皮下真菌病及系统性真菌病。

浅部真菌病主要由皮肤癣菌(dermatophyte),包括毛癣菌属(*Trichophyton*)、小孢子菌属(*Microsporum*)和表皮癣菌属(*Epidermophyton*)侵犯人和动物的皮肤角质层、毛发和甲板引起的感染,统称为皮肤癣菌病(dermatophytosis),简称癣(tinea)。浅部真菌病按发病部位命名(如头癣、体癣、股癣、手癣和足癣等),少数按皮损形态和致病菌命名,如叠瓦癣、花斑糠疹、皮肤黏膜念珠菌病等。

皮下真菌病是指侵犯真皮、皮下组织和骨骼的真菌感染,主要包括孢子丝菌病、着色芽生菌病、暗色丝孢霉病及足菌肿,也可由皮肤癣菌等感染引起。

系统性真菌病多由条件致病菌引发,易侵犯免疫力低下人群。随着广谱抗生素、糖皮质激素、免疫抑制剂的使用,以及器官移植、各种导管和插管技术的开展、艾滋病感染者的增多,条件致病菌感染也不断增加,还会发现新的致病菌种。一般按致病菌名称命名(如曲霉病、念珠菌病、马尔尼菲蓝状菌病、隐球菌病等)。

真菌病的实验室检查包括真菌直接镜检、真菌培养及组织病理学检查;分子生物学技术已用于真菌菌种鉴定和某些系统性真菌病的早期诊断。

第一节 头 癣

头癣(tinea capitis)是指累及头发和头皮的皮肤癣菌感染。

【病因和发病机制】

头癣中的黄癣由许兰毛癣菌(*Trichophyton schoenleinii*)感染引起;白癣主要由犬小孢子菌(*Microsporum canis*)、石膏样小孢子菌(*M. gypseum*)和铁锈色小孢子菌(*M. ferrugineum*)感染引起;黑点癣主要由紫色毛癣菌(*T. violaceum*)和断发毛癣菌(*T. tonsurans*)感染引起。传播途径主要通过与癣病患者或患畜、无症状带菌者直接接触而传染,也可通过共用污染的理发工具、帽子、枕巾等物品间接传染。

【临床表现】

头癣多累及儿童,成人少见。根据致病菌和临床表现的不同,可将头癣分为黄癣、白癣、黑点癣、脓癣 4 种类型。

1. 黄癣（tinea favosa）　皮损初为针尖大小的淡黄红色斑点,覆薄片状鳞屑,以后形成黄豆大小的淡黄色痂,周边翘起,中央紧附着头皮形如碟状(黄癣痂),严重者可覆盖整个头皮,除去痂后,其下为潮红糜烂面(图 12-1A)。真菌在发内生长,造成病发干枯、无光泽,变细、变脆、易折断,可破坏毛囊引起永久性脱发,愈后遗留萎缩性瘢痕。可伴不同程度的瘙痒和疼痛,并有特殊的鼠臭味。部分患者仅表现为炎性丘疹、脱屑而无典型黄癣痂,易误诊。

2. 白癣（white ringworm）　多见于学龄儿童,男性多于女性。皮损初为群集性红色小丘疹,可向四周扩大成圆形或椭圆形,上覆灰白色鳞屑,附近可出现数片较小的相同皮损,称为"母子斑"(图 12-1B)。病发于高出头皮 2~4mm 处折断,残根部包绕灰白色套状鳞屑,称为菌鞘,由真菌寄生于发干而形成。一般无明显自觉症状,偶有不同程度瘙痒。白癣一般无炎症反应,至青春期可自愈,这与青春期皮脂腺分泌活跃,皮脂中不饱和脂肪酸对真菌生长有抑制作用有关。本型不破坏毛囊,故不造成永久性秃发,愈后不留瘢痕。

3. 黑点癣（black-dot ringworm）　儿童及成人均可发病。皮损初为散在的鳞屑性灰白色斑,以后逐渐扩大成片。特点是病发刚出头皮即折断,残根在毛囊口处呈现黑点状(图 12-1C)。皮损炎症轻或无炎症,稍痒。本型属发内型感染。愈后常留有局灶性脱发和点状萎缩性瘢痕。

4. 脓癣（kerion）　主要是由亲动物性皮肤癣菌引发的头皮严重感染。皮损初起为成群的炎性毛囊性丘疹,逐渐融合成隆起的炎性肿块,质地软,其表面在毛囊口处形成蜂窝状排脓小孔,可挤出脓液(图 12-1D)。皮损处毛发松动,易拔出。常伴耳后、颈、枕部淋巴结肿大、疼痛和压痛,继发细菌感染后可形成脓肿,亦可伴发癣菌疹。本型可破坏毛囊,愈后可留有永久性秃发和瘢痕。

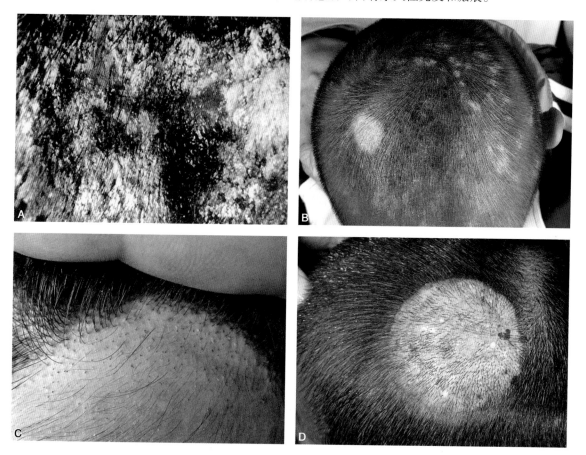

图 12-1　头癣
A:黄癣;B:白癣;C:黑点癣;D:脓癣

【实验室检查】

1. **真菌直接镜检**　黄癣发内可见链状菌丝和关节孢子,黄癣痂内充满厚壁孢子和鹿角状菌丝;白癣发外可见围绕毛发成堆排列的圆形小孢子;黑点癣发内可见呈链状排列的圆形孢子。

2. **滤过紫外线灯(Wood 灯)检查**　黄癣呈暗绿色荧光;白癣呈亮绿色荧光;黑点癣则无荧光。

3. **皮肤镜(毛发镜)检查**　受累毛发呈黑点、螺旋状、条形码样、折断发等改变。

【诊断和鉴别诊断】

根据临床表现、真菌检查、皮肤镜特点和滤过紫外线灯检查,头癣的诊断一般不难。本病应与脂溢性皮炎、头皮银屑病、头皮糠疹、头皮脓肿等鉴别。

【预防和治疗】

做到早发现、早治疗,并做好消毒隔离工作;对患癣家畜和宠物给予相应的治疗和处理;对托儿所、学校、理发店等应加强卫生宣教和管理。

采取综合治疗方案,服药、剪发、洗头、搽药、消毒五项措施联合。

1. **口服药物治疗**　伊曲康唑或特比萘芬口服,儿童用药酌减。既往灰黄霉素为首选药物,目前已较少使用。治疗过程中定期检查肝功能,如异常应及时停药。

2. **剪发**　尽可能将病发剪除,每周 1 次,连续 8 周。

3. **洗头**　用硫黄皂或 2% 酮康唑洗剂洗头,每天 1 次,连用 8 周。

4. **搽药**　可用 2% 碘酊、1% 联苯苄唑溶液或霜剂、1% 特比萘芬霜等外用抗真菌药涂于患处,每天 2 次,连用 8 周。

5. **消毒**　患者使用过的毛巾、帽子、枕巾、梳子等生活用品及理发工具要煮沸消毒。

脓癣治疗同上,切忌切开引流,避免造成更大的永久性瘢痕。急性炎症期可短期联用小剂量糖皮质激素,继发细菌感染可加用抗生素。

第二节　体癣和股癣

体癣(tinea corporis)指发生于除头皮、毛发、掌跖和甲以外的浅表部位的皮肤癣菌感染;股癣(tinea cruris)指腹股沟、会阴、肛周和臀部浅表皮肤上的皮肤癣菌感染,属于发生在特殊部位的体癣。

【病因和发病机制】

主要由红色毛癣菌(*T. rubrum*)、须癣毛癣菌(*T. mentagrophytes*)、疣状毛癣菌(*T. verrucosum*)、犬小孢子菌(*M. canis*)等感染引起。本病通过直接或间接接触传染,也可通过自身的手、足、甲癣等感染蔓延而引起。

【临床表现】

本病夏秋季节多发。肥胖多汗、糖尿病、慢性消耗性疾病、长期应用糖皮质激素或免疫抑制剂者为易感人群。

1. **体癣**　皮损初为红色丘疹、丘疱疹或小水疱,继而形成有鳞屑的红色斑片,边界清楚,边缘不断向外扩展,中央趋于消退,形成边界清楚的环状或多环状,且边缘常有丘疹、丘疱疹和水疱,中央可有色素沉着(图 12-2A)。亲动物性皮肤癣菌引起的皮损炎症反应明显。自觉瘙痒,可因长期搔抓刺激引起局部湿疹样或苔藓样改变。

2. **股癣**　好发于腹股沟部位,也常见于臀部,单侧或双侧发生。基本皮损与体癣相同(图 12-2B),部分患者可出现湿疹样改变。由于患处透气性差、潮湿、易摩擦,常使皮损炎症明显,瘙痒显著。

【诊断和鉴别诊断】

根据临床表现、直接镜检查到菌丝和(或)孢子,诊断一般不难。本病需与慢性湿疹、慢性单纯性苔藓、玫瑰糠疹等鉴别。

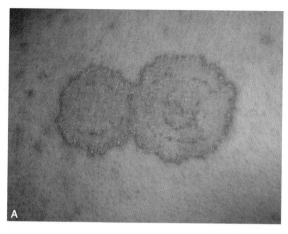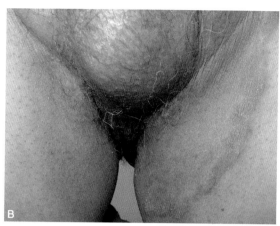

图 12-2　体癣和股癣

A：体癣；B：股癣

【预防和治疗】

应注意个人卫生，不与患者共用衣物、鞋袜、浴盆、毛巾等，内衣应宽松、透气；手、足、甲癣患者应积极治疗，减少自身传染的机会；应避免接触患畜。

本病以外用药物治疗为主，皮损泛发或外用药疗效不佳者可考虑系统药物治疗。

1. **外用药物治疗**　可用各种唑类、丙烯胺类等抗真菌药。强调坚持用药 2 周以上或皮损消退后继续用药 1~2 周以免复发。婴幼儿患者及在腹股沟等部位皮肤薄嫩处，应选择刺激性小、浓度较低的外用药，并保持局部清洁干燥。

2. **系统药物治疗**　可口服伊曲康唑或特比萘芬，与外用药物联合治疗可增加疗效。

第三节　手癣和足癣

手癣（tinea manus）指皮肤癣菌侵犯指间、手掌、掌侧平滑皮肤引起的浅表真菌感染，而足癣（tinea pedis）则主要累及足趾间、足跖、足跟、足侧缘。

【病因和发病机制】

本病主要由红色毛癣菌、须癣毛癣菌、石膏样小孢子菌和絮状表皮癣菌等感染引起，其中红色毛癣菌占 50%~90%。本病主要通过接触传染，用手搔抓患癣部位或与患者共用鞋袜、手套、浴巾、脚盆等是主要传播途径。

【临床表现】

手足癣（特别是足癣）是最常见的浅部真菌病，在全世界广泛流行。夏秋季发病率高。多累及成年人，男女比例无明显差别。足癣多累及双侧，往往由一侧传播至对侧，而手癣常见于单侧。根据临床特点不同，手足癣可分为 3 种类型：

1. **水疱型**　好发于指（趾）间、掌心、足跖及足侧缘。皮损初为针尖大小的深在水疱，疱液清，壁厚而发亮，不易破溃（图 12-3A），可融合成多房性大疱，撕去疱壁露出蜂窝状基底及鲜红糜烂面，干燥吸收后出现脱屑。瘙痒明显。

2. **鳞屑角化型**　好发于掌跖部及足跟，呈弥漫性皮肤粗糙、增厚、脱屑、干燥（图 12-3B），冬季易发生皲裂甚至出血，可伴有疼痛。一般无明显瘙痒。

3. **浸渍糜烂型（也称间擦型）**　好发于指（趾）缝，足癣尤以第 3~4 和 4~5 趾间多见。多见于手足多汗、浸水、长期穿胶鞋者，夏季多发。表现为皮肤浸渍发白，表面松软易剥脱，露出潮红糜烂面及渗液，常伴有裂隙（图 12-3C）。有明显瘙痒，继发细菌感染时有臭味。

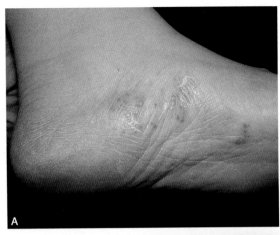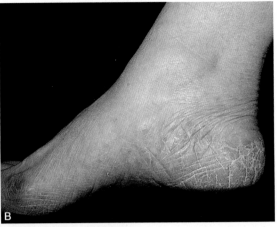

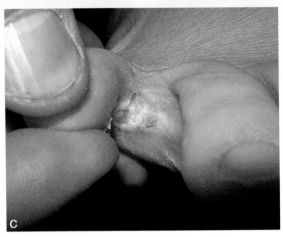

图 12-3 足癣
A:水疱型;B:鳞屑角化型;C:浸渍糜烂型

足癣(尤其浸渍糜烂型)易继发细菌感染,可出现急性淋巴管炎、淋巴结炎、蜂窝织炎或丹毒,炎症反应明显时还可引发局部湿疹样改变和癣菌疹。

【诊断和鉴别诊断】

根据手足癣的临床表现,结合真菌镜检和(或)培养可明确诊断。本病需与湿疹、汗疱疹、掌跖脓疱病、掌跖角化症、接触性皮炎等鉴别。

【预防和治疗】

手足癣要及时、彻底地治疗,伴甲真菌病者应同时治疗甲真菌病,消灭传染源;穿透气性好的鞋袜,保持足部干燥;不共用鞋袜、浴盆、脚盆等生活用品。

本病以外用药物治疗为主,疗程一般需要 1~2 个月;鳞屑角化型手足癣或外用药疗效不佳者,可考虑系统药物治疗。

1. **外用药物治疗** 应根据不同临床类型选择不同的处理方法,如水疱型应选择刺激性小的霜剂或水剂(如唑类霜剂或溶液等);浸渍糜烂型给予 3% 硼酸溶液、0.1% 依沙吖啶等湿敷,待渗出减少时再给予粉剂(如氧化锌粉、咪康唑粉等),皮损干燥后再外用霜剂、软膏等,不宜选用刺激性大、剥脱性强的药物;鳞屑角化型无皲裂时可用剥脱作用较强的制剂(如复方苯甲酸软膏等),必要时可采用封包疗法。

2. **系统药物治疗** 口服伊曲康唑或特比萘芬。足癣继发细菌感染时应联合抗生素,引发癣菌疹时应给予抗过敏药物治疗。

第四节　甲真菌病

由各种真菌引起的甲板和(或)甲下组织感染统称为甲真菌病(onychomycosis),而甲癣(tinea unguium)特指由皮肤癣菌感染所致的甲病。

【病因和发病机制】

甲真菌病主要由皮肤癣菌感染引起,其次为酵母菌和霉菌。皮肤癣菌包括红色毛癣菌、须癣毛癣菌、絮状表皮癣菌,其中红色毛癣菌占首位;酵母菌主要是念珠菌属(Candida)、马拉色菌属(Malassezia);其他霉菌包括柱顶孢霉属(Scytalidium)、短帚霉(Scopulariopsis brevicaulis)等。同一病甲偶可感染两种或两种以上的致病真菌。

甲真菌病多由手足癣直接传染,易感因素有遗传因素、系统性疾病(如糖尿病)、局部血液或淋巴液回流障碍、甲外伤或其他甲病等。

【临床表现】

甲真菌病在皮肤癣菌病中约占30%,手足癣患者中约50%伴有甲真菌病,患病率随年龄增长而升高。根据真菌侵犯甲的部位和程度的不同,可分为以下几种类型:

1. **白色浅表型**(superficial white onychomycosis,SWO)　致病真菌从甲板表面直接侵入引起。表现为甲板浅层有点状或不规则状白色浑浊,表面失去光泽或稍有凹凸不平(图12-4A)。

2. **远端侧位甲下型**(distal and lateral subungual onychomycosis,DLSO)　此型最常见,多由手足癣蔓延而来。真菌从一侧侵犯甲的远端前缘及侧缘,并使之增厚、灰黄浑浊,甲板表面凹凸不平或破损(图12-4B)。

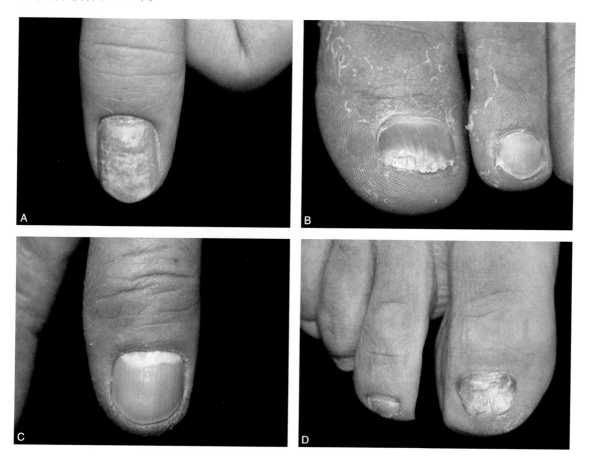

图12-4　甲真菌病
A:白色浅表型;B:远端侧位甲下型;C:近端甲下型;D:全甲毁损型

3. **近端甲下型**（proximal subungual onychomycosis，PSO） 真菌多通过受损甲小皮进入甲板及甲床。表现为甲半月和甲根部粗糙肥厚、凹凸不平或破损（图 12-4C）。

4. **全甲毁损型**（total dystrophic onychomycosis，TDO） 是各型甲真菌病发展的最终结果。表现为整个甲板被破坏、增厚，呈灰黄、灰褐色，甲板部分或全部脱落，甲床表面残留粗糙角化堆积物（图 12-4D）。

本病病程缓慢，若不治疗可迁延终身。一般无自觉症状，指甲甲板增厚或破坏可影响手指精细动作。趾甲增厚、破坏可引起疼痛，还可继发嵌甲及甲沟炎等表现。

【诊断和鉴别诊断】

根据甲变色、无光泽、增厚破损，结合真菌检查阳性即可确诊，必要时做组织病理学检查。本病需与甲营养不良、银屑病、扁平苔藓、慢性湿疹等所致甲病及甲下疣、甲下肿瘤等鉴别。

【预防和治疗】

因药物不易进入甲板且甲生长缓慢，故治疗较为困难，其关键在于坚持用药。

1. **外用药物治疗** 常用于白色浅表型和远端侧位甲下型的损害。先用小刀或指甲锉尽量去除病甲，再外用 30% 冰醋酸溶液或 3%～5% 碘酊，每天 2 次，疗程 3～6 个月，直至新甲长出为止；亦可采用 40% 尿素软膏封包使病甲软化剥离，再外用抗真菌制剂如 8% 环吡酮、5% 阿莫罗芬甲涂剂，疗程为 2～3 个月。手术拔甲目前较少采用。

2. **系统药物治疗** 伊曲康唑间歇冲击疗法，指甲需 2～3 个疗程，趾甲需 3～4 个疗程；特比萘芬连续服用，指甲疗程 6～8 周，趾甲疗程 12～16 周。与外用药物联合治疗可提高疗效。

第五节 花 斑 糠 疹

花斑糠疹（pityriasis versicolor）既往称花斑癣、汗斑，是马拉色菌侵犯皮肤角质层所引起的表浅感染。

【病因和发病机制】

马拉色菌属嗜脂酵母菌，是常见的人体寄居菌，引起花斑糠疹的病原真菌主要为球形马拉色菌（*Malassezia globosa*）。发病与高温潮湿、多脂多汗、营养不良、慢性疾病及应用糖皮质激素等因素有关，亦具有一定的遗传易感性。

【临床表现】

本病好发于青壮年，男性多见，以面颈、前胸、肩背、上臂、腋窝等皮脂腺丰富部位多发。皮损初为以毛孔为中心、边界清楚的点状斑疹，可为褐色、淡褐色、淡红色、淡黄色或白色，逐渐增大至指甲盖大小，圆形或类圆形，邻近皮损可相互融合成不规则大片状，表面覆以糠秕状鳞屑（图 12-5）。一般无自觉症状，偶有轻度瘙痒。病程慢性，冬轻夏重，如不治疗常持续多年，有一定的传染性。

【实验室检查】

皮损处鳞屑直接镜检可见成簇的圆形或卵圆形孢子和短粗、两头钝圆的腊肠形菌丝。标本在含植物油的培养基上 37℃ 培养 3 天，有奶油色酵母菌落生成。Wood 灯下皮损呈黄色或黄绿色荧光。

【诊断和鉴别诊断】

根据临床表现结合实验室检查，本病易诊断。本病需与白癜风、玫瑰糠疹、脂溢性皮炎等鉴别。

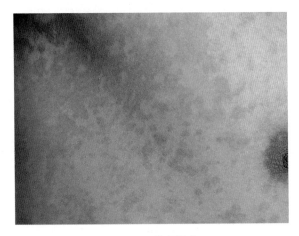

图 12-5 花斑糠疹

【预防和治疗】

患者应勤洗澡、勤换衣物,内衣应煮沸消毒。

本病以外用药治疗为主,可选用抗真菌外用制剂,如酮康唑霜、咪康唑霜、克霉唑霜等,疗程2~4周。2%酮康唑洗剂、20%~40%硫代硫酸钠溶液、2.5%二硫化硒外用也有效。皮损面积大、单纯外用疗效不佳者可口服抗真菌药。

第六节　马拉色菌毛囊炎

马拉色菌毛囊炎(Malassezia folliculitis)是由马拉色菌引起的毛囊炎性损害。

【病因和发病机制】

本病的病原菌多为球形马拉色菌,马拉色菌是人体正常寄生菌,在促发因素影响下(如长期使用糖皮质激素或广谱抗生素等),马拉色菌就可在毛囊内大量繁殖,其脂肪分解酶将毛囊部位的甘油三酯分解成游离脂肪酸,后者可刺激毛囊口产生较多脱屑并造成阻塞,使皮脂潴留,加之游离脂肪酸的刺激致毛囊扩张破裂,导致毛囊内容物释放入周围组织,产生炎症反应。

【临床表现】

本病多累及中青年,男性多于女性。好发于颈、前胸、肩背等部位,多对称发生。典型皮损为炎性毛囊性丘疹、丘疱疹或小脓疱,半球形,直径2~4mm,周边有红晕,可挤出粉脂状物质,常数十至数百个密集或散在分布(图12-6)。有不同程度的瘙痒,出汗后加重。患者常存在多汗、油脂溢出,可合并花斑糠疹和脂溢性皮炎。

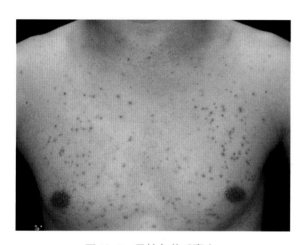

图12-6　马拉色菌毛囊炎

【诊断和鉴别诊断】

根据典型皮损及真菌镜检阳性,本病易于诊断。本病需与痤疮、细菌性毛囊炎、嗜酸性脓疱性毛囊炎等鉴别。

【预防和治疗】

应尽量祛除诱因,治疗原则基本同花斑糠疹。由于本病部位较深,应选择渗透性好的外用抗真菌药(如酮康唑霜、50%丙二醇),亦可辅以2%酮康唑洗剂或2.5%二硫化硒香波洗澡。对皮损泛发、炎症较重且外用药物治疗效果不好时,可联合口服抗真菌药。

第七节　念 珠 菌 病

念珠菌病(candidiasis)是由念珠菌属致病菌引起的感染,可累及皮肤、黏膜,也可累及内脏器官引起深部感染。

【病因和发病机制】

主要致病菌包括念珠菌属的白念珠菌(*Candida. albicans*)、光滑念珠菌(*C. glabrata*)、克柔念珠菌(*C. krusei*)、热带念珠菌(*C. tropicalis*)、季也蒙念珠菌(*C. guilliermondii*)、近平滑念珠菌(*C. parapsilosis*)、葡萄牙念珠菌(*C. lusitaniae*)等。

念珠菌是最常见的条件致病菌之一,存在于自然界及正常人的口腔、胃肠道、阴道及皮肤。感染的发生取决于真菌毒力和机体抵抗力两方面。真菌毒力与其分泌的各种蛋白酶及对上皮的黏附能力有关;宿主方面的易感因素有:①各种原因所造成的皮肤黏膜屏障作用降低;②长期、滥用广谱抗生素、糖皮质激素或免疫抑制剂;③内分泌紊乱造成机体内环境变化;④原发和继发性免疫功能下降。

【临床表现】

念珠菌病的临床表现多样,根据感染部位的不同,可分为皮肤黏膜念珠菌病和系统性念珠菌病两大类,每一类又可分为几种临床类型。

(一) 皮肤念珠菌病

1. 念珠菌性间擦疹(candidal intertrigo) 好发于婴幼儿、肥胖多汗者和糖尿病患者的腹股沟、会阴、腋窝、乳房下等皱褶部位,从事浸水作业者常发生于指间(尤其第3、4指间)。皮损为局部潮红、浸渍、糜烂,界限清楚,边缘附着鳞屑,外周常有散在炎性丘疹、丘疱疹及脓疱(图12-7A)。自觉瘙痒或疼痛。

2. 念珠菌性甲沟炎及甲真菌病(candidal paronychia and onychomycosis) 多累及浸水工作者和糖尿病患者。好发于指甲及甲周。甲沟炎表现为甲沟红肿,有少量溢出液但不化脓,甲小皮消失,重者可引起甲床炎,自觉痛痒。甲真菌病表现为甲板增厚浑浊,出现白斑、横沟或凹凸不平,甲下角质增厚堆积或致甲剥离。

3. 其他皮肤念珠菌病 如慢性皮肤黏膜念珠菌病和念珠菌性肉芽肿(图12-7B)。

(二) 黏膜念珠菌病

1. 口腔念珠菌病(oral candidiasis)及念珠菌性口角炎 口腔念珠菌病以急性假膜性念珠菌病(又称鹅口疮)最常见。多累及老人、婴幼儿及免疫功能低下者(尤其是艾滋病患者),新生儿可通过母亲产道被感染。一般起病急、进展快,在颊黏膜、上腭、咽、牙龈、舌等部位出现凝乳状白色斑片,紧密附着于黏膜表面,不易剥除(假膜),用力剥离假膜后露出潮红糜烂面(图12-7C)。老年人尤其镶义齿者可发生慢性增生性口腔念珠菌病,表现为增生性白斑。

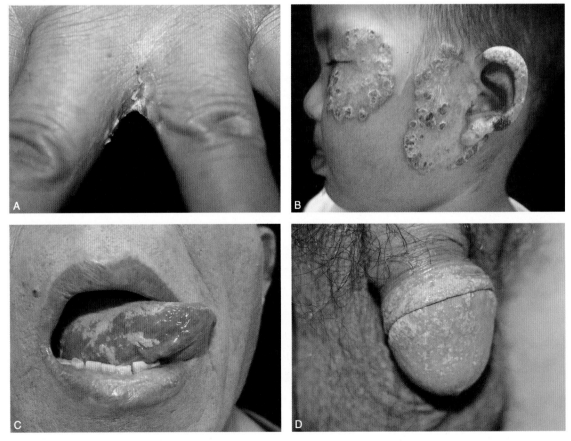

图12-7 皮肤念珠菌病
A:念珠菌性间擦疹;B:念珠菌性肉芽肿;C:口腔念珠菌病;D:念珠菌性包皮龟头炎

念珠菌性口角炎最初表现为口角处见界限不清、浅灰白色的增厚斑,继而转变为蓝白色,相邻皮肤呈红斑鳞屑性改变,可伴皲裂、浸渍和结痂,常与鹅口疮或其他类型念珠菌病伴发。

2. 外阴阴道念珠菌病（vulvovaginal candidiasis）　　多累及育龄期妇女,可通过性接触传染。表现为外阴及阴道黏膜红肿,白带增多,呈豆渣样、凝乳块状或水样,带有腥臭味。自觉瘙痒剧烈或灼痛。部分患者可反复发作,称复发性外阴阴道念珠菌病。妊娠、糖尿病、长期应用广谱抗生素等是复发的主要原因。

3. 念珠菌性包皮龟头炎（candidal balanoposthitis）　　多累及包皮过长或包茎的男性,可通过性接触传染。表现为包皮内侧及龟头弥漫性潮红,附着乳白色斑片,可有多发性针帽大的红色小丘疹,伴有脱屑,可波及阴囊产生红斑和脱屑(图12-7D)。自觉瘙痒或无明显自觉症状。

（三）系统念珠菌病

当宿主防御功能降低,念珠菌可引起系统性播散,高危人群如白血病、淋巴瘤、艾滋病、虚弱和营养不良等免疫防御功能低下者。临床表现可有多种形式,侵犯消化道可表现为食管炎、肠炎,侵犯呼吸道可表现为支气管炎、肺炎,侵犯泌尿系统可表现为肾盂肾炎、膀胱炎等。严重者可发生念珠菌血症,并可累及肝、脾等多脏器,常导致死亡。

【诊断和鉴别诊断】

念珠菌病的临床表现多样,诊断应根据临床特点及真菌学检查。鉴于念珠菌是人体常驻菌,来自皮肤、黏膜、痰、粪的标本培养阳性或镜检只见到少数孢子时,只能说明有念珠菌存在,不能诊断为念珠菌病,只有镜检看到大量出芽孢子、假菌丝或菌丝,才说明该菌处于致病状态。若血液、密闭部位的体腔液、深部组织标本培养出念珠菌即可确诊为深部感染。必要时做组织病理学检查。

念珠菌病应与湿疹、尿布皮炎、细菌性甲沟炎、暗色真菌病、口腔扁平苔藓及黏膜白斑、地图舌、细菌性及滴虫性阴道炎等鉴别。真菌学检查是主要的鉴别诊断手段。

【预防和治疗】

治疗原则为祛除诱发因素、积极治疗基础疾病,必要时给予支持疗法。

1. 外用药物治疗　　主要用于皮肤黏膜浅部感染。口腔念珠菌病可外用1%~3%克霉唑液、制霉菌素溶液(10万 U/ml)或1%~2%甲紫溶液;皮肤间擦疹和念珠菌性龟头炎可外用抗真菌溶液或霜剂;阴道念珠菌病根据病情选用制霉菌素、克霉唑或咪康唑栓剂。

2. 系统药物治疗　　主要用于大面积和深部皮肤念珠菌病、复发性生殖器念珠菌病、甲沟炎及甲念珠菌病。外阴阴道念珠菌病、包皮龟头炎,可口服氟康唑或伊曲康唑;甲念珠菌病、慢性皮肤黏膜念珠菌病需根据病情用药2~3个月或更长;肠道念珠菌病首选制霉菌素口服;呼吸道及其他脏器念珠菌病可用氟康唑静脉注射,伏立康唑口服或静脉注射,两性霉素 B 与氟胞嘧啶也可使用或联合应用。

第八节　着色芽生菌病

着色芽生菌病(chromoblastomycosis)是由一组暗色真菌引起的皮肤及皮下组织慢性感染。

【病因和发病机制】

主要病原菌是裴氏着色霉（*Fonsecaea pedrosoi*）、疣状瓶霉（*Phialophora verrucosa*）和卡氏枝孢霉（*Cladosporium carrionii*）、紧密着色霉（*F. compacta*）、*monophora* 着色霉（*F. monophora*）。这些真菌存在于泥土和腐烂的植物上,主要通过孢子从皮肤破损处植入而引起感染。

【临床表现】

本病在世界各地均有报道,但以热带和亚热带地区发病率高。我国以广东、广西、山东、河南多见。常见于户外活动和赤足者(如农业、林业劳动者),近年来有器官移植后继发本病的报道。

本病病程为慢性,常有局部外伤史,可累及各年龄组,以中青年多见,男性多于女性。皮损好发于暴露部位,尤以足、小腿和手臂多见,亦有发生于面、耳、胸、肩、臀部者。皮损初为真菌侵入处的单个

炎性丘疹,逐渐扩大并形成暗红色结节或斑块,
表面呈疣状、菜花状或覆盖污褐色痂,痂上有散
在的针帽大小黑褐色小点,痂下常有脓液溢出,
揭开痂后可见颗粒状或乳头状肉芽,肉芽之间
常有脓栓,在斑块或结节周围呈暗红色炎性浸
润带(图12-8)。自觉症状不明显,继发细菌感
染或溃疡时有疼痛。病程进展缓慢,可发展成
疣状皮肤结核样、梅毒树胶肿样、银屑病样、足
菌肿或象皮肿样皮损。病变偶可侵及黏膜,甲
周损害可波及甲板,表现为甲板变厚、浑浊或明
显崎状隆起,甲下鳞屑堆积。

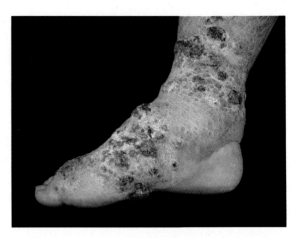

图12-8　着色芽生菌病

本病晚期可沿周围淋巴管播散,出现卫星
状皮损,亦可经血行播散引起系统性损害。

【组织病理学】

表皮内有炎症细胞浸润和以中性粒细胞为主的小脓肿形成;真皮浅层有广泛的炎症细胞浸润,在
异物巨细胞内和小脓肿处可见棕色圆形厚壁孢子。

【诊断和鉴别诊断】

根据外伤部位发生慢性化脓性肉芽肿或疣状皮损,结合真菌检查和组织病理学检查,见到单个或
成群的棕黄色厚壁孢子即可诊断,真菌培养可初步明确致病菌种。

本病早期应与固定型孢子丝菌病、皮肤结核、梅毒、鳞状细胞癌等鉴别。

【治疗】

1. **系统药物治疗**　伊曲康唑或特比萘芬口服,疗程至少6个月。两性霉素B、氟胞嘧啶也有一定
的疗效。

2. **外用药物治疗**　外用含渗透剂的抗真菌药物有效,也可病灶内注射两性霉素B 1~3mg/ml,每
周1~2次。

3. **其他治疗**　小面积皮损可用直接切除、CO_2激光、电烧灼、冷冻、热疗等方法,较大面积皮损切
除后需植皮,但应防止术中污染而引起播散。

皮损泛发且有肥厚瘢痕生成者疗效欠佳,用药时间需延长。应注意定期监测,预防药物不良反应
的发生。

第九节　孢子丝菌病

孢子丝菌病(sporotrichosis)是由申克孢子丝菌复合体(*Sporothrix schenckii complex*)引起的皮肤、皮
下组织、黏膜和局部淋巴系统的慢性感染,偶可播散至全身引起多系统损害。

【病原学、病因和发病机制】

孢子丝菌复合体分为6个菌种,包括申克孢子丝菌(*S. schenckii*)、球形孢子丝菌(*S. globosa*)、巴西
孢子丝菌(*S. brasiliensis*)、墨西哥孢子丝菌(*S. mexicana*)、卢艾里孢子丝菌变种(*S. luriei*)以及白孢子
丝菌(*S. pallida*),我国致病菌主要是球形孢子丝菌。该菌广泛存在于自然界中,是土壤、木材及植物
的腐生菌,皮肤外伤后接触到被孢子丝菌污染的物质是该病传播的主要途径。孢子偶可经呼吸道侵
入肺部或血行播散至内脏及骨骼。

【临床表现】

本病遍布全球,我国东北地区多见,多发于农民、矿工、造纸工人、园丁。本病一般可分为4型:

1. **固定型** 最常见,好发于面、手背及双上肢、颈部、躯干、下肢等暴露部位,常局限于初发部位。表现为丘疹、脓疱、疣状结节、浸润性斑块、脓肿、溃疡、肉芽肿、脓皮病样或呈坏疽样等多形性改变(图12-9A)。

2. **淋巴管型** 较常见,原发皮损常在四肢远端,孢子由外伤处植入,经数日或数个月后局部出现一皮下结节,逐渐呈紫红色或中心坏死形成溃疡,伴有脓液或厚痂(孢子丝菌性初疮),数天乃至数周后,沿淋巴管向心性出现新的结节,排列成串,但引起淋巴结炎者甚少(图12-9B)。旧皮损愈合的同时新皮损不断出现,病程延续数个月乃至数年。

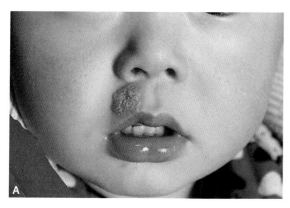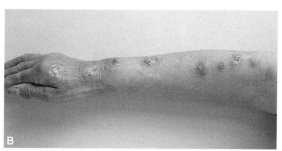

图12-9 孢子丝菌病
A:固定型;B:淋巴管型

3. **播散型** 偶见,可继发于皮肤淋巴管型或由自身接种所致,于远隔部位出现多发性实质性皮下结节,继而软化形成脓肿,日久可溃破。皮损可为多形性改变。

4. **皮肤外型** 罕见,又称内脏型或系统性孢子丝菌病,多累及免疫力低下者,由血行播散引起,吸入孢子可发生肺孢子丝菌病,还可侵犯骨骼、眼、中枢神经系统、心、肝、脾、胰、肾、睾丸及甲状腺等器官。

【组织病理学】

早期病变表现为真皮非特异性肉芽肿;成熟皮损典型改变为"三区病变":中央以中性粒细胞浸润为主的化脓区;周围由组织细胞、上皮细胞和多核巨细胞组成;外层多为浆细胞、淋巴细胞浸润。PAS染色可见圆形、雪茄形孢子和星状体。

【实验室检查】

直接镜检阳性率低;真菌培养初为乳白色酵母样菌落,后发展为咖啡色或黑色有褶皱的菌落。

【诊断和鉴别诊断】

根据临床表现、真菌培养和组织病理检查可明确诊断。本病需与皮肤结核、着色芽生菌病、梅毒树胶肿、脓皮病及皮肤肿瘤等鉴别。

【预防和治疗】

流行区应对污染的腐物、杂草焚烧,尽量消除传染源,切断传染途径;从事造纸、农牧业的人员应做好个人防护;一旦发生皮肤外伤要及时处理,以免感染。

1. **系统药物治疗** 碘化钾既往为治疗孢子丝菌病的首选药,常用10%碘化钾溶液,总疗程3~6个月,其治疗机制仍不清楚。目前伊曲康唑为治疗孢子丝菌病的一线用药,疗程一般3~6个月,有较好的安全性,治愈率较高。或特比萘芬,疗程3~6个月。系统感染者可用两性霉素 B。

2. **物理治疗**　局部温热疗法可控制组织内真菌生长,温度应达 40 ~ 43℃,早晚各 1 次,每次 30 分钟,部分患者可在 1 ~ 4 个月内治愈。

3. **联合治疗**　治疗效果不佳时,可考虑联合治疗。

(李福秋)

第十三章　动物性皮肤病

在动物界能侵犯人体引起皮肤损害的门类较多,包括皮肤猪囊虫病、蝇蛆病、刺胞皮炎等,其流行病学、临床表现和防治策略各有特点。临床上以昆虫及寄生虫最为常见。其机制主要有:①蚊、螺、臭虫等的口器或尾钩叮咬机械损伤皮肤;②桑毛虫等虫类的刺毛、鳞片、分泌物、排泄物以及蜈蚣、蝎、蜘蛛等刺蜇人时排出毒液刺激皮肤,引起局部或全身反应;③昆虫的毒腺或唾液内含多种抗原引起Ⅰ型超敏反应;④昆虫口器留在组织内或以寄生虫直接钻入皮内移行引起炎症反应、肉芽肿性丘疹或结节。临床表现取决于昆虫种类和个体反应差异。如明确致病昆虫时应诊断为其所致的独立皮肤病(如疥疮、隐翅虫皮炎等),若致病昆虫种类不能确定,则统称为虫咬皮炎。

第一节　疥　　疮

疥疮(scabies)是由疥螨(*Sarcoptes scabiei*)寄生于皮肤所致的传染性皮肤病。

【病因和发病机制】

疥螨又称疥虫,分为人疥螨和动物疥螨,人的疥疮主要由人疥螨引起。疥螨大小0.2~0.4mm,体小呈圆形或卵圆形,黄白色,腹侧前后各有2对足,体表有多数棘刺。雌虫较大,腹部中央有产卵孔,后缘有肛门,雄虫较小,与雌虫交尾后即死亡。疥螨为表皮内寄生虫,雌虫受精后钻入皮肤角质层内掘成隧道,在其内产卵,经1~2个月排卵40~50个后死亡,卵经3~4天后孵成幼虫,幼虫爬出皮肤表面藏匿于毛囊口内,经3次蜕皮发育为成虫,从卵到成虫约需15天。疥螨离开人体后可存活2~3天,可通过气味和体温寻找新的宿主。

本病为接触传染,集体宿舍或家庭内易发生流行,同睡床铺、共用衣被甚至握手等行为均可传染。动物疥螨亦可感染人,但因人的皮肤不是其合适栖息地,人感染后症状较轻,有自限性。

【临床表现】

疥螨易侵入指缝、手腕、肘窝、腋窝、乳晕、脐周、外生殖器等皮肤薄嫩部位和前臂、下腹及臀部等,成人很少累及头皮和面部,但在免疫受损者和婴儿可累及所有皮肤。皮损多对称,表现为丘疹、丘疱疹及隧道,丘疹约小米粒大小,淡红色或正常肤色,可有炎性红晕;丘疱疹约小米粒大,多见于指缝、腕部等处;隧道为灰白色或浅黑色浅纹,弯曲微隆起,末端可有丘疹和小水疱,为雌虫停留处,有的因搔抓或继发感染、湿疹化及苔藓样变者不易见到典型隧道,儿童可在掌跖等处见到隧道;在阴囊、阴茎、龟头等处发生直径3~5mm的暗红色结节,称疥疮结节,为疥螨死后引起的异物反应(图13-1)。高度敏感者皮损泛发,可有大疱。病程较长者可有湿疹样、苔藓样变,继发细菌感染而发生脓疱疮、毛囊炎、疖、淋巴结炎及肾炎等。剧痒,尤以夜间为甚。

经常洗澡、不正规治疗者皮损可失去典型性,增加诊断困难。有感觉神经病变、智障、严重体残、严重免疫功能下降者,易发生结痂性疥疮(挪威疥疮),表现为大量鳞屑、结痂、红皮病或疣状斑块,累及全身,寄生疥螨密集,传染性极强。

【实验室检查】

用皮肤镜观察可看到匍行性隧道,远端可看到圆形疥虫,顶端呈三角翼样结构,紫外线皮肤镜观察到隧道显示间断亮白色荧光。用墨水染色后观察可见到远端的疥虫和隧道里的虫卵。刮取皮肤标本中可找到疥螨和虫卵。

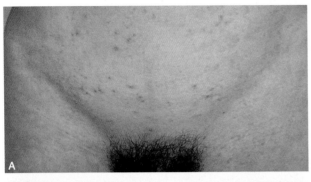
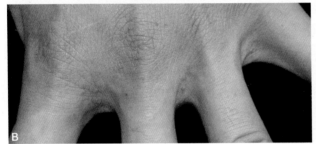
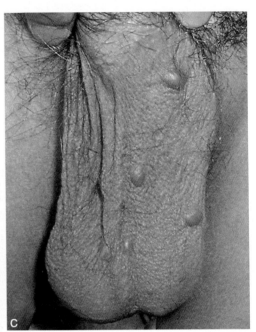

图 13-1　疥疮
A:下腹部;B:指缝;C:疥疮结节

【诊断和鉴别诊断】

根据接触传染史,皮肤柔嫩部位有丘疹、水疱及隧道,阴囊有瘙痒性结节,夜间瘙痒加剧等,不难诊断。皮肤镜特点和镜检找到疥螨或虫卵可确诊。应与痒疹、皮肤瘙痒症、虱病、湿疹等进行鉴别。

【预防和治疗】

注意个人卫生,一旦确诊应立即隔离,并煮沸消毒衣服和寝具。家庭内成员或集体生活者应同时治疗。治疗以外用药为主,对瘙痒严重者可辅以镇静止痒药睡前内服,继发感染时应同时局部或系统用抗生素。

1. **外用药物治疗**　应从颈部(婴儿包括头面)到足涂遍全身,不要遗漏皮肤皱襞处、肛门周围和指甲的边缘及甲襞。用药期间不洗澡,不更衣,以保持药效。一次治疗未愈者,需间隔 1～2 周后重复使用。可选下列之一:

(1)10% 硫黄软膏(婴幼儿用 5%):先用热水和肥皂洗澡后用药,自颈部以下涂布全身,每天 1～2 次,连续 3～4 天为一疗程。

(2)5% 三氯苯醚菊酯霜(permethrin,扑灭司林,苄氯菊酯):是合成除虫菊酯,可杀死疥螨但对人毒性极低。外用后 8～10 小时后洗去。

(3)25% 苯甲酸苄酯乳剂:杀虫力强,刺激性低,每天外用 1～2 次,共 2～3 天。

(4)阴囊、外阴处的疥疮结节难以消退,可外用或结节内注射糖皮质激素,也可液氮冷冻或手术切除结节。

2. **系统药物治疗**　伊维菌素(ivermectin)单次口服,适于外用药物无效或结痂性疥疮。

第二节　毛虫皮炎

毛虫皮炎(caterpillar dermatitis)是毛虫的毒毛或毒刺进入皮肤后,其毒液引起的瘙痒性、炎症性皮肤病。

【病因和发病机制】

常见致病毛虫有桑毛虫、松毛虫和刺毛虫。桑毛虫为桑毒蛾的幼虫,有200万~300万根毒毛,内含激肽、脂酶及其他多肽;松毛虫是松蛾的幼虫,每条虫有1万多根毒毛,有倒刺状小棘,末端尖锐刺入皮肤后不易拔出;刺毛虫的毒液含斑蝥素。毛虫的毒毛极易脱落,随风飘到人体表或晾晒的衣物上,进入皮肤后,毒液的原发刺激作用导致发病。

【临床表现】

好发于夏秋季,干燥、大风季节易流行,户外活动、树荫下纳凉者易患病。先有剧痒,继之出现绿豆至黄豆大小的水肿性红斑、斑丘疹、丘疱疹、风团样损害,中央常有一针尖大小的黑色或深红色刺痕,数个至数百个不等。好发于颈、肩、上胸部及四肢屈侧,皮损常成批出现,剧痒。可出现恶心、呕吐及关节炎。病程约1周,反复接触毒毛或经常搔抓者可持续2~3周。毒毛进入眼内可引起结膜炎、角膜炎,若处理不当可致盲。

【实验室检查】

用透明胶带紧贴于皮损表面,再将胶带放在滴有二甲苯的载玻片上镜检,可找到毒毛;用皮肤镜在皮损部位常可见刺入或横卧于皮沟中的毒毛。

【诊断和鉴别诊断】

根据发病季节、流行地区、皮损分布特点、自觉症状及查到毒毛可以确诊。

【预防和治疗】

采用药物喷洒或生物防治消灭毛虫及其成蛾;在有毛虫的环境不要位于下风方向作业,应穿戴防护衣帽。

发病后应尽量去除毒毛,止痒、消炎,防止继发感染。氧化锌橡皮膏或透明胶带反复粘贴皮损部位可粘除毒毛。接触松毛虫及其污染物后,立即用肥皂、草木灰等碱性水擦洗。局部外用止痒、保护性药物,如1%薄荷炉甘石洗剂及糖皮质激素霜。皮损泛发剧痒者可服抗组胺药物,严重者可内服糖皮质激素。松毛虫所致骨关节炎应以消炎止痛为主。

第三节　隐翅虫皮炎

隐翅虫皮炎(paederus dermatitis)是皮肤接触隐翅虫体内毒液后所致的接触性皮炎。

【病因和发病机制】

隐翅虫属昆虫纲,鞘翅目,夏秋季节活跃,夜间常围绕灯光飞行,停留于皮肤上的虫体被拍打或压碎后,其体内的强酸性(pH 1~2)毒液导致发病。

【临床表现】

夏秋季节雨后闷热天气易发病。多累及面部、颈、四肢及躯干等暴露部位。接触毒液数小时到2天后,局部出现条状、片状或点簇状水肿性红斑,其上密集丘疹、水疱及脓疱,部分损害中心脓疱融合成片(图13-2),可继发糜烂、结痂及表皮坏死,若发生于眼睑或外阴则明显肿胀。有瘙痒、灼痛和灼热感。反应剧烈或范围较大者可伴发热、头晕、局部淋巴结肿大。病程约1周,愈后可留下暂时性色素沉着。

【诊断和鉴别诊断】

根据典型皮损、自觉症状、有隐翅虫接触史等可确诊。应与接触性皮炎、急性湿疹等鉴别。

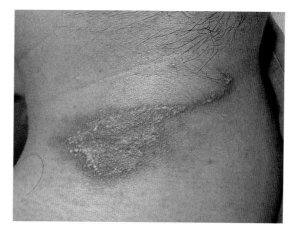

图13-2　隐翅虫皮炎

【预防和治疗】

夜间关好纱窗和蚊帐。当虫子落到皮肤上时应小心吹赶,不要在皮肤上将虫打死或压碎。用清水冲洗后可选用 1:5000~1:8000 高锰酸钾溶液、0.1% 依沙吖啶溶液、生理盐水、5% 碳酸氢钠溶液或 1:10 聚维酮碘溶液湿敷。红斑损害可选用炉甘石洗剂或糖皮质激素霜等。可用新鲜马齿苋捣烂敷于患处,每天 2~3 次,或者南通蛇药片 6~8 片,加水调成糊状局部外用。有感染者可外用抗生素软膏。病情严重者可短期系统使用糖皮质激素。

第四节　虱　病

虱病(pediculosis)是由虱寄生于人体,反复叮咬吸血引起的传染性皮肤病。本病通过人与人之间直接接触传播(阴虱为性传播疾病),亦可通过被褥、衣帽等物品间接接触传播。

【病因和发病机制】

虱为昆虫纲节肢动物,属体外寄生虫。可分为头虱、体虱和阴虱,各有相对宿主特异性和寄生部位特异性。阴虱的卵适于黏附在阴毛上,而体虱的卵则适于黏附于织物纤维上。虱用口器刺入皮肤吸血时,其机械损伤和毒性分泌物刺激是致病因素,体虱还可传播回归热和斑疹伤寒。

【临床表现】

1. 头虱病(pediculosis capitis)　头虱主要发生在儿童,成人偶受累。在头发上易发现头虱及虱卵,虱叮咬处有红斑、丘疹。瘙痒激烈,因搔抓致头皮抓破及血痂,重者浆液渗出可使头发粘连成束并散发臭味,易继发感染致脓疱或疖病、淋巴结炎或湿疹样变。

2. 体虱病(pediculosis corporis)　在内衣衣领、裤腰、裤裆、衣缝等处易发现体虱及虱卵,数量多时可到头巾、被褥上。患处可见叮咬所致的红斑、丘疹或风团,常伴线状抓痕及血痂,有时可继发感染而发生脓疱或疖病,久之可发生苔藓样变及色素沉着。

3. 阴虱病(pediculosis pubis)　患者或其配偶有不洁性接触史,或发病前曾在外住宿。阴毛部剧烈瘙痒,晚间为甚,其配偶或性伴侣可有类似症状,主要局限于耻骨部,也可发生在肛周、下腹部、腋部等处,累及阴毛、腋毛、毳毛、睫毛,在儿童还可累及头发。可见阴毛上黏附有灰白色砂粒样颗粒(虱卵)和缓慢移动的阴虱,阴虱也可一半钻入皮内,一半露于皮外。皮损为抓痕及血痂,或散在片状蓝色出血瘀斑(图 13-3A),患者内裤上常有点状污褐色血迹,为阴虱吸血处出血所致。皮肤镜检查,可见毛干及根部虫卵与幼虫(图 13-3B)。过度搔抓可继发毛囊炎和疖。

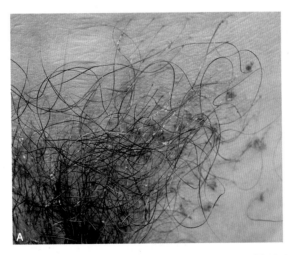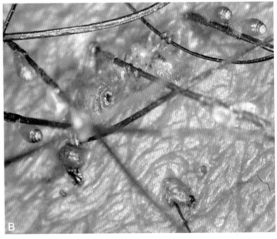

图 13-3　阴虱
A:阴毛及根部表现;B:皮肤镜表现

【诊断和鉴别诊断】

依据临床表现及传染史,查见虱成虫或虱卵可确诊,皮肤镜可观察到成虫、虫卵和孵化后的卵壳。应与瘙痒症、痒疹、疥疮结节等鉴别,这些病变也可与阴虱同时存在。

【预防和治疗】

虱病是传染病,应防治并重,避免接触患者,严格消毒污染物。

头虱患者应剃头后搽药,女性患者用密篦子将虱和虱卵篦尽,再外用50%百部酊、25%苯甲酸苄酯乳剂搽遍头发,每天2次,第3天用热水肥皂洗头,彻底消毒用过的梳、篦、帽子、头巾及枕套等。患体虱时衣被等还应煮沸消毒。阴虱应剃除阴毛后外用30%百部酊、10%硫黄软膏、0.3%除虫菌酯或25%苯甲酸苄酯乳剂。凡士林外用可阻塞虱的呼吸道和消化道致虱死亡,对虱卵无杀死作用,但在剃去阴毛和消毒内裤等措施配合下,仍有较好疗效;凡士林无毒无刺激性,适用于孕妇或局部皮肤有破损或炎症者。应同时检查并治疗与患者直接接触者。

第五节 虫咬皮炎

虫咬皮炎(insect bite dermatitis)可由螨虫、蚊、蠓、臭虫、跳蚤、蜂、蜱等昆虫叮咬或毒汁刺激引起。其共同特点是皮损处可见针尖大小咬痕,自觉瘙痒,严重程度与昆虫种类、数量和患者敏感性相关。循证医学研究认为传统上的"丘疹样荨麻疹"就是节肢动物叮咬后发生的局部皮肤过敏和炎症反应,从病因学上应属于虫咬皮炎。损伤的皮肤易继发细菌等感染。

【病因和发病机制】

螨虫为肉眼刚能见到的微小昆虫。农民收割谷物时被蒲螨叮咬皮肤所致的皮炎称谷痒症(grain itch),而粉螨及尘螨以腐败有机物为食而不吸血液,其致病机制为分泌物、排泄物或尸体碎屑等引起的过敏反应。

蚊属昆虫纲双翅目,主要有按蚊、库蚊和伊蚊,只有雌蚊才叮人吸血。人体表的水分、温度、二氧化碳、雌激素以及汗液中的乳酸都能吸引蚊虫。

蠓属双翅目蠓科,成虫体长1～3mm,因黑色或深褐色俗称"墨蚊",多栖息于树丛、竹林、杂草、洞穴等处,仅雌蠓吸血,在白昼、黎明或黄昏成群活动。

臭虫属昆虫纲异翅亚目臭虫科,白天躲在床缝或床垫、枕头、被褥、帐角、地板缝等处,夜晚爬到人皮肤上吸血。臭虫在吸血时无疼痛感,往往起床后才发现内衣或床单上有血迹。

跳蚤体较小而扁平,有刺吸式口器,后腿较长,有超常跳跃能力,可从一个宿主跳到另一个宿主。最常见的叮人跳蚤是猫蚤和狗蚤,此外还有人蚤、鼠蚤和鸡蚤等。

蜂种类很多,常见蜜蜂、黄蜂、大黄蜂、土蜂等,其尾部毒刺蜇入皮肤而致病。蜂毒含有组胺、透明质酸酶、磷脂酶A及含有酸性磷酸酶活性的高分子物质等。

蜱属于蛛形纲、蜱螨目,分硬蜱和软蜱,为人、畜及野生动物的体外寄生虫,常栖居于野外及动物巢穴处。蜱生活史分卵、幼虫、稚虫(若虫)、成虫4个时期,不仅叮咬动物和人皮肤吸吮血液,又是螺旋体、立克次体、病毒、细菌感染等的传播媒介,引起多种蜱媒疾病。蜱可在体表停留一至数日,白天或夜间吸血时将螯肢和口下板刺入宿主皮内,口器牢牢地固定在宿主皮肤上,并分泌抗凝剂及毒性物质注入皮内。

【临床表现】

1. **螨虫皮炎(mite dermatitis)** 皮损为水肿性风团样丘疹、丘疱疹或瘀斑,其上有小水疱,偶尔为大疱,常伴有抓痕与结痂(图13-4)。严重者可出现头痛、关节痛、发热、乏力、恶心等全身症状,个别患者可发生哮喘、蛋白尿,血中嗜酸性粒细胞增高。

2. **蚊虫叮咬(mosquito sting)** 被蚊虫叮咬后可毫无反应,或在皮肤上出现瘀点、风团、丘疹或瘀斑,自觉剧痒。婴幼儿被叮咬后可发生血管性水肿,包皮、手背、面部等暴露部位易受累。严重者

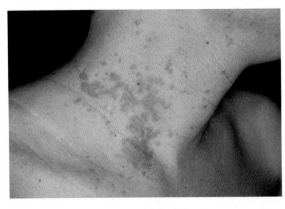

图 13-4   螨虫皮炎

发生即刻过敏反应、延迟过敏反应甚至全身反应。初到疫区者常发生风团样丘疹，可延续 1 周左右。

3. 蠓叮咬（heleidae bite）   发生在皮肤暴露处，被叮咬后出现局部瘀点或水肿性红斑、风团样丘疹及水疱，奇痒难忍，甚至引起全身性过敏反应。

4. 臭虫叮咬（cimicosis）   叮咬后数小时可出现风团样丘疹和瘙痒，皮损中央有针尖大小瘀点、水疱、大片红斑或紫癜，伴有剧烈瘙痒和疼痛。臭虫可在一晚上多次叮咬，形成线状损害，常因搔抓而致色素沉着。

5. 跳蚤叮咬（flea sting）   跳蚤一般在人体停留数分钟到数小时，在吸血处形成带出血点的红色斑丘疹，损害常成群分布。对蚤唾液过敏者可有水疱、红斑或紫癜。

6. 蜂蜇伤（bee sting）   蜂蜇后局部立即明显疼痛、烧灼感及痒感，很快出现红肿，中央有一瘀点，甚至形成水疱、大疱损害，偶可引起组织坏死。被多数蜂蜇伤时，可产生大面积肿胀，少数有恶心、呕吐、畏寒、发热等全身症状。由于组胺作用可产生肿胀性红斑、风团、血管性水肿，严重者发生过敏性休克。蜇伤后 7~14 天可发生血清病样迟发型过敏反应（如发热、荨麻疹及关节痛）。

7. 蜱叮咬（tick bite）   叮咬时不觉疼痛，1~2 天后轻者局部红斑，中央有一虫咬的瘀点或瘀斑，重者瘀点周围红斑出现水肿或丘疹、水疱，可伴有畏寒、发热、头痛、腹痛、恶心、呕吐等"蜱咬热"症状。后期可出现结节，抓破后形成溃疡。

【诊断和鉴别诊断】

昆虫叮咬与季节和个人的生活环境密切相关，仔细询问可能的昆虫暴露史是诊断的重要线索，皮肤镜观察到被叮咬后的咬痕或靶样损害，是确定诊断的直接证据。应与荨麻疹、水痘、接触性皮炎等鉴别。

【预防和治疗】

注意个人和职业防护，避免与宠物、家禽接触，野外穿长衣袖并扎紧袖口裤管等，可用含二氯二苯三氯乙烷（DDT）、含除虫菊酯类的杀虫剂对环境消毒。高敏人群应随身携带急救药盒，其内包括肾上腺素、注射器以及抗组胺药物等。

各种虫咬皮炎症状轻微者局部外用糖皮质激素霜，内服抗组胺药物；皮损泛发、过敏反应重者可短期口服糖皮质激素（如泼尼松）。

蜂蜇后应立即将毒刺拔除并挤出毒液，再用水冲洗，局部用冰块或冷湿敷；中毒严重有明显全身症状者应积极抢救。

发现蜱叮咬皮肤时不可强行拔除，以免撕伤皮肤及将口器折断在皮内，可用乙醚或局麻药涂在蜱头部，待其自行松口后用镊子轻轻拉出并消毒伤口，若口器残存则需局麻后手术取出。继发细菌感染应局部或系统应用抗生素。

（冉玉平）

第十四章　皮炎和湿疹

皮炎湿疹类疾病是皮肤科最常见的一类疾病,其特点是瘙痒,皮损为多形性。"皮炎"和"湿疹"常被认为是同义词,但有些学者认为"皮炎"包含了各种类型的皮肤炎症,因此湿疹属于皮炎,但并非所有皮炎都是湿疹。本章包括接触性皮炎、特应性皮炎、淤积性皮炎和湿疹。

第一节　接触性皮炎

接触性皮炎(contact dermatitis)是由于接触某些外源性物质后,在皮肤黏膜接触部位发生的急性或慢性炎症反应。

【病因】

根据发病机制的不同,可将病因分为原发性刺激物和接触性致敏物(表14-1,表14-2)。

表 14-1　常见原发性刺激物

无机类
酸类:硫酸、硝酸、盐酸、氢氟酸、铬酸、磷酸、氯碘酸等
碱类:氢氧化钠、氢氧化钾、氢氧化钙、碳酸钠、氧化钙、硅酸钠、氨等
金属元素及其盐类:锑和锑盐、砷和砷盐、重铬酸盐、氯化锌、硫酸铜等
有机类
酸类:甲酸、醋酸、苯酚、水杨酸、乳酸等
碱类:乙醇胺类、甲基胺类、乙二胺类等
有机溶剂:石油和煤焦油类、松节油、二硫化碳、脂类、醇类、酮类溶剂等

表 14-2　常见接触性致敏物及其可能来源

超敏反应性接触物	可能来源
重铬酸盐、硫酸镍	皮革制品、服装珠宝、水泥
二氧化汞	工业污染物质、杀菌剂
巯基苯丙噻唑、二甲胍等	橡胶制品
对苯二胺	染发剂、皮毛和皮革制品、颜料
松脂精	颜料稀释剂、溶剂
甲醛	擦面纸
俾斯麦棕	纺织品、皮革制品、颜料
秘鲁香脂	化妆品、洗发水
环树脂	工业、指甲油
碱性菊棕	皮革制品、颜料
丙烯单体	义齿、合成树脂
六氯酚	肥皂、去垢剂
除虫菊酯	杀虫剂

【发病机制】

可分为刺激性和变应性接触性皮炎。有些物质在低浓度时可以为致敏物,在高浓度时则为刺激物或毒性物质。

1. **刺激性接触性皮炎(irritant contact dermatitis)**　接触物本身具有强烈刺激性(如接触强酸、强碱等化学物质)或毒性,任何人接触该物质均可发病。某些物质刺激性较小,但一定浓度下接触一定时间也可致病。

本类接触性皮炎的共同特点是:①任何人接触后均可发病;②无潜伏期;③皮损多限于直接接触部位,边界清楚;④停止接触后皮损可消退。

2. **变应性接触性皮炎(allergic contact dermatitis)**　为典型的Ⅳ型超敏反应。接触物为致敏因子,本身并无刺激性或毒性,多数人接触后不发病,仅有少数人接触后经过一定时间的潜伏期,在接触部位的皮肤黏膜发生超敏反应性炎症。这类物质通常为半抗原(hapten),与皮肤表皮细胞膜的载体蛋白结合形成完全抗原,被表皮内抗原提呈细胞(即朗格汉斯细胞)表面的 HLA-DR 识别。朗格汉斯细胞携带此完全抗原向表皮-真皮交界处移动,并使 T 淋巴细胞致敏,后者移向局部淋巴结副皮质区转化为淋巴母细胞,进一步增殖和分化为记忆 T 淋巴细胞和效应 T 淋巴细胞,再经血流播散全身。上述从抗原形成并由朗格汉斯细胞提呈给 T 淋巴细胞,到 T 淋巴细胞增殖、分化以及向全身播散的整个过程,称为初次反应阶段(诱导期),大约需 4 天时间。当致敏后的个体再次接触致敏因子,即进入二次反应阶段(激发期)。此时致敏因子仍需先形成完全抗原,再与已经特异致敏的 T 淋巴细胞作用,一般在 24~48 小时内产生明显的炎症反应。

本类接触性皮炎的共同特点是:①有一定潜伏期,首次接触后不发生反应,经过 1~2 周后如再次接触同样致敏物才发病;②皮损往往呈广泛性、对称性分布;③易反复发作;④皮肤斑贴试验阳性。

【临床表现】

本病可根据病程分为急性、亚急性和慢性,此外还存在一些病因、临床表现等方面具有一定特点的特殊临床类型。

1. **急性接触性皮炎**　起病较急。皮损多局限于接触部位,少数可蔓延或累及周边部位。典型皮损为边界清楚的红斑,皮损形态与接触物有关(如内裤染料过敏者皮损可呈裤形分布,接触物为气体、粉尘则皮损弥漫性分布于身体暴露部位),其上有丘疹和丘疱疹,严重时红肿明显并出现水疱和大疱,后者疱壁紧张、内容清亮,破溃后呈糜烂面,偶可发生组织坏死(图 14-1)。常自觉瘙痒或灼痛,搔抓后可将致病物质带到远隔部位并产生类似皮损。少数病情严重的患者可有全身症状。去除接触物后经积极处理,一般 1~2 周内可痊愈,遗留暂时性色素沉着,交叉过敏、多价过敏及治疗不当易导致反复发作、迁延不愈或转化为亚急性和慢性皮炎。

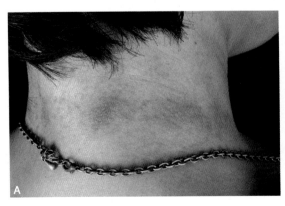
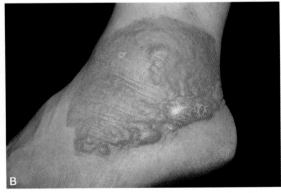

图 14-1　接触性皮炎
A:项链引起;B:橡皮膏引起

2. **亚急性和慢性接触性皮炎** 如接触物的刺激性较弱或浓度较低,皮损开始可呈亚急性,表现为轻度红斑、丘疹,境界不清楚。长期反复接触可导致局部皮损慢性化,表现为皮损轻度增生及苔藓样变。

3. **特殊类型接触性皮炎**

(1)化妆品皮炎:系由接触化妆品或染发剂后所致的急性、亚急性或慢性皮炎。病情轻重程度不等,轻者为接触部位出现红肿、丘疹、丘疱疹,重者可在红斑基础上出现水疱,甚至泛发全身。

(2)尿布皮炎:尿布更换不勤,产氨细菌分解尿液后产生氨刺激皮肤导致,部分和尿布材质有关。多累及婴儿的会阴部,可蔓延至腹股沟及下腹部。皮损呈大片潮红,亦可发生斑丘疹和丘疹,边缘清楚,皮损形态与尿布包扎范围一致。

(3)漆性皮炎:油漆或其挥发性气体引起的皮肤致敏,多累及暴露部位。表现为潮红、水肿、丘疹、丘疱疹、水疱,重者可融合成大疱。自觉瘙痒或灼热。

(4)空气源性接触性皮炎:空气中的化学悬浮物可能导致暴露部位,特别是上眼睑、面部的急性和慢性皮炎。喷雾剂、香水、化学粉尘、植物花粉(如豚草)为可能来源,空气源性致敏物产生的炎症范围更广。

【诊断和鉴别诊断】

主要根据发病前接触史和典型临床表现进行诊断;祛除病因后经适当处理皮损很快消退也提示本病。斑贴试验是诊断接触性皮炎最简单、可靠的方法。

应注意鉴别原发刺激性接触性皮炎和超敏反应性接触性皮炎,表14-3列出了两者的区别。

表 14-3　接触性皮炎:原发性刺激与接触性致敏的鉴别

	原发性刺激	接触性致敏
危险人群	任何人	遗传易感性
应答机制	非免疫性;表皮理化性质改变	迟发型超敏反应
接触物特性	无机或有机类刺激物	低分子量半抗原(如金属、甲醛、环氧树脂)
接触物浓度	通常较高	可以较低
起病方式	随着表皮屏障的丧失而逐渐加重	接触后12~48小时,一旦致敏通常迅速发作
分布	身体任何部位	准确地与接触物(如表带、弹力腰带等)对应
诊断方法	试验性脱离致敏原	试验性脱离致敏原和(或)斑贴试验
治疗	保护,减少接触机会	完全避免

【预防和治疗】

本病的治疗原则是寻找病因、迅速脱离接触物并积极对症处理。超敏反应性接触性皮炎治愈后应尽量避免再次接触致敏原,以免复发。

1. **系统药物治疗** 视病情轻重可内服抗组胺药或糖皮质激素。

2. **外用药物治疗** 可按急性、亚急性和慢性皮炎的治疗原则处理。

第二节　特应性皮炎

特应性皮炎(atopic dermatitis,AD),原称"异位性皮炎""遗传过敏性皮炎",是一种与遗传过敏素质有关的慢性炎症性皮肤病,表现为瘙痒、多形性皮损并有渗出倾向,常伴发哮喘、过敏性鼻炎。"异位性"(atopy)本身的含意是:①常有易患哮喘、过敏性鼻炎、湿疹的家族倾向;②对异种蛋白过敏;③血清中IgE水平升高;④外周血嗜酸性粒细胞增多。

【病因和发病机制】

病因尚不完全清楚,可能与下列因素有关。

1. **遗传学说** 其证据有:①父母一方有AD者,其子女出生后3个月内发病率可达25%以上,2

岁内发病率可达50%以上,如果父母双方均有特应性疾病史,其子女AD发病率可高达79%;②双生子研究显示,同卵双生子与异卵双生子一方患AD,另一方患病的概率分别为77%和15%;③目前已经提出的AD易感基因有*FLG*等多种。

2. **免疫学说**　其证据有:①约80%患者血清IgE水平增高;②患者Th2细胞在皮损中显著增高,其产生的IL-4和IL-5也可导致IgE增高和嗜酸性粒细胞增多;③皮肤朗格汉斯细胞数量异常,后者可激活Th2细胞并刺激其增殖;④部分患者的高亲和力IgE受体发生突变,导致IgE介导的超敏反应异常。

3. **环境因素**　外界环境中的变应原(如屋尘螨、花粉等)可诱发AD,某些患者用变应原进行皮试可出现皮肤湿疹样改变,婴儿期有食物蛋白过敏史。

4. **皮肤屏障功能异常**　AD患者皮损部位神经酰胺含量减少、中间丝相关蛋白表达异常,导致皮肤经表皮水分丢失量增加、皮肤干燥。

总之,本病病因与发病机制目前还不很清楚,一般认为可能是遗传因素与环境因素相互作用并通过免疫途径介导产生的结果。

【临床表现】

本病临床表现多样,可表现为急性和慢性反复发作。本病在不同年龄阶段有不同临床表现,通常可分为婴儿期、儿童期、青年成人期。

1. **婴儿期**　又叫"婴儿湿疹"。约60%患者于1岁以内发病,以出生2个月以后为多。初发皮损为面颊部瘙痒性红斑,继而在红斑基础上出现针尖大小的丘疹、丘疱疹,密集成片,皮损呈多形性,境界不清,搔抓、摩擦后很快形成糜烂、渗出和结痂等,皮损可迅速扩展至其他部位(如头皮、额、颈、腕、四肢等)(图14-2A)。病情时重时轻,某些食品或环境等因素可使病情加剧,可出现继发感染。一般在2岁以内逐渐好转、痊愈,部分患者病情迁延并发展为儿童期AD。

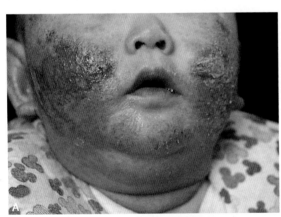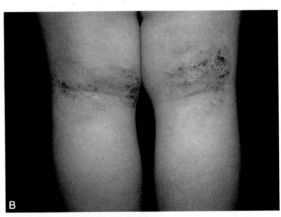

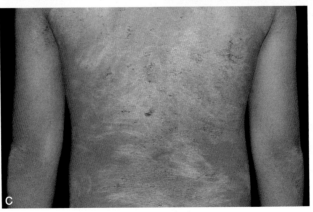

图14-2　特应性皮炎
A:婴儿期;B:儿童期;C:青年成人期

2. **儿童期** 多在婴儿期 AD 缓解 1~2 年后发生并逐渐加重,少数自婴儿期延续发生。皮损累及四肢屈侧或伸侧,常限于肘窝、腘窝等处(图 14-2B),其次为眼睑、颜面和颈部。皮损暗红色,渗出较婴儿期轻,常伴抓痕等继发皮损,久之形成苔藓样变。此期瘙痒仍很剧烈,形成"瘙痒-搔抓-瘙痒"的恶性循环。

3. **青年成人期** 指 12 岁以后青少年期及成人阶段的 AD,可以从儿童期发展而来或直接发生。好发于肘窝、腘窝、四肢、躯干,某些患者掌跖部位明显。皮损常表现为局限性苔藓样变,有时可呈急性、亚急性湿疹样改变,部分患者皮损表现为泛发性干燥丘疹(图 14-2C)。瘙痒剧烈,搔抓出现血痂、鳞屑及色素沉着等继发皮损。

【诊断和鉴别诊断】

根据不同时期的临床表现,结合患者本人及其家族中有遗传过敏史(哮喘、过敏性鼻炎、特应性皮炎)、嗜酸性粒细胞增高和血清 IgE 升高等特点,应考虑本病的可能。目前国际上常用的 AD 诊断标准为 Williams 标准(表 14-4)。

表 14-4　Williams 诊断标准

皮肤瘙痒(或父母诉患儿有搔抓或摩擦史)加上以下标准中的 3 项或更多:
1. 2 岁以前发病(4 岁以下儿童不适用)
2. 屈侧皮肤受累史(包括肘窝、腘窝、踝前、眼周或颈周)
3. 有全身皮肤干燥史
4. 个人史中有其他过敏性疾病如哮喘或花粉症,或一级亲属中有过敏性疾病史
5. 有可见的身体屈侧皮炎(4 岁以下儿童包括颊部/前额和远端肢体湿疹)

AD 需要鉴别的常见病如疥疮、银屑病、慢性单纯性苔藓、接触性皮炎。少数情况下需与朗格汉斯细胞组织细胞增生症、肠病性肢端皮炎、生物素缺乏症等 AD 相关综合征鉴别。

【预防和治疗】

特应性皮炎是慢性复发性疾病,治疗目的是缓解或消除临床症状,消除诱发和(或)加重因素,减少和预防复发,提高患者的生活质量。

1. **患者教育** 教育患者了解 AD 的诱发因素、临床特点及治疗原则。

2. **基础治疗** 提倡母乳喂养;衣物以棉质地为宜,宽松、凉爽;注意避免各种可疑致病因素,发病期间应避免食用辛辣食物及饮酒,避免过度洗烫。浴后应使用润肤剂,恢复皮肤屏障功能。

3. **外用药物治疗** 根据疾病严重程度及年龄选择药物。外用糖皮质激素为 AD 治疗一线药物。轻度皮损建议选弱效糖皮质激素;中度皮损建议选择中效糖皮质激素;重度肥厚性皮损建议选择强效糖皮质激素;儿童患者、面部及皮肤皱褶部位皮损一般选用弱效或中效糖皮质激素。此外,钙调神经磷酸酶抑制剂(如他克莫司软膏、吡美莫司乳膏)也有较好疗效。湿包裹对严重、顽固、肥厚性皮损有一定治疗效果。外用药物治疗时需注意强度、剂量、疗程足够。

4. **物理治疗** 窄谱中波紫外线(NB-UVB)和 UVA1 可用于治疗 AD。

5. **系统药物治疗** 当瘙痒严重且影响睡眠时,可考虑给予抗组胺药。有继发细菌感染者加用抗生素;继发单纯疱疹病毒感染时,选择抗病毒治疗。外用药物和物理治疗无法控制的患者,可选用糖皮质激素、环孢素、硫唑嘌呤、甲氨蝶呤等免疫抑制剂。

第三节　淤积性皮炎

淤积性皮炎(stasis dermatitis)又称静脉曲张性湿疹,是静脉曲张综合征中常见的临床表现之一,呈急性、亚急性、慢性或复发性,可伴有溃疡。

【病因和发病机制】

主要与微血管病变和慢性炎症有关。静脉压增高、静脉淤血、毛细血管通透性增加等微血管病变阻碍了氧气弥散和营养物质的输送,造成局部失营养改变,移行至组织中的白细胞还可释放蛋白水解酶造成皮肤炎症,血小板在微血管中聚集并可能引起灶状血栓形成。

【临床表现】

多累及下肢静脉高压患者,特别是已发生下肢静脉曲张者。发病可急可缓,急性者多由深静脉血栓性静脉炎引起,多累及中老年女性,表现为下肢迅速肿胀、潮红、发热,浅静脉曲张并出现湿疹样皮损。发病缓慢者开始表现为小腿下 1/3 轻度水肿,胫前及两踝附近出现暗褐色色素沉着及斑疹(含铁血黄素沉积)。继发湿疹样改变可出现急性(如水疱、渗液、糜烂及结痂)或慢性皮损(如干燥、脱屑、苔藓样变);内踝等处皮下组织较薄,病程较长者可因外伤或感染而形成不易愈合的溃疡。

【诊断和鉴别诊断】

根据小腿存在不同程度的静脉曲张以及典型皮损,本病一般不难诊断。

本病湿疹样皮损需与接触性皮炎、自身敏感性皮炎及进行性色素性紫癜性皮病进行鉴别;溃疡则需与各种可引起小腿溃疡的疾病进行鉴别。

【预防和治疗】

积极治疗原发病,祛除引起静脉高压的基础疾病。患者应卧床休息并抬高患肢,可用弹力绷带等促进静脉回流。外用药物治疗原则参照皮炎和湿疹;有溃疡形成时可用生理盐水清洗后外用抗感染药物,局部物理治疗可促进愈合。溃疡面有脓性分泌物时(尤其是出现蜂窝织炎时)应全身使用抗生素。对上述治疗无效或反复发作者,可行曲张静脉根治术。

第四节   湿   疹

湿疹(eczema)是由多种内、外因素引起的真皮浅层及表皮炎症,临床上急性期皮损以丘疱疹为主,有渗出倾向,慢性期以苔藓样变为主,易反复发作。

【病因和发病机制】

病因尚不明确,可能与下列因素有关。

1. 内部因素   慢性感染病灶(如慢性胆囊炎、扁桃体炎、肠寄生虫病等)、内分泌及代谢改变(如月经紊乱、妊娠等)、血液循环障碍(如小腿静脉曲张等)、神经精神因素、遗传因素等,后者与个体易感性有关。

2. 外部因素   本病的发生可由食物(如鱼、虾、牛羊肉等)、吸入物(如花粉、屋尘螨等)、生活环境(如炎热、干燥等)、动物毛皮、各种化学物质(如化妆品、肥皂、合成纤维等)所诱发或加重。

本病的发生与各种内外部因素相互作用有关,少数可能由迟发型超敏反应介导。

【临床表现】

根据病程和临床特点可分为急性、亚急性和慢性湿疹,代表了炎症动态演变过程中的不同时期。临床上,湿疹可从任一个阶段开始发病,并向其他阶段演变。

1. 急性湿疹   好发于面、耳、手、足、前臂、小腿等外露部位,严重者可弥漫全身,常对称分布。皮损多形性,常表现为红斑基础上的针尖至粟粒大小丘疹、丘疱疹,严重时可出现小水疱,常融合成片,境界不清楚,皮损周边丘疱疹逐渐稀疏,常因搔抓形成点状糜烂面,有明显浆液性渗出(图 14-3A)。自觉瘙痒剧烈,搔抓、热水洗烫可加重皮损。如继发感染则形成脓疱、脓痂、淋巴结肿大,可出现发热等;如合并单纯疱疹病毒感染,可形成严重的疱疹性湿疹。

2. 亚急性湿疹   因急性湿疹炎症减轻或不适当处理后病程较久发展而来。表现为红肿及渗出减轻,但仍可有丘疹及少量丘疱疹,皮损呈暗红色,可有少许鳞屑及轻度浸润(图 14-3B)。仍自觉有剧烈瘙痒。再次暴露于致敏原、新的刺激或处理不当可导致急性发作,如经久不愈,则可发展为慢性湿疹。

3. **慢性湿疹** 由急性湿疹及亚急性湿疹迁延而来,也可由于刺激轻微、持续而一开始就表现为慢性化。好发于手、足、小腿、肘窝、股部、乳房、外阴、肛门等处,多对称发病。表现为患部皮肤浸润性暗红斑上有丘疹、抓痕及鳞屑,局部皮肤肥厚、表面粗糙,有不同程度的苔藓样变、色素沉着或色素减退(图14-3C)。自觉亦有明显瘙痒,常呈阵发性。病情时轻时重,延续数个月或更久。

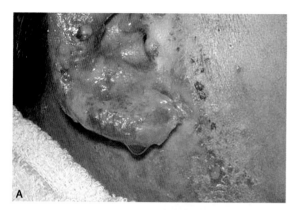
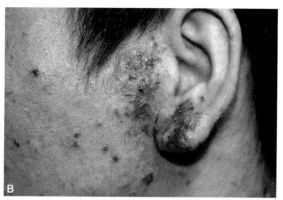
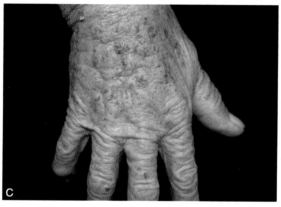

图14-3 湿疹
A:急性;B:亚急性;C:慢性

4. **几种特殊类型的湿疹**

(1)手部湿疹:手部接触外界各种刺激的机会较多,故湿疹发病率高,但一般很难确定确切病因。多数起病缓慢,表现为手部干燥暗红斑,局部浸润肥厚,边缘较清楚,冬季常形成裂隙。除特应性素质外,某些患者发病还可能与职业、情绪等因素有关。

(2)汗疱疹(pompholyx):属于手部湿疹的特殊类型。好发于掌跖和指(趾)侧缘。皮损为深在的针尖至粟粒大小水疱,内含清澈或浑浊浆液,水疱可以融合成大疱,干涸后形成衣领状脱屑(图14-4)。自觉不同程度的瘙痒或烧灼感。病程慢性,春、夏、秋季易复发。

(3)乳房湿疹:多见于哺乳期女性,表现为乳头、乳晕、乳房暗红斑,其上有丘疹和丘疱疹,边界

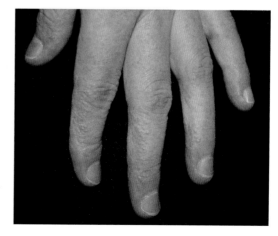

图14-4 汗疱疹

不清楚,可伴糜烂、渗出和裂隙,可单侧或对称发病,瘙痒明显,发生裂隙时可出现疼痛。仅发生于乳头部位者称为乳头湿疹。

（4）外阴、阴囊和肛门湿疹：局部瘙痒剧烈,常因过度搔抓、热水烫洗而呈红肿、渗出、糜烂,长期反复发作可慢性化,表现为局部皮肤苔藓样变。

（5）钱币状湿疹：好发于四肢。皮损为密集小丘疹和丘疱疹融合成的圆形或类圆形钱币状斑片,边界清楚,直径1～3cm大小,急性期红肿、渗出明显,慢性期皮损肥厚、色素增加,表面覆有干燥鳞屑,自觉剧烈瘙痒。

（6）自身敏感性皮炎(autosensitization dermatitis)：是指在某种皮肤病变基础上,由于处理不当（过度搔抓、外用药物刺激等）或继发感染、理化因素刺激,使原有皮损恶化,患者对自身组织产生的某种物质敏感性增高,加上创面不清洁、痂屑堆积,以致组织分解产物、细菌产物及外用药物等被机体作为抗原吸收,引发免疫反应而产生更广泛的皮肤炎症反应。

临床表现为原有的局限性湿疹样病变加重,随后在病变附近或远隔部位皮肤（以四肢为主,下肢为甚,其次为躯干及面部）发生多数散在或群集的小丘疹、丘疱疹、水疱及脓疱等,1～2周内可泛发全身,皮损可互相融合,皮损多对称分布。瘙痒剧烈,有时可有灼热感。患者可伴发表浅淋巴结肿大,重者有全身不适及发热。

（7）感染性湿疹样皮炎(infectious eczematoid dermatitis)：属于自身敏感性皮炎的特殊类型。常见于有较多分泌物的溃疡、窦道、慢性化脓性中耳炎及腹腔造瘘开口周围皮肤,发病与分泌物及其中细菌毒素的刺激有关。初发时皮肤潮红,继而出现丘疹、水疱、糜烂,亦可累及远隔部位。瘙痒剧烈,局部淋巴结可肿大及压痛。

【组织病理学】

急性湿疹表现为表皮内海绵形成,真皮浅层毛细血管扩张,血管周围有淋巴细胞浸润,少数为中性和嗜酸性粒细胞;慢性湿疹表现为角化过度与角化不全,棘层肥厚明显,真皮浅层毛细血管壁增厚,胶原纤维变粗。

【诊断和鉴别诊断】

根据瘙痒剧烈、多形性、对称性皮损,急性期有渗出倾向,慢性期苔藓样变皮损等特征,本病一般不难诊断。

急性湿疹应与急性接触性皮炎鉴别（表14-5）,慢性湿疹应与慢性单纯性苔藓鉴别（表14-6）,手足湿疹应与手足癣鉴别（表14-7）。

表14-5　急性湿疹与急性接触性皮炎的鉴别

	急性湿疹	急性接触性皮炎
病因	复杂,多属内因,不易查清	多属外因,有接触史
好发部位	任何部位	主要在接触部位
皮损特点	多形性,对称,无大疱及坏死,炎症较轻	单一形态,可有大疱及坏死,炎症较重
皮损境界	不清楚	清楚
自觉表现	瘙痒,一般不痛	瘙痒、灼热或疼痛
病程	较长,易复发	较短,祛除病因后迅速自愈,不接触不复发
斑贴试验	常阴性	多阳性

表14-6　慢性湿疹与慢性单纯性苔藓的鉴别

	慢性湿疹	慢性单纯性苔藓
病史	由急性湿疹发展而来,有反复发作的亚急性史,急性期先有皮损后有痒感	多先有痒感,搔抓后出现皮损
病因	各种内外因素	神经精神因素为主
好发部位	任何部位	颈项、肘膝关节伸侧、腰骶部
皮损特点	圆锥状,米粒大小灰褐色丘疹,融合成片,浸润肥厚,有色素沉着	多角形扁平丘疹,密集成片,呈苔藓样变,边缘见扁平发亮丘疹
演变	可急性发作,有渗出倾向	慢性、干燥

表14-7　手足湿疹与手足癣的鉴别

	手足湿疹	手足癣
好发部位	手、足背	掌跖或指(趾)间
皮损性质	多形性,易渗出,境界不清,分布多对称	深在性水疱,无红晕,领圈状脱屑,边界清楚,常单发
甲损害	甲病变少见	常伴甲增厚、污秽、脱落
真菌检查	阴性	阳性

【预防和治疗】

湿疹的治疗原则详见本章第二节特应性皮炎。对于不同时期的湿疹皮损,药物剂型的选择需符合外用药的使用原则:急性期无渗液或渗出不多者可用糖皮质激素霜剂,渗出多者可用3%硼酸溶液或0.1%依沙吖啶溶液等冷湿敷消毒、抗炎、收敛,渗出减少后用糖皮质激素霜剂,与油剂交替使用;亚急性期可选用糖皮质激素乳剂、糊剂,为防止和控制继发性感染,可加用抗生素;慢性期可选用软膏、硬膏、涂膜剂;顽固性局限性皮损可用糖皮质激素局部封包。

(马　琳)

第十五章　荨麻疹类皮肤病

第一节　荨　麻　疹

荨麻疹(urticaria)俗称"风疹块",是皮肤黏膜由于暂时性血管通透性增加而发生的局限性水肿,即风团。

【病因】

多数患者不能找到确切原因,常见病因包括食物(动物蛋白、植物、食物添加剂等)、感染(肝炎病毒、柯萨奇病毒、链球菌、真菌、寄生虫等)、药物(青霉素类抗生素、血清制剂、各种疫苗等)、呼吸道吸入物及皮肤接触物(花粉、动物皮屑和毛发、尘螨等)等。物理因素(冷、热、日光、摩擦及压力)、精神及内分泌因素和遗传因素等原因也可导致荨麻疹的发生。另外,一些系统性疾病(系统性红斑狼疮、恶性肿瘤、代谢障碍、内分泌紊乱、自身免疫性甲状腺炎、溃疡性结肠炎等)亦可伴发本病。

【发病机制】

各种原因所导致的肥大细胞等多种炎症细胞活化和脱颗粒,释放具有炎症活性的化学介质,包括组胺、5-羟色胺、细胞因子、趋化因子、花生四烯酸代谢产物(如前列腺素和白三烯),引起血管扩张和血管通透性增加、平滑肌收缩及腺体分泌增加是荨麻疹发病的核心环节。临床上可表现为皮肤、黏膜、呼吸道和消化道等一系列局部或全身性症状。

引起肥大细胞等炎症细胞活化的机制可分为免疫性和非免疫性:

1. **免疫性机制**　多数为Ⅰ型超敏反应,即IgE介导的荨麻疹。少数为Ⅱ型或Ⅲ型或Ⅳ型,分别指IgG介导的、免疫复合物介导的及T细胞介导的荨麻疹。

2. **非免疫性机制**　主要指物理因素(冷、热、水、日光、震动、运动等)、某些分子的毒性作用(食物、药物、各种动物毒素)、补体、神经递质等,通过肥大细胞膜表面的受体和配体间的直接作用导致细胞活化。

3. **其他机制**　凝血功能的异常和维生素D_3的缺乏在慢性荨麻疹的发病中起重要作用,但是具体机制仍需进一步研究。

【临床表现】

根据病程、病因等特征,可将本病分为自发性荨麻疹和诱导性荨麻疹两大类。荨麻疹的主要临床特征为风团及不同程度的瘙痒,可伴或不伴血管性水肿。

1. **急性自发性荨麻疹**　起病常较急,自发性风团和(或)血管性水肿的发作不足6周。患者常突然自觉皮肤瘙痒,很快于瘙痒部位出现大小不等的红色风团(图15-1A),呈圆形、椭圆形或不规则形,可孤立分布或扩大融合成片,皮肤表面凹凸不平,呈橘皮样外观(图15-1B),有时风团可呈苍白色。数分钟至数小时内水肿减轻,风团变为红斑并逐渐消失,不留痕迹,皮损持续时间一般不超过24小时,但新风团可此起彼伏,不断发生。病情严重者可伴有心慌、烦躁甚至血压降低等过敏性休克症状,胃肠道黏膜受累时可出现恶心、呕吐、腹痛和腹泻等,累及喉头、支气管时可出现呼吸困难甚至窒息,感染引起者可出现寒战、高热、脉速等全身中毒症状。

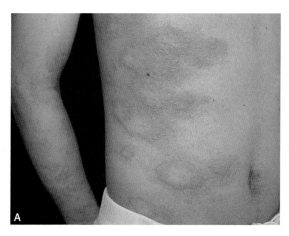
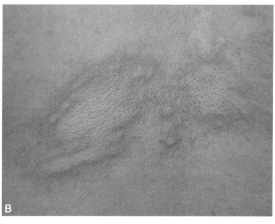

图 15-1　急性荨麻疹
A:风团;B:橘皮样表现

2. 慢性自发性荨麻疹　自发性风团和(或)血管性水肿反复发作超过6周以上,且每周发作至少两次者称为慢性自发性荨麻疹。患者全身症状一般较轻,风团时多时少,反复发生,常达数个月或数年之久。常与感染及系统性疾病有关,此外,阿司匹林、非甾体类抗炎药、青霉素、血管紧张素转换酶抑制剂、麻醉剂、乙醇等都会加剧病情。

3. 诱导性荨麻疹

(1)皮肤划痕症:亦称人工荨麻疹。表现为用手搔抓或用钝器划过皮肤数分钟后沿划痕出现条状隆起(图15-2),伴或不伴瘙痒,约半小时后可自行消退。迟发型皮肤划痕症表现为划痕后数小时在皮肤上出现线条状风团和水肿性红斑,在6~8小时达到高峰,持续时间一般不超过48小时。皮肤划痕症可持续数周、数个月至数年,平均持续2~3年可自愈。

(2)冷接触性荨麻疹:可分为两种类型:一种为家族性,为常染色体显性遗传,较罕见,可从婴幼儿开始发病,可持续终身;另一种为获得性,较常见,表现为接触冷风、冷水或冷物后,暴露或接触部位产生风团,病情严重者可出现手麻、唇麻、胸闷、心悸、腹痛、腹泻、晕厥甚至休克等,有时进食冷饮可引起口腔和喉头水肿。本病可为某些疾病的临床表现之一,如冷球蛋白血症、阵发性冷性血红蛋白尿症等。

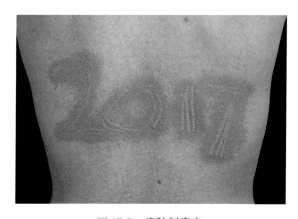

图 15-2　皮肤划痕症

(3)日光性荨麻疹:日光照射后数分钟在暴露部位出现红斑和风团,1~2小时内可自行消退,严重患者在身体非暴露部位亦可出现风团,自觉瘙痒和刺痛。可由中波、长波紫外线或可见光及人造光引起,以波长300nm左右的紫外线最敏感。少数敏感性较高的患者接受透过玻璃的日光亦可诱发。病情严重的患者可出现全身症状(如畏寒,乏力,晕厥和痉挛性腹痛等)。

(4)延迟压力性荨麻疹:压力刺激后0.5~24小时产生瘙痒性、烧灼样或疼痛性水肿性斑块。可持续数日,部分患者伴有畏寒等全身症状。站立、步行、穿紧身衣及长期坐在硬物体上可诱发本病,常见于承重和持久压迫部位,如掌、跖、臀部、足底及系腰带处。

(5)热接触性荨麻疹:分先天性和获得性两种。先天性热荨麻疹又称延迟性家族性热性荨麻疹,这类患者属常染色体显性遗传,幼年发病。43℃温水接触刺激后1~2小时在接触部位出现风团,4~

6 小时达到高峰,一般持续 12 ~ 14 小时。获得性热荨麻疹又称局限性热性荨麻疹,装有 43℃ 温水的试管放在患者皮肤上,数分钟后即可在接触部位出现风团和红斑,伴刺痛感,持续 1 小时左右而自行消退。

(6) 振动性荨麻疹(血管性水肿):比较少见,皮肤在被震动刺激后几分钟内就会出现局部的水肿和红斑,持续 30 分钟左右。这些刺激包括慢跑、毛巾来回的摩擦,甚至是使用震动性机器(如剪草机和摩托车)。可为获得性或原发性。

(7) 胆碱能性荨麻疹:多见于年轻患者,主要由于运动、受热、情绪紧张、进食热饮或乙醇饮料后,躯体深部温度上升,促使胆碱能神经发生冲动而释放乙酰胆碱,作用于肥大细胞而发病。表现为受刺激后数分钟出现直径 1 ~ 3mm 的圆形丘疹性风团,周围有程度不一的红晕,常散发于躯干上部和肢体近心端,互不融合(图 15-3)。自觉剧痒、麻刺感或烧灼感,有时仅有剧痒而无皮损,可于30 ~ 60 分钟内消退。偶伴发乙酰胆碱引起的全身症状(如流涎、头痛、脉缓、瞳孔缩小及痉挛性腹痛、腹泻)等,头晕严重者可致晕厥。以1:5000 乙酰胆碱作皮试或划痕试验,可在注射处出现风团,周围可出现卫星状小风团。

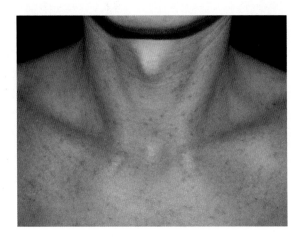

图15-3   胆碱能性荨麻疹

(8) 接触性荨麻疹:皮肤直接接触变应原后出现风团和红斑,可由食物防腐剂和添加剂等化学物质等引起。

(9) 水源性荨麻疹:在皮肤接触水的部位,即刻或数分钟后出现风团,与水温无关。皮损好发于躯干上半部分,伴瘙痒,持续时间在 1 小时之内。

(10) 运动诱导性荨麻疹:运动后数分钟进食或 4 小时内暴食,发生风团和(或)血管性水肿。可伴有其他过敏症状,甚至休克,与某些特异食物(如小麦等)有关。与胆碱能性荨麻疹不同,后者是由于被动性体温升高所引起。

【诊断和鉴别诊断】

根据发生及消退迅速的风团,消退后不留痕迹等临床特点,本病不难诊断。但确定病因较为困难,应详细询问病史、生活史及生活环境的变化等。各种物理性荨麻疹和非物理性荨麻疹的诊断还需依赖各项特异性诊断试验(如冰块试验等)。

本病应与丘疹性荨麻疹、荨麻疹性血管炎等进行鉴别;伴腹痛或腹泻者,应与急腹症及胃肠炎等进行鉴别;伴高热和中毒症状者,应考虑合并严重感染。

【预防和治疗】

治疗原则为祛除病因,抗过敏和对症治疗。

1. 系统药物治疗

(1) 急性自发性荨麻疹:首选镇静作用较轻的第二代 H_1 受体拮抗剂治疗。维生素 C 及钙剂可降低血管通透性,与抗组胺药有协同作用;伴腹痛可给予解痉药物(如溴丙胺太林、山莨菪碱、阿托品等);脓毒血症或败血症引起者应立即使用抗生素控制感染,并处理感染病灶。

病情严重,伴有休克、喉头水肿及呼吸困难者,应立即抢救。方法为:①0.1% 肾上腺素皮下注射或肌内注射,必要时可重复使用,心脏病或高血压患者慎用;②糖皮质激素肌内注射或静脉注射,可选用地塞米松、氢化可的松或甲泼尼龙等,但应避免长期使用;③支气管痉挛严重时可静脉注射氨茶碱;④喉头水肿呼吸受阻时可行气管切开,心跳呼吸骤停时,应进行心肺复苏术。

(2) 慢性自发性荨麻疹:首选第二代 H_1 受体拮抗剂,一种抗组胺药无效时,可更改抗组胺药物的种类,也可 2 种抗组胺药物联用或交替使用。也可视病情联合应用第一代 H_1 受体拮抗剂、H_2 受体拮抗剂(如雷尼替丁)或曲尼司特等白三烯受体拮抗剂,还可酌情选用羟氯喹、雷公藤总苷等口服。控制症状后,宜继续用药维持治疗,并逐渐减量直到停药。生物制剂(如奥马珠单抗)和免疫抑制剂(环孢素等)多用于上述常规治疗无效的难治性慢性自发性荨麻疹。

（3）诱导性荨麻疹:在抗组胺药基础上,根据不同类型荨麻疹可联合使用不同药物。如皮肤划痕症可联合使用酮替芬或者 UVA1 及窄波 UVB;冷接触性荨麻疹可联合使赛庚啶、多塞平或进行冷脱敏治疗;胆碱能性荨麻疹可联合使用达那唑、酮替芬等;日光性荨麻疹可联合使用羟氯喹、UVA 或 UVB 的脱敏治疗;延迟压力性荨麻疹对抗组胺药物效果较差,可选择糖皮质激素、氨苯砜或柳氮磺吡啶等治疗。

（4）其他治疗:因感染引起者可适当选用抗生素。

2. **外用药物治疗**　夏季可选止痒液、炉甘石洗剂等,冬季则选有止痒作用的乳剂(如苯海拉明霜);对日光性荨麻疹还可局部使用遮光剂。

第二节　血管性水肿

血管性水肿(angioedema)又称"巨大荨麻疹",是一种发生于皮下疏松组织或黏膜的局限性水肿,分获得性和遗传性,后者罕见。

【病因和发病机制】

两种血管性水肿的发病机制有明显不同。遗传性血管性水肿为常染色体显性遗传,由于 C1 酯酶抑制物(C1 esterase inhibitor,C1INH)的减低、缺乏或无活性,导致 C1 异常活化并从 C2 分解出激肽,后者可使血管通透性升高,引起组织水肿。这个过程常伴有补体系统的活化,导致补体 C2、C4 的消耗,其血中浓度下降。获得性血管性水肿常发生在有过敏素质的个体,药物(如卡托普利等 ACEI 类药物)、食物、粉尘、吸入物及日光、冷热等物理因素为最常见的诱因。

【临床表现】

1. **获得性血管性水肿**　常见于皮肤比较松弛的部位如眼睑、口唇(图 15-4A)及外阴(图 15-4B),亦可见于非松弛部位的皮肤如手足肢端。皮损为局限性肿胀,边界不清,呈肤色或淡红色,表面光亮,触之有弹性感,多为单发,偶见多发。痒感不明显,偶有肿胀不适。一般持续数小时至数天,消退后不留痕迹,但也可在同一部位反复发作。常并发荨麻疹,如伴发喉头水肿可造成呼吸困难,甚至窒息死亡;消化道受累时可有腹痛、腹泻等表现。

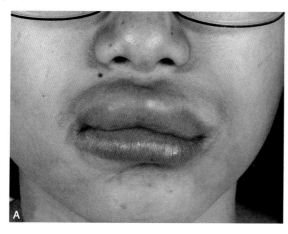
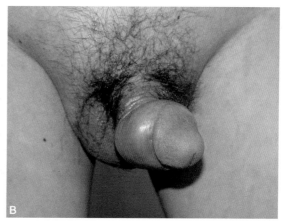

图 15-4　血管性水肿
A:口唇;B:包皮

2. 遗传性血管性水肿　多数患者在儿童或少年期开始发作,往往反复发作至中年甚至终身,但中年后发作的频率与严重程度会减轻,外伤或感染可诱发本病。主要发生在 3 个部位:①皮下组织:常累及面部、手部、上肢、下肢、生殖器,皮损为局限性、非凹陷性皮下水肿,常为单发,自觉不痒,需 1~5 天消退;②腹腔脏器:如胃、肠道、膀胱,发病时表现类似急腹症,一般 12~24 小时消失;③上呼吸道:发病可致喉头水肿。

遗传性血管性水肿可分为 3 型,Ⅰ型为遗传性 C1INH 缺乏相关血管性水肿,最常见,其特征是 C1INH 的形成不足,85% 患者属于此型;Ⅱ型为遗传因子Ⅻ突变相关血管性水肿;Ⅲ型为原因不明的遗传性血管性水肿。

【诊断和鉴别诊断】

本病根据典型临床表现一般诊断不难;若患者发病年龄较早且家族中有近半数成员发病,则应考虑为遗传性血管性水肿,发病期间 C2 和 C4 水平显著降低、血清 C1INH 水平降低有助于诊断。单个损害需要和虫咬症鉴别。

【预防和治疗】

获得性血管性水肿的治疗原则与荨麻疹相同。

遗传性血管性水肿的治疗比较困难,通常对糖皮质激素治疗无效。部分患者对桂利嗪治疗有效,肾上腺素是唯一在发作期暂时有效的药物。长期使用氨基己酸等抗纤溶酶药物及雄性激素类药物可使症状缓解和预防发病。急性严重发作患者,可使用 C1INH 浓缩制剂或激肽释放酶抑制剂治疗。新鲜冷冻血浆主要用于患者择期外科手术(尤其头颈部)前的术前准备,以预防急性水肿的发生。

（徐金华）

第十六章 药 疹

药疹(drug eruption)亦称药物性皮炎(dermatitis medicamentosa),是药物通过口服、注射、吸入等各种途径进入人体后引起的皮肤、黏膜炎症性皮损,严重者可累及机体的其他系统。药疹是药物不良反应的一种表现形式。由药物引起的非治疗性反应,统称为药物不良反应。

随着新药不断面世、用药人群增多及滥用药物等,药疹发生率不断增多。引起药疹的药物种类繁多,皮损多种多样,病情轻重不一,严重者引起多脏器损害,甚至危及生命。

【病因】

1. **个体因素** 不同个体对不同药物反应的敏感性差异较大,同一个体在不同时期对药物的敏感性也不尽相同,其原因包括遗传因素(过敏体质)、某些酶的缺陷、机体病理或生理状态的影响等。

2. **药物因素** 理论上任何药物都有可能导致药疹,但不同种类药物致病的危险性不同。临床上易引起药疹的药物主要有以下几类:①抗生素;②解热镇痛药;③镇静催眠药及抗癫痫药;④中草药;⑤其他:抗痛风药、抗甲状腺功能药、吩噻嗪类药、异种血清制剂、疫苗和生物制剂等新型药物。

【发病机制】

药疹的发病机制复杂,可分为变态反应和非变态反应两大类。

1. **变态反应** 多数药疹属于此类反应。药物激发变态反应的能力取决于多种因素,包括药物的分子特性、药物代谢的个体差异、遗传背景及接受药物时个体的状况等。引起变态反应药疹的药物:属于半抗原的小分子量化品、蛋白制品或者低分子量化学品、血清、疫苗及生物制品等。

各型变态反应均可参与药疹的发生,表现为不同的临床特征。如Ⅰ型变态反应:荨麻疹型药疹、血管神经性水肿及过敏性休克等;Ⅱ型变态反应:血小板减少型紫癜型药疹、药物性溶血性贫血及粒细胞减少等;Ⅲ型变态反应:血管炎型药疹、血清病样综合征等;Ⅳ型变态反应:剥脱性皮炎型药疹、麻疹型及湿疹型药疹等。药疹的变态反应机制非常复杂,特定药物所致的药疹既可以是某一型变态反应为主,也可同时有两种或两种以上的变态反应参与,其具体机制尚未完全阐明。

变态反应性药疹的特点:①只发生于少数过敏体质者;②有潜伏期,首次用药一般需4~20天出现临床表现,再次用药,数分钟至24小时内即可发病;③病情的轻重与药物的药理及毒理作用、剂量无相关性;④机体高敏状态下可发生药物的交叉过敏或多价过敏现象;⑤临床表现复杂,皮损形态各异,同种药物致敏同一患者在不同时期可发生不同类型药疹;⑥病程有一定的自限性,停止使用致敏药物后病情较轻者可好转;⑦抗过敏药和糖皮质激素治疗有效。

2. **非变态反应** 此类药疹较少见。可能的发病机制:①药理作用;②过量反应与蓄积作用;③参与药物代谢的酶缺陷或抑制;④药物不良反应及菌群失调;⑤药物的相互作用;⑥药物使已存在的皮肤病激发。

总之,药疹发病机制复杂,学说较多,还需深入研究。

【临床表现】

药疹的临床表现复杂,不同药物可引起同种类型药疹,而同一种药物对不同患者或同一患者在不同时期也可引起不同的临床类型。常见以下类型:

1. **固定型药疹(fixed drug eruption)** 首次用药,在用药1~2周后常出现皮损,再次用相同药物时,24小时内皮损常在同一部位复发。因每次皮损常在同一部位出现,故命名为固定型药疹。常由解热镇痛类、磺胺类、巴比妥类和四环素类等引起。皮损可发生于全身任何部位,以口腔和生殖器皮肤-黏膜交界处好发,约占80%,亦可累及躯干四肢。典型皮损为局限性圆形或类圆形边界清楚的水肿性暗紫红色或鲜红色斑疹、斑片(图 16-1),直径 0.2cm 到数厘米不等,常为 1 个,也可数个,亦有广布全身者,重者红斑上可出现水疱或大疱,黏膜皱褶处易糜烂渗出。皮损痒或痛,一般无全身症状。皮损消退时间常为 1~10 天,局部可遗留色素沉着,但会阴部发生糜烂、溃疡者常病程延长。

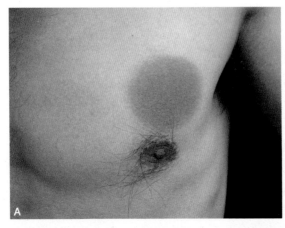
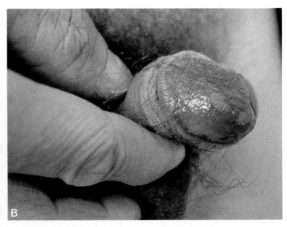

图 16-1   固定型药疹
A:典型皮损;B:包皮

2. **荨麻疹型药疹（urticarial drug eruption）**   较常见,约占所有药疹的 5%,可由变态反应机制及非变态反应机制引起,血清制品、呋喃唑酮、青霉素等 β-内酰胺类抗生素和阿司匹林等非甾体抗炎药为最常见。临床表现与急性荨麻疹相似,风团可泛发全身,潮红水肿,消退缓慢,瘙痒或轻痛,也可出现血清病样症状如发热、关节疼痛、淋巴结肿大甚至蛋白尿等,有时出现血管性水肿,甚至喉头水肿,呼吸困难,严重者可出现过敏性休克。若致敏药物排泄缓慢或因不断接触微量致敏原,则可表现为慢性荨麻疹。

3. **麻疹型或猩红热型药疹（morbilliform drug eruption and scarlatiniform drug eruption）**
又称为发疹型药疹,是药疹中最常见的类型,约占所有药疹的 90%,常见于应用青霉素(尤其是半合成青霉素)、磺胺类、解热镇痛类、巴比妥类的患者。皮损多在首次用药 1 周内出现,发病突然,可伴发热等,但与麻疹及猩红热相比症状轻微。

麻疹型药疹表现类似麻疹,皮损为针尖至粟粒大小的红色斑丘疹,密集对称分布,可泛发全身,以躯干为多,严重者可伴发瘀点(图 16-2),瘙痒明显。猩红热型药疹皮损呈弥漫性鲜红斑,或呈米粒至豆大红色斑疹或斑丘疹,密集对称分布,常从面颈部向躯干四肢分布,1~4 天内遍布全身,尤以皱褶部位或四肢屈侧更为明显,皮损可密集、融合,形

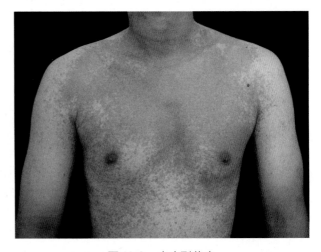

图 16-2   麻疹型药疹

态酷似猩红热皮损,但瘙痒明显。两种类型的皮损先后或同时发生。患者一般情况良好,半数以上患者病程 1~2 周,皮损消退后可伴糠状脱屑,需及时治疗,避免向重型药疹发展。

4. **急性泛发性发疹性脓疱病（acute generalized exanthematous pustulosis,AGEP）**   目前认为 90% 的 AGEP 是由药物引起,是一种急性发热性药疹,特点是泛发性无菌性小脓疱、水肿性红

斑。皮损从面部、皱褶部开始,几小时内很快波及周身。需与脓疱型银屑病鉴别。AGEP 有时会出现瘀点瘀斑、非典型靶形红斑和水疱。

5. 湿疹型药疹(eczematous drug eruption) 皮损为局限性或泛发全身的红斑、丘疹、丘疱疹、水疱等,有时继发为糜烂、渗出,迁延成慢性湿疹。

6. 紫癜型药疹(purpuric drug eruption) 常见药物有抗生素、巴比妥类、利尿药等,本型药疹可通过 Ⅱ 型或 Ⅲ 型变态反应介导。双下肢好发,两侧对称,严重者可累及躯干四肢。轻者表现为针尖至豆大可触性瘀点、瘀斑,散在或密集分布,也可伴风团或血疱(图 16-3),病情严重者可伴关节肿痛、腹痛、血尿、便血等表现。

7. 多形红斑型药疹(erythema multiforme drug eruption) 多由磺胺类、解热镇痛类及巴比妥类等引起。根据病情分为轻型和重型,临床表现与多形红斑基本相同。重症多形红斑型药疹称为 Stevens-Johnson 综合征:发病急骤,周身症状严重,泛发的水肿性红斑、瘀斑迅速扩大并融合,出现水疱、大疱甚至血疱,尼氏征阳性。口腔、眼、外阴和肛周黏膜红肿糜烂破溃。累及多个器官,如全眼球炎、消化道出血、支气管肺炎、胰腺炎、肝肾功能异常、败血症甚或死亡。

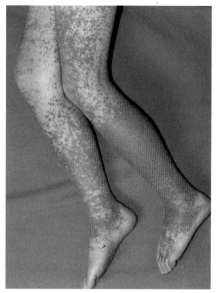

图 16-3 紫癜型药疹

8. 大疱性表皮松解型药疹(drug-induced bullosa epidermolysis) 即中毒性表皮坏死症(toxic epidermal necrolysis,TEN),是药疹中最严重的类型之一,常由磺胺类、解热镇痛类(保泰松等)、抗生素(四环素等)、巴比妥类、卡马西平、别嘌醇、抗结核药等引起。特点是起病急骤,皮损始于面、颈、胸部,部分患者发病初可似多形红斑型、麻疹型或猩红热型药疹,但皮损迅速发展为弥漫性紫红或暗红及灰黑色斑片,并迅速波及全身,在红斑处出现大小不等的松弛性水疱和表皮松解,尼氏征阳性,大片糜烂,大量渗出,如烫伤样外观。皮损触痛明显。口腔、眼、呼吸道、胃肠道黏膜均可累及(图 16-4),可伴有严重内脏损害,出现高热、恶心、腹泻、谵妄、昏迷等全身症状,如抢救不及时常因继发感染、肝肾衰竭、肺炎、电解质紊乱、毒血症、内脏出血等而死亡。

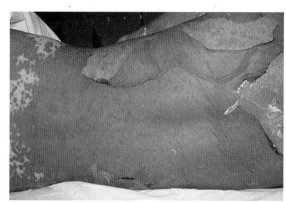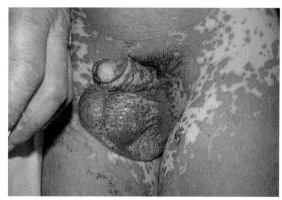

图 16-4 大疱性表皮松解型药疹

9. 剥脱性皮炎型或红皮病型药疹(drug-induced exfoliative dermatitis) 常由磺胺类、巴比妥类、抗癫痫药、解热镇痛类、抗生素等引起,多为长期用药后发生。本型药疹如系初次用药,潜伏期多在 20 天以上,发病前先有全身不适、发热等前驱症状。常在其他药疹的基础上继续用药或治疗不当所致,皮损逐渐加重并融合成周身弥漫潮红、肿胀(图 16-5A),以面部及手足为重,可伴有水疱、糜烂和渗出、结痂、异味,经2～3周后皮肤红肿渐消退,皮损处大量鳞片状或落叶状脱屑,掌跖部呈手套或袜套状剥脱(图16-5B),发、甲脱落(病愈后可再生)。口腔黏膜充血、水肿、进食困难、眼结膜充血、畏光等。病程可长达月余,属重型药疹。常有寒战、发热、恶心、呕吐、浅表淋巴结肿大、蛋白尿、肝大、黄疸等,严重时可伴有支气管肺炎、肾衰竭、粒细胞缺乏等。本型药疹病程较长,如不及时治疗,严重者常因全身衰竭或继发感染而导致死亡。

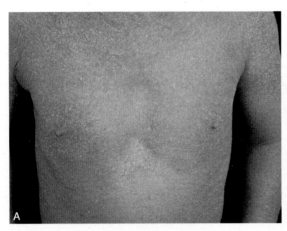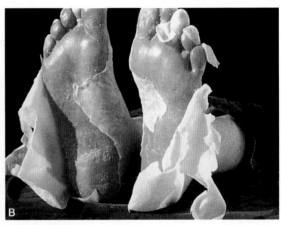

图16-5 剥脱性皮炎型药疹
A:急性皮损;B:袜套样脱屑

10. **痤疮型药疹（acneiform drug eruption）** 多由长期应用某些药物,如糖皮质激素、避孕药、碘剂、溴剂等引起。表现为毛囊性丘疹、丘脓疱疹等痤疮样皮损,多见于面部及胸背部,病程进展缓慢,停药后可迁延数个月始愈,一般无全身症状。

11. **光感性药疹（photosensitive drug eruption）** 多由应用光感性药物后经日光或紫外线照射而发病。如氯丙嗪(冬眠灵)、磺胺类、四环素类、灰黄霉素、补骨脂、喹诺酮类、吩噻嗪类及避孕药等。可分为两类:①光毒反应性药疹:多发生于曝光后7～8小时,仅在曝光部位出现与晒斑相似的皮损。②光变态反应性药疹:表现为曝光部位出现湿疹样皮损,非曝光部位也受累。

12. **药物超敏反应综合征（drug hypersensitivity syndrome，DHS）** 亦称伴嗜酸性粒细胞增多和系统症状的药疹(drug eruption with eosinophilia and systemic symptoms, DRESS)。常于首次用药后2～6周内发生,再次用药可在1天内发病,多见于环氧化物水解酶缺陷的个体。部分患者与病毒感染有关,如人疱疹病毒6型(HHV-6)再激活。诱发药物主要是抗癫痫药和磺胺类,也可由别嘌醇、硫唑嘌呤、甲硝唑、特比萘芬、米诺环素、钙通道抑制剂及雷尼替丁等引起。初发表现为高热,皮损为很快波及周身的红斑、丘疹或麻疹样皮损,可发展为剥脱性皮炎样皮损或红皮病,可有多形红斑样靶形损害、肿胀性红斑、水疱,也可出现无菌性脓疱及紫癜,面部水肿具有特征性,内脏受侵,肝功能异常,可发生急性重型肝炎及肝衰竭而致死;血液系统异常:嗜酸性粒细胞增多、非典型性淋巴细胞增多,也可见白细胞减少、粒细胞减少、Coombs试验阴性溶血性贫血及再生障碍性贫血、低丙种球蛋白血症、不同程度淋巴瘤样变化(良性淋巴组织增生);各脏器均可受累。本病死亡率在10%左右。

临床上称病情较为严重、死亡率较高的重症多形红斑型药疹、大疱性表皮松解型药疹、剥脱性皮炎型药疹及药物超敏反应综合征为重型药疹。

此外,药疹还有很多表现形式,如黄褐斑样、皮肤色素沉着、系统性红斑狼疮样、扁平苔藓样皮损、天疱疮样和脓疱样皮损等。

【实验室检查】
致敏药物的检测可分体内和体外试验两类。

1. **体内试验**

（1）皮肤试验：常用的特异性检查包括皮内试验、划痕试验、点刺试验和斑贴试验等。以皮内试验较常用，准确度较高，适用于预测皮肤速发型超敏反应，如临床上预测青霉素和普鲁卡因等过敏反应，但阴性不能绝对排除发生反应的可能，高度药物过敏史者禁用。为预防皮肤试验诱发严重全身反应（过敏性休克），应在测试前准备好肾上腺素、氧气等抢救措施。对药物引起的接触性皮炎和湿疹型药疹，斑贴试验较有意义，且较为安全。

（2）药物激发试验：药疹消退一段时间后，内服试验剂量（一般为治疗量的 1/8～1/4 或更小量），以探查可疑致敏药物。此试验有一定危险性，仅适用于口服药物所致的较轻型药疹，同时疾病本身又要求必须使用该药治疗时（如抗结核药、抗癫痫药等），禁止应用于速发型超敏反应性药疹和重型药疹患者。

2. **体外试验** 安全性高，可选择嗜碱性粒细胞脱颗粒试验、放射变应原吸附试验、组胺游离试验、淋巴细胞转化试验、巨噬细胞游走抑制试验、药物诱导淋巴细胞刺激试验、琼脂弥散试验等。但是，实验结果常常与临床用药不完全一致。

【诊断和鉴别诊断】

本病根据明确的服药史、潜伏期及各型药疹的典型临床皮损进行诊断，同时需排除具有类似皮损的其他皮肤病及发疹性传染病。一般来说，药疹皮损的颜色较类似皮肤病更为鲜艳，瘙痒更为明显，且停用致敏药物后逐渐好转。如患者服用两种以上的药物，准确判断致敏药物将更为困难，应根据患者过去的服药史、药疹史及此次用药与发病的关系等信息加以综合分析。

药物超敏反应综合征的诊断依据为：①使用某些特定药物，3 周后出现皮损；②已停用致敏药物 2 周，临床症状仍然不愈；③高热；④肝功能异常或肾损害；⑤血象改变：白细胞计数升高（>11×10^9/L）；异型淋巴细胞（>5%）；嗜酸性粒细胞升高（>1.5×10^9/L）；⑥浅表淋巴结肿大；⑦HHV-6 再激活。典型 DHS/DRESS 要具备以上 7 项；非典型者要具备 1～5 项（此诊断标准参考日本药物评议小组 2006 年诊断标准）。

药疹临床表现复杂，鉴别诊断困难。麻疹型或猩红热型药疹应与麻疹或猩红热进行鉴别；大疱性表皮松解型药疹应与葡萄球菌性烫伤样皮肤综合征进行鉴别；生殖器部位的固定型药疹出现破溃时，应与生殖器疱疹、硬下疳等进行鉴别。

【预防】

药疹为药源性疾病，因此预防尤为重要。临床用药过程中必须注意：

1. 用药前应仔细询问药物过敏史，查看患者药物过敏记录卡，避免使用已知过敏药物或结构相似药物。

2. 应用青霉素、血清制品、普鲁卡因等药物时应作皮试，皮试前应备好急救药物，以应急需，皮试阳性者禁用该药。

3. 避免滥用药物，尽量减少用药品种。采取安全给药途径，对过敏体质者尽量选用致敏性较低的药物，尤应注意复方制剂中含有的已知过敏药物。

4. 注意药疹的早期症状，用药期间如突然出现不明原因的瘙痒、红斑、发热等表现，应立即停用一切可疑药物并密切观察，已出现的症状应作妥善处理。

5. 将已知致敏药物记入患者病历首页或建立患者药物禁忌卡片，并嘱患者牢记，每次就诊时告知医师。

【治疗】

药疹的治疗首先是停用致敏药物，包括可疑致敏药物，慎用结构相近似的药物，避免交叉过敏或多价过敏，多饮水或静脉输液加速药物的排出，尽快消除药物反应，防止和及时治疗并发症。

1. **轻型药疹** 停用致敏药物后，可给予抗组胺药物、维生素 C 及钙剂等，必要时给予小剂量泼尼松，皮损好转后可逐渐减量。局部若以红斑、丘疹为主者可外用炉甘石洗剂或糖皮质激素霜剂，以糜烂渗出为主者可间歇湿敷,外用氧化锌油。

2. 重型药疹

(1)及早、足量使用糖皮质激素:根据病情选择剂量,可选用地塞米松、甲泼尼龙静脉注射,糖皮质激素若足量,病情应在3～5天内控制,如控制不满意,应酌情加大剂量,以及时控制病情,待病情好转、无新发皮损、体温下降后逐渐减量。

(2)防治继发感染:是关键措施之一。医护人员在治疗和护理过程中要保护好创面,无菌操作,减少感染机会;如有感染存在,选用抗生素时避免使用易过敏药物。在细菌学检查结果报告之前,宜选用广谱、不易致敏的抗生素;在细菌学检查结果报告后,结合菌种及药敏试验结果选用抗生素。如抗生素治疗效果不佳时,应注意耐药菌及是否并发其他感染(如真菌感染),并按具体情况及时调整治疗方案。

(3)加强支持疗法:由于高热、进食困难、创面大量渗出或皮肤大片剥脱等常导致低蛋白血症、水电解质紊乱,应及时加以纠正,同时注意维持血容量,必要时可输入新鲜血液、血浆或蛋白以维持胶体渗透压,也可有效减少渗出;对内脏受累者也应做相应处理(如伴有肝损害时,应加强保肝治疗)。应酌情给予能量合剂。

(4)静脉注射人血丙种免疫球蛋白:可以中和致敏抗体,连用3～5天。

(5)血浆置换:清除致敏药物及其代谢毒性产物及炎症介质。

(6)加强护理及外用药物治疗:应给予高蛋白、高碳水化合物饮食,保温、通风、隔离、定期消毒。对皮损面积广、糜烂渗出重者局部可适当湿敷、暴露干燥创面、表皮生长因子、抗生素软膏等交替治疗;累及眼结膜者需定期冲洗以减少感染及防止球睑结膜粘连,并使用抗生素眼药膏保护;口腔黏膜损害要注意口腔清洁、止痛、防止念珠菌感染;外阴及肛周红肿糜烂处保持清洁干燥;身体受压部位防止压疮发生。

3. 过敏性休克的治疗　尽早使用糖皮质激素、肾上腺素等。

(乌日娜)

第十七章　物理性皮肤病

外界环境中很多物理因素(如光线、压力、摩擦、温度等)可直接或间接引起皮肤损害,这类皮肤病变称为物理性皮肤病。本章介绍几种常见的物理性皮肤病。

第一节　日光性皮肤病

依据日光波长可将日光分为紫外线、可见光和红外线。引起皮肤病的主要是紫外线(UV)。UV又细分为短波紫外线(UVC)、中波紫外线(UVB)和长波紫外线(UVA)。其中UVB和UVA是引起光敏性皮肤病的主要作用光谱,UVC全部被大气臭氧层吸收,不能到达地球表面。UV光波长越长,穿透力越强而能量越小;UVB只能达到表皮基底层,强烈照射能引起表皮坏死和色素沉着;UVA可穿过表皮作用于真皮浅层,与皮肤老化相关。按其作用机制可分为日晒伤、光毒性反应(phototoxicity)和光超敏反应(photoallergy)。

1. **日晒伤**　皮肤接受超过耐受量的中波紫外线(尤其是308nm)引起的急性皮肤炎症,多由于过度日晒引起。

2. **光毒性反应**　一种非免疫反应,任何个体接受超量日光照射后都会发生反应,可分为急性和慢性,后者多见于长期反复大量日晒者,如海员皮肤、光线性角化病、光老化等。

3. **光超敏反应**　一种淋巴细胞介导的迟发型超敏反应,只发生于少数具有光敏素质的个体。光敏物质吸收光能后发生化学变化成为半抗原,并与体内大分子结合形成完全抗原,刺激机体产生抗体或细胞免疫致病。根据发病时间可分为速发型光超敏反应(如日光性荨麻疹)和迟发型光超敏反应(如多形性日光疹)。光敏物可分为内源性(如卟啉)和外源性(如泥螺、灰菜和磺胺类药物等)。

光毒性反应和光超敏反应临床上有时不易区分,两者可同时存在或以其中一种为主(表17-1)。

表17-1　光毒性反应和光超敏反应的鉴别

	光毒性反应	光超敏反应
发病人群	任何个体	少数过敏体质人群
潜伏期	无	有
皮损形态	表现为日晒伤症状	皮损多形,临床表现复杂
发病部位	限于日晒部位	不限于日晒部位
病程	发病急,病程短	病程长,可长期发作
被动转移试验	阴性	阳性
光敏剂	浓度高,不发生化学反应	浓度低,发生化学反应

一、日晒伤

日晒伤(sunburn)也称为晒斑或日光性皮炎(solar dermatitis),是由于强烈日光照射后,暴晒处皮肤发生的急性光毒性反应。

【病因和发病机制】

皮肤接受了超过耐受量的紫外线引起,以UVB为主。一方面可因日光过强、暴露时间过长,另一

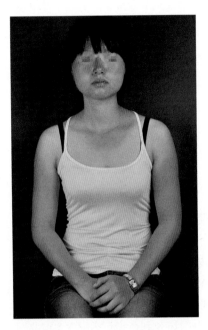

图 17-1　日晒伤

方面可因个体皮肤的易晒伤因素,如白、嫩、薄的皮肤。皮肤经紫外线过度照射后,细胞中蛋白质和核酸吸收大量的紫外线产生一系列复杂的光生物化学反应,造成表皮细胞坏死,释放多种活性介质,引起真皮血管扩张,组织水肿,黑素合成加快等反应。

【临床表现】

春夏季多见,妇女、儿童及浅肤色人群易发病。一般日晒后6小时左右,暴露部位出现弥漫性红斑,成鲜红色,边界清楚(图17-1),峰值在 12~24 小时,后红斑渐淡和消退,脱屑,并留有色素沉着。皮损较重时可出现水肿、水疱,可破溃结痂。局部可自觉灼痛。皮损泛发时可有不适、寒战和发热等全身症状。

【诊断和鉴别诊断】

根据强烈日光暴晒史及典型临床表现,本病容易诊断。本病应与接触性皮炎进行鉴别,后者有接触刺激物史,与日晒无关,可发生于任何季节,皮损发生于刺激物接触处。

【预防和治疗】

应避免暴晒,并在暴露部位外用物理性遮光剂或化学性遮光剂,如 5% 二氧化钛霜、二苯甲酮等,可根据个人皮肤类型选择遮光剂的防晒指数(sun protection factor,SPF)。逐渐外出锻炼,提高对日光的耐受性。

治疗以早期局部外用药物为主,以消炎、安抚、止痛为原则。一般可外用炉甘石洗剂和(或)糖皮质激素,严重者可用 3% 硼酸溶液湿敷。有全身症状者可口服抗组胺药、维生素 C、非甾体类抗炎药,严重者可系统应用糖皮质激素。

二、多形性日光疹

多形性日光疹(polymorphous sun light eruption)是一种特发性、反复发作的、以多形皮损为特征的常见光感性皮肤病。

【病因和发病机制】

病因目前尚不清楚。目前一般认为由日光诱发的迟发型超敏反应介导,且致病光谱较宽,UVA、UVB 和可见光均可。其发生也可能与遗传、内分泌和代谢异常等有关。

【临床表现】

发病与季节有关,一般春夏季加重,秋冬季节减轻。多见于中青年女性,好发于曝光部位(如面部、颈后、颈前 V 形区、手背和前臂伸侧),而头发及衣物遮盖部位多不累及。常在日晒 1 小时内自觉瘙痒,数日后出现皮损。皮损形态多样,常见的有丘疹、丘疱疹,也可表现为水肿性红斑或斑块,但对每一位患者而言,皮损常以单一形态为主(图 17-2)。患者自觉瘙痒显著,一般全身症状轻微,但易反复发作,病程长短不一。

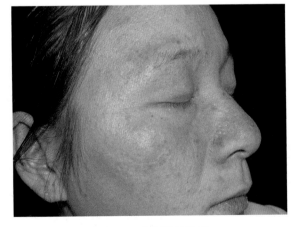

图 17-2　多形性日光疹

【诊断和鉴别诊断】

主要根据发生于青年女性曝光部位的多形性皮损,但以某一皮损类型为主进行诊断,常反复发作,可有光斑试验阳性、紫外线红斑试验异常反应。

本病应与湿疹、慢性光化性皮炎、盘状红斑狼疮等进行鉴别。湿疹皮损呈多形性,可见于非暴露部位或全身,与日光、季节无明显关系。慢性光化性皮炎主要发生于 50 岁以上男性,病情持久,可从春夏持续到冬季,可见于非曝光部位。

【预防和治疗】

应避免暴晒,外出时应使用遮光剂;易感者也可在发病季节前,让皮肤适当地逐渐增加日晒或者进行预防性光疗以提高皮肤对光线的耐受力。

1. **外用药物治疗**　以外用糖皮质激素制剂为主,通常采用超强效或强效制剂,数日使皮损消退,也可外用钙调磷酸酶抑制剂。

2. **系统药物治疗**　可口服羟氯喹,烟酰胺、β-胡萝卜素对部分患者有效;严重者可口服糖皮质激素或环孢素。

第二节　夏季皮炎

夏季皮炎(dermatitis aestivale)是由于夏季高温引起的一种季节性、炎症性皮肤病。

【病因和发病机制】

由夏季的持续高温、闷热引起,同时与湿度关系较大,尤其在高温、高湿情况下易发。

【临床表现】

好发于成年人,女性多见。常对称累及四肢屈侧和躯干部,尤以双侧胫前多见。皮损初起为大片红斑、上有密集针尖大小丘疹,继之可见丘疱疹。自觉剧痒,搔抓后可出现抓痕、血痂、皮肤肥厚及色素沉着,无糜烂、渗出。天气凉爽后皮损可很快消退。

【诊断和鉴别诊断】

根据典型临床表现容易诊断。本病应与痱子、夏季瘙痒症等疾病鉴别。

【预防和治疗】

以通风降温为主要原则,衣着宽大透气,保持皮肤清洁干燥。

外用药物治疗以清凉、止痒为主,可外用炉甘石洗剂或弱效糖皮质激素霜剂。瘙痒显著者可口服抗组胺药。

第三节　痱子

痱子(miliaria)亦称粟粒疹,为夏季或炎热环境下常见的一种表浅性、炎症性皮肤病。

【病因和发病机制】

在高温闷热环境下,大量的汗液不易蒸发,使角质层浸渍肿胀,导致汗管变窄或阻塞,汗管内汗液滞留、压力增高、汗管破裂、汗液外渗周围组织而致病。此外,皮肤表面细菌大量繁殖产生毒素,也会加重炎症反应。

【临床表现】

依据汗管损伤和汗液溢出部位的不同,可分以下 4 种类型。

1. **白痱**　又称晶形粟粒疹(miliaria crystallina),汗液的溢出发生在角质层内或角质层下,故临床表现为针尖大小的浅表性水疱,周围无红晕,易破,一般无自觉症状。1 ~ 2 天内吸收,留有细小脱屑。常见于卧床不起、大量出汗患者,好发于躯干和间擦部位。

2. **红痱**　又称红色粟粒疹(miliaria rubra),最常见,由汗液在棘层处汗管处溢出引起。表现为密集排列的针尖大小丘疹、丘疱疹,周围绕以红晕,皮损消退后有轻度脱屑。伴有灼热和刺痒感。多见于幼儿、家庭妇女、高温作业者,好发于腋窝、肘窝、额、颈、躯干、妇女乳房下等处。

3. **脓痱**　又称脓疱性粟粒疹(miliaria pustulosa),多由红痱发展而来。皮损为密集的丘疹,顶端有针尖大小浅在脓疱,细菌培养常为阴性。好发于皮肤皱褶处及小儿头颈部。

4. **深痱**　又称深部粟粒疹(miliaria profunda),汗液在表皮-真皮交界处汗管破裂溢出,表皮汗管常被反复发作的红痱破坏,使汗液阻塞在真皮内而致病。皮损为密集的、与汗孔一致的非炎性丘疱疹,出汗时皮损增大,不出汗时皮损不明显,全身皮肤出汗减少或无汗,但常有代偿性面部多汗。一般无瘙痒,皮损泛发时可出现头痛、发热、头晕等全身症状。多累及热带地区反复发生红痱者,好发于颈部、躯干等部位。

【诊断和鉴别诊断】

根据发病季节、典型皮损等可以确诊。本病需与夏季皮炎、急性湿疹等进行鉴别。

【预防和治疗】

夏季应通风散热,衣着宽松透气,保持皮肤清洁干燥。

1. **外用药物治疗**　以清凉、收敛、止痒为原则,可外用炉甘石洗剂和痱子粉,脓痱可外用2%鱼石脂炉甘石洗剂、黄连扑粉。

2. **系统药物治疗**　瘙痒明显可口服抗组胺药,脓痱感染严重时可口服抗生素;也可服用清热、解毒、利湿的中药(如金银花)。

第四节　冻　　疮

冻疮(pernio)是一种与寒冷相关的末梢部位局限性、淤血性、炎症性皮肤病。

【病因和发病机制】

由于长期暴露于寒冷、潮湿的环境中,皮肤血管痉挛收缩,导致组织缺氧引起细胞损伤;久之血管麻痹扩张引起静脉淤血、毛细血管扩张、渗透性增加,血浆渗入组织间隙而引发本病。周围血液循环不良,缺乏运动、手足多汗、营养不良、贫血、鞋袜过紧等均可加重病情。

【临床表现】

本病易发于初冬、早春季节。各年龄组均可发生,但多见于儿童、青年女性或末梢血液循环不良者。好发于肢端及暴露部位,如手指、手背、耳廓、鼻尖等处。皮损为局限性水肿性紫红斑块或结节,按之退色,边界清楚,严重时可有水疱,破溃后形成溃疡。自觉有痒感和肿胀感,瘙痒受热后加剧,有溃疡者自觉疼痛。冬季发病,气候转暖后自愈,容易来年复发。

【诊断和鉴别诊断】

根据发病季节和典型临床表现易于诊断。本病应与多形红斑等进行鉴别。

【预防和治疗】

应注意保暖,保持干燥;坚持体育锻炼可促进血液循环,提高机体对寒冷的耐受性。

1. **外用药物治疗**　以消炎、消肿、促进循环为原则。未破溃皮损可外用维生素E软膏和冻疮软膏等,已破溃皮损可用抗生素软膏,也可用氦氖激光等理疗。

2. **系统药物治疗**　可口服烟酰胺、硝苯地平、双嘧达莫等扩血管药物,盐酸山莨菪碱和己酮可可碱也有一定的疗效。

第五节　鸡眼与胼胝

鸡眼和胼胝均系长期压迫和摩擦诱发的角质层增厚。

【病因和发病机制】

两者均与长期机械刺激(如压迫和摩擦)引起的角质层过度增生有关。

【临床表现】

1. **鸡眼(clavus)**　本病好发于成人,女性多见。常累及突出的受力部位,如小趾外侧或𧿹趾内侧缘,也可见于趾背及足跟。皮损为边界清楚的淡黄色或深黄色圆锥形角质栓,表面光滑,与皮面平或稍隆起(图17-3)。因角质栓尖端压迫真皮层内末梢神经,站立或行走受压时自觉剧痛。

2. 胼胝(callus) 好发于掌跖受压迫和摩擦处,出现黄色或蜡黄色增厚的角质性斑块,扁平或稍隆起,中央较厚边缘薄,质地坚实,边界不清,表面光滑且皮纹清晰(图17-4)。局部汗液分泌减少、感觉迟钝,多无自觉症状,严重者可疼痛。

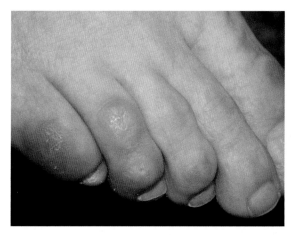
图17-3 鸡眼

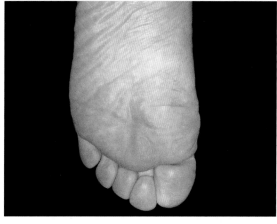
图17-4 胼胝

【诊断和鉴别诊断】

根据好发部位和典型皮损易于诊断。有时需与跖疣进行鉴别,跖疣表面正常皮纹消失,常多发,不限于受压或摩擦部位,除去角质层可见棘状疣体,两侧挤压痛明显。

【预防和治疗】

祛除诱因,尽量避免摩擦和挤压。鞋应适足。

1. 鸡眼 可外用鸡眼膏、50%水杨酸软膏,但应保护周围正常皮肤,也可将鸡眼手术切除。此外,冷冻、激光等方法可适当选用。

2. 胼胝 具有一定保护作用,一般无需治疗,若能减少摩擦多能缓解。较厚皮损出现疼痛时可先用热水浸泡再用刀削除,也可外用角质剥脱剂如硫黄水杨酸软膏、维A酸软膏。

第六节 放射性皮炎

放射性皮炎(radiodermatitis)是由各种类型电离辐射(如α、β、γ、X射线、电子、质子等)照射皮肤黏膜引起的炎症性损害。

【病因和发病机制】

本病多由于短期内接受大剂量放射线,或接受放射治疗累积量过大所致。放射线可使组织细胞DNA发生可逆或不可逆性损伤,引起细胞死亡或DNA突变,甚至恶性肿瘤。放射线还可以使组织分子电离产生活性氧和自由基而导致组织急、慢性损伤。发病过程及严重程度取决于不同类型辐射的生物学效应、辐射剂量及辐射部位组织细胞的敏感性。

【临床表现】

多见于接受放疗的患者和从事放射线工作的人员。根据临床表现的不同可分为急性放射性皮炎和慢性放射性皮炎。

1. 急性放射性皮炎 为短期内接受大剂量辐射所致,潜伏期短,一般为1~3周。其早期反应与热灼伤相似,常称为放射性烧伤,可分为3度。

(1)Ⅰ度:局限性水肿性红斑,边界清楚,常在暴露后6天出现,12天左右达到高峰,3~4周后消退,留有脱屑、色素沉着、暂时性脱毛。自觉灼热与瘙痒。

（2）Ⅱ度:局部红肿明显,有水疱形成,破溃后出现糜烂和结痂,经1~3个月痊愈,遗留色素沉着或色素脱失、毛细血管扩张、皮肤萎缩、永久性毛发脱落及瘢痕形成。自觉明显灼热及疼痛。

（3）Ⅲ度:局部红肿严重,损害累及真皮深部以下,很快出现组织坏死,形成顽固性溃疡,自觉剧痛。愈后留下萎缩性瘢痕、色素沉着或色素脱失、毛细血管扩张、毛发消失等,部分皮损难以治愈甚至形成永久性溃疡,溃疡和瘢痕部位易发生癌变。

Ⅱ、Ⅲ度放射性皮炎可伴全身症状如乏力、头痛、头晕、恶心、呕吐、出血等,可有白细胞减少及继发感染。

2. 慢性放射性皮炎　由于长期反复接受小剂量放射线辐射所致,也可由急性放射性皮炎转变而来。潜伏期数个月至数十年不等。表现为皮肤干燥、萎缩,汗腺、皮脂腺分泌减少,皮下组织纤维化、增厚,毛细血管扩张、色素沉着或减退(图17-5),毛发稀疏、脱落,甲出现条纹、变脆、脱落,严重时可出现顽固性溃疡和皮肤肿瘤变。

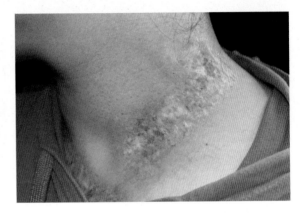

图17-5　放射性皮炎（慢性）

【诊断和鉴别诊断】

根据放射线照射史及典型临床表现可以诊断。有时外观可呈接触性皮炎样表现,需加以鉴别。

【预防和治疗】

从事放射线工作人员应严格遵守放射操作规程,加强安全防护措施;对接受放射线治疗的患者,应掌握放疗适应证和总剂量;如发生放射源泄漏事件,应立即作好防护并脱离辐射源或污染区。

急性放射性皮炎应保护受损皮肤,避免局部刺激。治疗以对症处理为主,红肿显著时可用扑粉和振荡剂,渗出明显时可用3%硼酸溶液湿敷,无明显渗出时可外用糖皮质激素霜剂,对于长期不愈合的深溃疡,必要时行手术切除。

慢性放射性皮炎的治疗以保护和保湿为主,应避免破损,可外用保护性软膏;出现溃疡可湿敷,并加用理疗以促进愈合,同时防止继发感染;溃疡疑有癌变应作组织病理学检查,对于难治性溃疡或角化过度型皮损,可在感染控制后手术切除并植皮。

（刘全忠）

第十八章 瘙痒性皮肤病

瘙痒是皮肤或黏膜的一种引起搔抓欲望的不愉快感觉。许多生物活性物质(如胺类、蛋白质/多肽类和脂类等)是引起瘙痒的化学介质,但瘙痒发生的具体机制目前尚未明确。瘙痒性皮肤病包括一组以瘙痒为突出表现的皮肤病,多数病因复杂,一般多认为与神经精神因素存在直接或间接的相关性,反复搔抓能造成"瘙痒-搔抓-瘙痒"的恶性循环。

第一节 瘙 痒 症

瘙痒症(pruritus)是一种仅有皮肤瘙痒而无原发性皮损的皮肤病。

【病因和发病机制】

本病病因较为复杂。全身性瘙痒症的最常见病因是皮肤干燥,其他如神经精神因素(如各种神经功能障碍或器质性病变以及情绪紧张、焦虑、恐惧、激动和忧郁等)、系统性疾病(如尿毒症、阻塞性肝胆疾病、甲状腺功能亢进或减退、糖尿病、干燥综合征、皮肌炎、淋巴瘤、白血病以及其他恶性肿瘤等)、妊娠、药物或食物、气候改变(如温度、湿度)、工作和居住环境、生活习惯(如碱性过强的肥皂、清洁护肤化妆品)、贴身穿着的衣物等均可引起全身性瘙痒。

某些原发皮肤病可引起局限性瘙痒症,如阴囊瘙痒症常与局部多汗、摩擦、股癣等有关;女阴瘙痒症多与白带、阴道滴虫病、阴道真菌病、淋病、糖尿病及宫颈癌等有关,也可能与内分泌失调,性激素水平低下及自主神经功能紊乱等有关;肛周瘙痒症多由痔、肛瘘、前列腺炎、蛲虫感染等引起。此外,衣物刺激、药物刺激等也可引起局限性瘙痒症。

【临床表现】

一般无原发性皮肤损害,瘙痒为本病特征性表现,可有烧灼、蚁行感等。全身性瘙痒症可开始为全身性,或最初局限于一处,继而扩展至全身。瘙痒程度不尽相同,常为阵发性且夜间为重;局限性瘙痒症表现为局部阵发性剧痒,好发于外阴、肛周、小腿和头皮。饮酒、情绪波动、温度变化、衣服被褥摩擦,甚至某些暗示等可引起瘙痒发作或加重。搔抓可引起继发性皮损,表现为条状抓痕、血痂、色素沉着或减退,甚至湿疹样变和苔藓样变,还可继发各种皮肤感染如毛囊炎、疖、淋巴管炎、淋巴结炎等。

特殊类型的全身性瘙痒症包括:

1. **老年性瘙痒症(pruritus senilis)** 多因皮脂腺功能减退,皮脂分泌减少、皮肤干燥和退行性萎缩或过度洗烫等因素诱发,可发生在四肢及躯干。

2. **冬季瘙痒症(pruritus hiemalis)** 由寒冷诱发,多发生于秋末及冬季气温急剧变化时,由寒冷室外骤入室内或在夜间脱衣睡觉时加重,常伴皮肤干燥。

3. **夏季瘙痒症(pruritus aestivalis)** 常于夏季发生,高热、潮湿时明显,出汗常使瘙痒加剧。

4. **妊娠性瘙痒症(pruritus gestationis)** 首次妊娠孕妇发病率为0.06%~0.43%,患者再次妊娠时发病率达47%。85%的患者是由于雌激素增多引起肝内胆汁淤积所致。本病常发生于妊娠末期,也有于妊娠早期发生。瘙痒为弥漫性,部分患者伴有黄疸。多数患者分娩后瘙痒和黄疸可自行缓减或痊愈。本病一般不引起孕妇死亡,但可导致早产、胎儿窘迫,甚至死胎。实验室检查可见碱性磷酸酶、血清胆红素升高,转氨酶正常。

【诊断和鉴别诊断】

根据全身性或局限性瘙痒,仅有继发性改变而无原发性皮损,可以明确诊断。为了寻找致病因素,祛除病因,常需做全面的体格检查和实验室检查。

一旦出现继发性皮损,需与疥疮、虫咬皮炎、痒疹、慢性单纯性苔藓等进行鉴别,局限性瘙痒症需与局部真菌、滴虫、蛲虫、虱病、接触性皮炎和湿疹等进行鉴别。

【预防和治疗】

需明确有无系统性疾病并及时治疗,避免局部刺激,包括搔抓、洗烫及不恰当治疗,忌食刺激性食物。

1. **外用药物治疗**　应该以保湿、滋润、止痒为主,选择刺激性小的外用制剂。可用低 pH 的清洁剂和润滑剂、止痒剂(如炉甘石洗剂、辣椒碱、含薄荷、樟脑的乙醇制剂等)及表面麻醉剂(如利多卡因乳膏等),也可外用免疫抑制剂(如吡美莫司、他克莫司)或短期外用糖皮质激素以缓解症状。

2. **系统药物治疗**　可用抗组胺药、钙剂、维生素 C、镇静安眠药、三环类抗抑郁药(如多塞平或阿米替林)或试用普鲁卡因静脉封闭。老年性瘙痒症可用性激素治疗。抗癫痫和抗焦虑药物(如加巴喷丁和普瑞巴林)对部分患者有效。

3. **物理治疗**　光疗(UVB 和 PUVA)对部分瘙痒症有效,皮肤干燥者可配合熏蒸,此外淀粉浴、矿泉浴均有一定疗效。

第二节　慢性单纯性苔藓

慢性单纯性苔藓(lichen simplex chronicus)即神经性皮炎(neurodermatitis),是一种常见的以阵发性剧痒和皮肤苔藓样变为特征的慢性炎症性皮肤神经功能障碍性皮肤病。

【病因和发病机制】

本病病因尚不清楚,一般认为与大脑皮质兴奋和抑制功能失调有关。可能与神经精神因素(如性情急躁、思虑过度、紧张、忧郁、劳累、睡眠不佳等)、胃肠道功能障碍、内分泌失调、饮食(如饮酒、进食辛辣食物和鱼虾等)、局部刺激(如硬质衣领、毛织品、化学物质、感染病灶、汗水浸渍)等诸多内外因素有关。搔抓及慢性摩擦可能是主要的诱因或加重因素,病程中形成的"瘙痒-搔抓-瘙痒"恶性循环可造成本病发展并导致皮肤苔藓样变。

【临床表现】

依其受累范围的大小,本病可分为局限性和播散性。

1. **局限性**　本病多见于中青年。好发于颈部、双肘伸侧、腰骶部、股内侧、女阴、阴囊和肛周区等易搔抓部位,多局限于一处或两侧对称分布。基本皮损为针尖至米粒大小的多角形扁平丘疹,淡红、淡褐色或正常肤色,质地较为坚实而有光泽,表面可覆有少量糠秕状鳞屑,久之皮损渐融合扩大,形成苔藓样变,直径可达 2~6cm 或更大,皮损边缘可见散在的扁平丘疹,边界清楚,可为圆形、类圆形或不规则形(图 18-1)。

2. **播散性**　好发于成年及老年人。皮损广泛分布于眼睑、头皮、躯干、四肢等处,多呈苔藓样变,皮损及其周围常见抓痕或血痂,也可因外用药治疗不当而产生接触性皮炎或者继发感染。自觉阵发性瘙痒,常于局部刺激、精神烦躁时加剧,夜间明显。本病病程慢性,常年不愈或

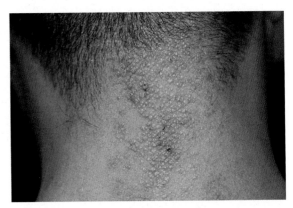

图 18-1　慢性单纯性苔藓

反复发作。

【诊断和鉴别诊断】

本病根据典型临床表现易诊断。需与慢性湿疹、特应性皮炎、扁平苔藓、局限性皮肤淀粉样变、瘙痒症等鉴别。

【预防和治疗】

避免搔抓、摩擦等各种刺激,辅以心理治疗,阻断"瘙痒-搔抓-瘙痒"恶性循环。

1. 外用药物治疗　应根据皮损类型、部位等,合理选用药物种类(如止痒剂、焦油类、糖皮质激素或钙调磷酸酶抑制剂)和剂型,封包疗法既可缓解瘙痒,又可防止受累部位进一步受到搔抓等刺激,此外还可在病损内注射糖皮质激素。

2. 系统药物治疗　可口服抗组胺药、钙剂、维生素 C,配合应用谷维素和 B 族维生素等。如影响睡眠者于睡前加用镇静安眠类药物(如地西泮或多塞平等),严重者可用普鲁卡因静脉封闭,皮损泛发者口服雷公藤总苷片。

3. 物理治疗　皮损泛发者可选用光疗(UVB 和 PUVA)、药浴、矿泉浴等治疗。

第三节　痒　　疹

痒疹(prurigo)是一组以风团样丘疹、结节、奇痒为特征的炎症性皮肤病。

【病因和发病机制】

病因不明,多数学者认为与超敏反应有关,也可能与神经精神因素、遗传、过敏体质、虫咬、食物或药物过敏、病灶感染、胃肠道功能紊乱、内分泌障碍及恶性肿瘤等有关。营养不良及卫生条件较差者易患本病。

【临床表现】

1. 急性痒疹

(1)急性单纯性痒疹:即丘疹性荨麻疹(papular urticaria),与昆虫叮咬、肠道寄生虫及某些食物有关。多累及儿童及青少年,易于春夏秋温暖季节发病。好发于腰背、腹、臀、小腿等部位。皮损为红色风团样丘疹,直径 1～2cm,圆形或椭圆形,中央常有水疱,多群集或条状分布,很少融合(图 18-2),瘙痒及反复搔抓可继发感染。红斑和水疱可在短期内消退,丘疹消退慢,1～2 周后逐渐消退,可反复发生。

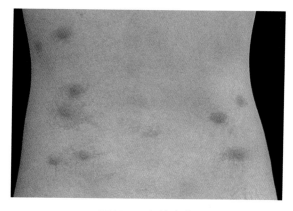

图 18-2　急性痒疹

(2)成人痒疹(prurigo adultorum):又称暂时性或一过性痒疹。多见于中青年,以 30 岁以上女性多见。发病前常有疲乏、头痛、失眠及胃肠功能失调等全身症状。好发于躯干及四肢伸侧,肘、膝部明显,也可累及头皮、面部、臀部。基本皮损为小米至绿豆大小、淡红或肤色、多发性坚实圆形或顶部略扁平的丘疹,散在分布,亦可聚集成簇,但不融合。瘙痒剧烈,搔抓后出现风团样皮损及丘疱疹,反复搔抓可出现苔藓样变、色素沉着。2～3 个月可自愈,但有时可复发。

2. 慢性痒疹

(1)小儿痒疹(prurigo infantilis):又称 Hebra 痒疹或早发性痒疹,多发于 3 岁以前的儿童,特别是 1 岁左右。好发于四肢伸侧,常发生于丘疹性荨麻疹或荨麻疹之后,基本皮损为绿豆大小风团样丘疹,继而转变为肤色或淡红色质硬丘疹,称为痒疹小结节,多散在分布,亦可聚集成簇。瘙痒剧烈,搔抓后皮肤常有抓痕、血痂,久之可出现皮肤苔藓样变、湿疹样变、化脓感染及腹股沟淋巴结肿大。皮损反复发作,时轻时重,慢性迁延。

(2)结节性痒疹(prurigo nodularis):又称疣状固定性荨麻疹或结节性苔藓。为疣状结节性损害,

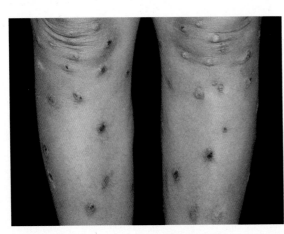

图 18-3   慢性痒疹

好发于四肢,尤以小腿伸面多见。皮损初起为水肿性红色坚实丘疹,很快呈黄豆或更大的半球状结节,顶部角化明显,可呈疣状增生,暗褐色,常散在分布,数个到上百个,偶见密集成群,触之有坚实感(图18-3)。瘙痒剧烈,常难以忍受。消退后遗留色素沉着或瘢痕,也可因搔抓致苔藓样变。

3. 系统疾病的痒疹样皮损表现   常见于妊娠、血液肿瘤及患有某种内分泌疾病或代谢障碍患者。

【诊断和鉴别诊断】

首先根据皮损特征及剧烈瘙痒诊断为痒疹,再根据病史、年龄、病程及伴发疾病等情况确定临床类型。

急性痒疹应与荨麻疹、水痘进行鉴别;成人痒疹应与特应性皮炎、慢性湿疹、疥疮等进行鉴别;结节性痒疹应与结节性类天疱疮、疣状扁平苔藓、结节性皮肤淀粉样变等进行鉴别。

【预防和治疗】

祛除各种可能的致病因素(如虫咬、局部刺激、胃肠道功能紊乱等)。

1. 外用药物治疗   以止痒、消炎为主,也可应用糖皮质激素、钙调磷酸酶抑制剂和角质剥脱剂,封包可增强疗效,结节性皮损可用糖皮质激素皮损内注射。

2. 系统药物治疗   可口服抗组胺药或普鲁卡因静脉封闭,有神经精神因素的患者可适当应用抗焦虑抑郁药及镇静催眠类药物;皮损广泛和瘙痒难以忍受者,可短期系统使用小剂量糖皮质激素;也可用维 A 酸类药物、免疫抑制剂、沙利度胺等。

3. 物理治疗   淀粉浴、矿泉浴可使瘙痒减轻;结节性痒疹可液氮冷冻、激光治疗、放射性同位素敷贴或浅层 X 线放射治疗;UVB 光疗或 PUVA 疗法对顽固性皮损常有效。

(张春雷)

第十九章　红斑丘疹鳞屑性皮肤病

本组疾病是一组病因不明,以红斑、丘疹、鳞屑为主要临床表现的皮肤病。

第一节　银　屑　病

银屑病(psoriasis)是一种遗传与环境共同作用诱发的免疫介导的慢性、复发性、炎症性、系统性疾病。典型临床表现为鳞屑性红斑或斑块,局限或广泛分布。多数患者冬季复发或加重,夏季缓解。中至重度银屑病患者罹患代谢综合征和动脉粥样硬化性心血管疾病的风险增加。

银屑病发病率在世界各地差异很大,与种族、地理位置、环境等因素有关。欧美报告的患病率为1%～3%,我国在1984年报告的银屑病患病率为0.123%,2008年中国流行病学调查(六省市)显示患病率为0.47%。

【病因和发病机制】

银屑病的确切病因尚未清楚,目前认为银屑病是在遗传因素与环境因素相互作用下,最终导致疾病发生或加重。

1. **遗传因素**　流行病学资料、HLA分析和全基因组关联研究(genome-wide association study,GWAS)均支持银屑病的遗传倾向。30%有家族史,银屑病一级亲属的遗传度为67.04%,二级亲属为46.59%。父母一方有银屑病时,其子女银屑病的发病率为16%左右;而父母均为银屑病患者时,其子女银屑病的发病率达50%。同卵双胞胎和异卵双胞胎之间发病的一致性研究也支持遗传因素对银屑病发病的影响。迄今为止已经发现银屑病易感位点有PSORS1-15(张学军等发现PSORS9为中国汉族人群所特有),易感基因有*IL-12B*、*IL23R*、*LCE3B/3C/3D*、*ZNF313*、*IL23A*、*ERAP1*、*TNFAIP3*、*TRAF3IP2*、*NFKBIA*、*PTPN22*等80余个,其中中国发现50%以上。

2. **环境因素**　仅有遗传背景尚不足以引起发病,环境因素在诱发及加重银屑病中起重要作用。最易促发或加重银屑病的因素是感染、精神紧张、应激事件、外伤手术、妊娠、肥胖、酗酒、吸烟和某些药物作用等。其中感染备受关注,如点滴状银屑病发病常与咽部急性链球菌感染有关。也有研究证实,银屑病患者的皮肤屏障功能存在缺陷。

3. **免疫因素**　银屑病是一种T细胞异常活化、浸润和皮肤角质形成细胞过度增殖为主要特征的慢性炎症性皮肤病。Th17细胞及IL-23/IL-17轴在银屑病发病机制中可能处于关键地位,并成为新的治疗靶标。IL-23诱导Th17细胞分化增殖,分化成熟的Th17细胞可以分泌IL-17,IL-21,IL-22等多种Th17类细胞因子,在银屑病发病机制中起着重要的作用。

【临床表现】

根据银屑病的临床特征,可分为寻常型、关节病型、脓疱型及红皮病型,其中寻常型占90%以上,其他类型多由寻常型银屑病转化而来。

1. **寻常型银屑病(psoriasis vulgaris)**　初起皮损为红色丘疹或斑丘疹,逐渐扩展成为边界清楚的红色斑块,可呈多种形态(如点滴状、斑块状、钱币状、地图状、蛎壳状等),上覆厚层银白色鳞屑(图19-1A),若刮除最上层的银白色鳞屑,可观察到鳞屑成层状的特点,就像在刮蜡滴一样(蜡滴现象),刮去银白色鳞屑可见淡红色发光半透明薄膜(薄膜现象),剥去薄膜可见点状出血(Auspitz征),后者是由于真皮乳头顶部迂曲扩张的毛细血管被刮破所致(图19-1B)。蜡滴现象、薄膜现象与点状出血现象对银屑病有诊断价值。皮损可发生于全身各处,但以四肢伸侧(特别是肘部、膝部)和骶尾部最为常见,常呈对称性。不同部位的皮损也有所差异,面部皮损多为点滴状浸润性红斑、丘疹或脂溢性皮炎样改变;头皮皮损鳞屑较厚,常超出发际,头发呈束状(束状发)(图 19-1C);腋下、乳房和腹股沟等皱褶部位常由于多汗和摩擦,导致皮损鳞屑减少并可出现糜烂、渗出及裂隙;少数损害可发生在唇、颊黏膜和龟头等处,颊黏膜损害为灰白色环状斑,龟头损害为边界清楚的暗红色斑块;甲受累多表现为"顶针状"凹陷。患者多自觉不同程度瘙痒。

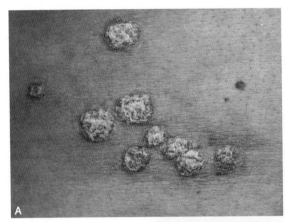
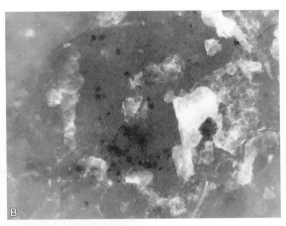
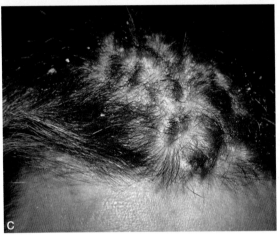

图 19-1 寻常型银屑病

A:典型皮损;B:Auspitz 征;C:束状发

皮肤影像学方法对于诊断银屑病具有参考意义,皮肤镜可见亮红色背景,其上可有数量较多的球状、发夹和环状血管。RCM 可清晰查知 Munro 微脓肿的存在(图 19-2)。

寻常型银屑病根据病情发展可分为 3 期:①进行期:旧皮损无消退,新皮损不断出现,皮损浸润炎症明显,周围可有红晕,鳞屑较厚,针刺、搔抓、手术等损伤可导致受损部位出现典型的银屑病皮损,称为同形反应(isomorphism)或 Kobner 现象;②静止期:皮损稳定,无新皮损出现,炎症较轻,鳞屑较多;③退行期:皮损缩小或变平,炎症基本消退,遗留色素减退或色素沉着斑。

急性点滴状银屑病(acute guttate psoriasis)又称发疹型银屑病,常见于青年,发病前常有咽喉部链球菌感染病史。起病急骤,数天可泛发全身,皮损为 0.3 ~ 0.5cm 大小的丘疹、斑丘疹,色泽潮红,覆以少许鳞屑,痒感程度不等。经适当治疗可在数周内消退,少数患者可转化为慢性病程。

2. 关节病型银屑病(psoriasis arthropathica) 除皮损外可出现关节病变,后者与皮损可同时或先后出现,任何关节均可受累,包括肘、膝的大关节,指、趾小关节,脊椎及骶髂关节。可表现为关节肿胀和疼痛,活动受限,严重时出现关节畸形,呈进行性发展,但类风湿因子常呈阴性。X 线示软骨

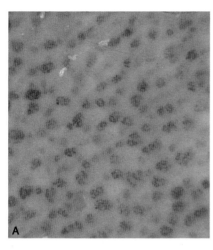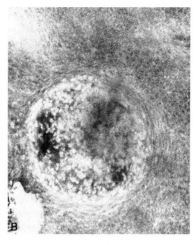

图19-2　银屑病皮肤影像学表现
A:皮肤镜表现;B:RCM 表现

消失、骨质疏松、关节腔狭窄伴不同程度的关节侵蚀和软组织肿胀。

3. 红皮病型银屑病（psoriasis eryth-rodermic）　表现为全身皮肤弥漫性潮红、浸润肿胀并伴有大量糠状鳞屑,其间可有片状正常皮肤(皮岛)(图19-3),可伴有全身症状如发热、表浅淋巴结肿大等。病程较长,易复发。

4. 脓疱型银屑病（psoriasis pustulosa）　分为泛发性和局限性。

（1）泛发性脓疱型银屑病:常急性发病,在寻常型银屑病皮损或无皮损的正常皮肤上迅速出现针尖至粟粒大小、淡黄色或黄白色的浅在性无菌性小脓疱,常密集分布,可融合形成片状脓湖,皮损可迅速发展至全身,伴有肿胀和疼痛感(图19-4)。常伴全身症状,出现寒战和高热,呈弛张热型。患者可有沟状舌,指、趾甲可肥厚浑浊。一般 1~2 周后脓疱干燥结痂,病情自然缓解,但可反复呈周期性发作;患者也可因继发感染、全身衰竭而死亡。

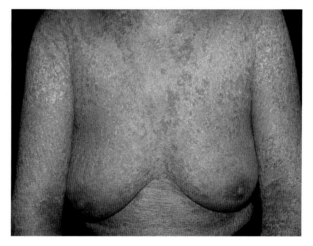

图19-3　红皮病型银屑病

（2）掌跖脓疱病:皮损局限于手掌及足跖,对称分布,掌部好发于鱼际和小鱼际,可扩展到掌心、手背和手指,跖部好发于跖中部及内侧。皮损为成批发生在红斑基础上的小脓疱,1~2 周后脓疱破裂、结痂、脱屑,新脓疱又可在鳞屑下出现,时轻时重,经久不愈(图19-5)。甲常受累,可出现点状凹陷、横沟、纵嵴、甲浑浊、甲剥离及甲下积脓等。

（3）连续性肢端皮炎:这是局限性脓疱型银屑病的一种罕见类型。临床可见银屑病发生在指端,有时可发生在脚趾。脓疱消退之后可见鳞屑和痂,甲床也可有脓疱,而且甲板可能会脱落。

【组织病理学】

银屑病病理生理的一个重要特点是表皮基底层角质形成细胞增殖加速,有丝分裂周期缩短为37.5 小时,表皮更替时间缩短为 3~4 天。因此,寻常型银屑病表现为角化过度伴角化不全,角化不全区可见 Munro 微脓肿,颗粒层明显减少或消失,棘层增厚,表皮突整齐向下延伸,真皮乳头上方棘层变薄,毛细血管扩张、延伸并迂曲,周围可见淋巴细胞、中性粒细胞等浸润。红皮病型银屑病主要为真皮浅层血管扩张充血更明显,余与寻常型银屑病相似。脓疱型银屑病表现为 Kogoj 微

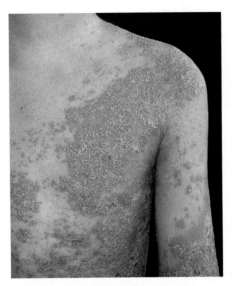

图 19-4　泛发性脓疱型银屑病

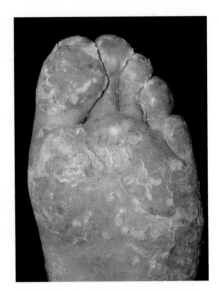

图 19-5　掌跖脓疱病

脓肿。

【诊断和鉴别诊断】

主要根据典型临床表现进行诊断和分型,组织病理学表现具有一定的诊断价值。

本病应与下列疾病进行鉴别。

1. **脂溢性皮炎**　与头皮银屑病鉴别。皮损为边缘不清的红斑,上覆细小的黄色油腻鳞屑,毛发可稀疏、变细、脱落,但无束状发。

2. **头癣**　与头皮银屑病鉴别。皮损上覆灰白色糠状鳞屑,有断发及脱发,易查到真菌,多见于儿童。

3. **二期梅毒疹**　有不洁性交和硬下疳史,典型皮损为掌跖部铜红色、浸润性斑疹或斑丘疹,梅毒血清反应阳性。

4. **扁平苔藓**　皮损为多角形扁平紫红色丘疹,可融合成鳞屑性斑块,黏膜常受累,病程慢性。

5. **慢性湿疹**　与发生于小腿、前臂伸侧及骶尾部的肥厚性银屑病皮损进行鉴别。湿疹往往有剧烈瘙痒,皮肤呈浸润肥厚、苔藓样变。

【预防和治疗】

银屑病的治疗目的包括控制症状,提高患者的生活质量。根据患者的疾病严重程度进行分级治疗。治疗不能仅局限于皮肤和关节,还应关注已经存在或可能发展的合并症。目前本病的有效治疗只能达到近期效果,不能防止复发。重视辨别患者对外用药治疗顺应性的心理类型,提高患者的疗效和生活质量。治疗中应禁用刺激性强的外用药,慎用可能导致严重不良反应的药物(如系统使用糖皮质激素、免疫抑制剂等),以免使病情加重或向其他严重类型转化。应做到针对不同病因、类型、病期,并考虑患者的受益与风险,给予相应治疗。同时还应重视心理治疗,避免上呼吸道感染、劳累、精神紧张等诱发或加重因素。

1. **外用药物治疗**　平时运用保湿剂以加强对皮肤屏障的保护。糖皮质激素霜剂或软膏有明显疗效,应注意其不良反应,大面积长期应用强效或超强效制剂可引起全身不良反应,突然停药后可诱发脓疱型或红皮病型银屑病。其他常用外用药如维 A 酸类药物、维生素 D_3 衍生物(卡泊三醇或他卡西醇)、钙调磷酸酶抑制剂等有明显疗效,也可选用各种角质促成剂(焦油制剂、蒽林软膏、喜树碱软膏、水杨酸软膏等)。

2. **系统药物治疗**　免疫抑制剂主要适用于中至重度斑块型、红皮病型、脓疱型和关节病型银屑病,常用的有甲氨蝶呤、环孢素等;维 A 酸类药物主要适用于斑块型、脓疱型和红皮病型银屑病;感染明显或泛发性脓疱型银屑病患者应使用抗生素类药物;糖皮质激素一般不主张系统用于寻常型银屑病,主要用于红皮病型银屑病、关节病型银屑病和泛发性脓疱型银屑病等,与免疫抑制剂、维 A 酸类联用可减少糖皮质激素的用量,应短期应用并逐渐减量以防止病情反跳。

3. 生物制剂(靶向免疫调节剂)　从 2000 年开始,生物制剂被引入治疗银屑病性关节炎和中至重度银屑病。主要针对炎症细胞因子包括 TNF-α、IL-12/23 和 IL-17A 等。目前通过美国 FDA 认证的治疗银屑病的生物制剂包括抗 TNF-α、抗 IL-12/23、抗 IL-17A 单抗及抗 IL-17A 受体的单抗。生物制剂适用于常规系统治疗无效或耐受性差的中至重度银屑病和(或)银屑病性关节炎的患者。

4. 物理治疗　如光化学疗法(PUVA)、UVB 光疗(特别是窄谱 UVB)、308nm 准分子激光、浴疗等均可应用。

第二节　玫瑰糠疹

玫瑰糠疹(pityriasis rosea)是一种以覆有糠状鳞屑的玫瑰色斑疹、斑丘疹为典型皮损的炎症性、自限性丘疹鳞屑性皮肤病。

【病因和发病机制】

病因不明,现认为与病毒(人疱疹病毒 HHV-7 及 HHV-6)感染有关。细胞免疫反应可能参与本病的发生。

【临床表现】

本病多累及中青年,春秋季多见。初起皮损为孤立的玫瑰色淡红斑,椭圆形或环状损害,直径可迅速扩大至 2～3cm,边界清楚,上覆细小鳞屑,称为前驱斑或母斑,常发生于躯干和四肢近端。1～2 周内皮损逐渐增多扩大,形同母斑,直径0.2～1cm,常呈椭圆形,边缘覆圈状游离缘向内的细薄鳞屑,长轴与皮纹平行(图 19-6)。常伴不同程度的瘙痒。本病有自限性,病程一般为6～8 周,也有数个月甚至数年不愈者,但愈后一般不复发。

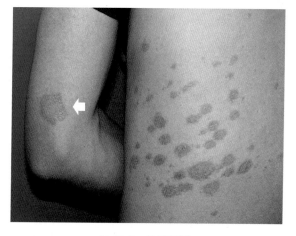

图 19-6　玫瑰糠疹

【诊断和鉴别诊断】

根据典型临床表现,本病一般不难诊断。本病需与二期梅毒疹等进行鉴别,此外还应排除银屑病、脂溢性皮炎、花斑糠疹和药疹等。

【预防和治疗】

本病有自限性,治疗目的主要是减轻症状和缩短病程。局部可外用炉甘石洗剂或糖皮质激素。瘙痒明显者可口服抗组胺药物,病情严重或病程较长者可酌情短期小剂量口服糖皮质激素。照射UVB 能促进皮损消退,缩短病程。

第三节　多形红斑

多形红斑(erythema multiforme)是一种以靶形或虹膜状红斑为典型皮损的急性炎症性皮肤病,常伴黏膜损害,易复发。

【病因和发病机制】

病因复杂,感染、药物、食物及物理因素(如外伤、寒冷、日光、放射线等)均可引起本病,单纯疱疹病毒感染是最常见的致病因素,EB 病毒(Epstein-Barr virus,EBV)感染与多形红斑的发病关系尚不明确。某些疾病如风湿热、自身免疫病、恶性淋巴瘤等也可出现多形红斑样皮损。临床上将病因不明者称特发性多形红斑,病因明确者称症状性多形红斑。轻型多形红斑与 HLA-DQw3 密切相关,而重症多形红斑则与药物异常代谢相关。

【临床表现】

多累及儿童和青年女性。春秋季节易发病,病程自限性,但常复发。常起病较急,可有畏寒、发热、头痛、关节及肌肉酸痛等前驱症状。皮损呈多形性,可有红斑、丘疹、斑丘疹、水疱、大疱、紫癜和风团等。根据皮损形态不同可分为红斑-丘疹型、水疱-大疱型及重症型。

1. **红斑-丘疹型** 此型常见,病情较轻,全身症状不重。好发于面颈部和四肢远端伸侧皮肤,口腔、眼等处黏膜较少受累。皮损主要为红斑,初为 0.5～1.0cm 的圆形或椭圆形水肿性红斑,颜色鲜红,边界清楚,向周围渐扩大;典型皮损为暗红色斑或风团样皮损,中央为青紫色斑或紫癜,严重时可出现水疱,形如同心圆状靶形皮损(target lesion)或虹膜样皮损(iris lesion)(图 19-7A),融合后可形成回状或地图状。有瘙痒或轻度疼痛和灼热感。皮损 2～4 周消退,可留有暂时性色素沉着。

2. **水疱-大疱型** 常由红斑-丘疹型发展而来,常伴全身症状。除四肢远端外,可向心性扩散至全身,口、鼻、眼及外生殖器黏膜也可出现糜烂。渗出较严重,皮损常发展为浆液性水疱、大疱或血疱,周围有暗红色晕(图 19-7B)。

3. **重症型** 又称 Stevens-Johnson 综合征,发病急骤,全身症状严重。皮损为水肿性鲜红色或暗红色虹膜样斑点或瘀斑,迅速扩大,相互融合,泛发全身,其上出现水疱、大疱或血疱,尼氏征阳性。可累及多部位黏膜,口、鼻黏膜可发生糜烂,表面出现灰白色假膜,疼痛明显;眼结膜充血、渗出,甚至可发生角膜炎、角膜溃疡、全眼球炎及失明(图 19-7C);外阴、肛门黏膜可出现红肿糜烂;呼吸道、消化道黏膜受累可导致支气管肺炎、消化道出血等。可并发坏死性胰腺炎、肝肾功能损害,也可因继发感染引起败血症,若不及时抢救,短期可进入衰竭状态,死亡率为 5%～15%。

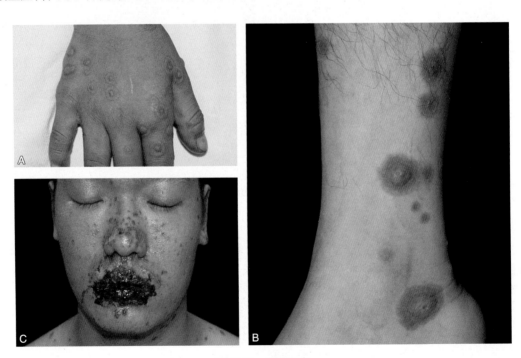

图 19-7 多形红斑
A:靶形红斑;B:水疱和大疱;C:重症型累及黏膜

【组织病理学】

因临床类型不同而有所差异。基本改变为:角质形成细胞坏死,基底细胞液化变性,表皮下水疱形成;真皮上部水肿,血管扩张,红细胞外渗,血管周围淋巴细胞及少数嗜酸性粒细胞浸润。免疫荧光检测无特异性,IgM 和 C3 呈颗粒状沉积在真皮浅表血管丛周围及局灶性真皮-表皮交界部位。

【诊断和鉴别诊断】

根据本病的好发年龄及典型临床表现,可对本病进行诊断和分型。本病应与冻疮、红斑狼疮、大疱性类天疱疮、二期梅毒等进行鉴别。

【预防和治疗】

应积极寻找病因,可能为药物引起者应停用一切可疑药物。轻症患者多在数周内自愈,仅需对症处理;重症型往往可危及生命,需积极治疗。

1. **外用药物治疗**　原则为消炎、收敛、止痒及预防感染。无糜烂处可外用炉甘石洗剂或糖皮质激素霜,有渗出糜烂时可用 3% 硼酸溶液或生理盐水湿敷,局部破溃者可外用 0.5% 新霉素霜、莫匹罗星软膏等防止感染;加强口腔、眼部护理,防止眼睑粘连和失明。

2. **系统药物治疗**　轻症患者口服抗组胺药。重症患者应尽早给予足量糖皮质激素,如泼尼松口服,或等效剂量的氢化可的松、地塞米松或甲泼尼龙静脉注射,病情控制后逐渐减量;同时给予支持疗法,维持水、电解质平衡,保证热量、蛋白质和维生素的需要;若明确合并感染如 HSV 感染,及时给予抗病毒治疗。经常复发的 HSV 相关性多形红斑患者,需给予至少 6 个月的抗病毒治疗。

第四节　扁平苔藓

扁平苔藓(lichen planus,LP)是一种特发性炎症性皮肤病,典型皮损为多角形紫红色扁平丘疹,好发于四肢屈侧,黏膜常受累,病程慢性。

【病因和发病机制】

病因尚不清楚,免疫(主要为细胞免疫)、遗传、病毒感染(丙型肝炎病毒)、神经精神因素、某些药物等可能与本病的发生及加重有关。部分患者合并自身免疫性疾病(白癜风、桥本甲状腺炎、溃疡性结肠炎、结缔组织病等)。

【临床表现】

好发于四肢屈侧。发病急骤或隐匿,典型皮损为高起的紫红色扁平丘疹,粟粒至绿豆大小或更大,多角形或圆形,边界清楚,表面有蜡样薄膜,可见白色光泽小点或细浅的白色网状条纹(Wickham纹),为特征性皮损(图 19-8A)。皮损可密集成片或融合成斑块,急性期可出现同形反应,常伴瘙痒。可累及口腔颊黏膜和龟头,呈白色网状条纹,可融合、增大及出现糜烂(图 19-8B、C)。白色网状条纹在皮肤镜下具有典型表现,更易于发现(图 19-8D)。头皮损害可造成永久性脱发,甲受累可引起甲板增厚或变薄,出现纵嵴、纵沟或甲翼状胬肉,还可因进行性萎缩引起脱甲。病程慢性,可持续数周或数个月,亦可数年内反复发作。

本病临床上可分为多种亚型,如急性泛发性扁平苔藓、慢性局限性扁平苔藓、色素型扁平苔藓、肥厚型扁平苔藓及大疱型扁平苔藓等。

【组织病理学】

特征性表现为表皮角化过度,颗粒层楔形增厚,棘层不规则增厚,表皮突呈锯齿状,基底细胞液化变性,真皮上部淋巴细胞呈带状浸润,真皮乳头层可见胶样小体及噬黑素细胞。

【诊断和鉴别诊断】

根据典型皮损,结合组织病理不难诊断。本病需与银屑病、盘状红斑狼疮、慢性湿疹、扁平苔藓型药疹等进行鉴别,口腔和外阴部皮损应与黏膜白斑、念珠菌病、天疱疮等进行鉴别。

【预防和治疗】

目前无特效治疗方法,多采用综合治疗,尚缺乏高质量的临床研究证据。

1. **外用药物治疗**　可用糖皮质激素、他克莫司、维 A 酸软膏等,亦可局部应用糖皮质激素封闭治疗。糜烂性口腔损害可用利多卡因漱口以缓解症状。

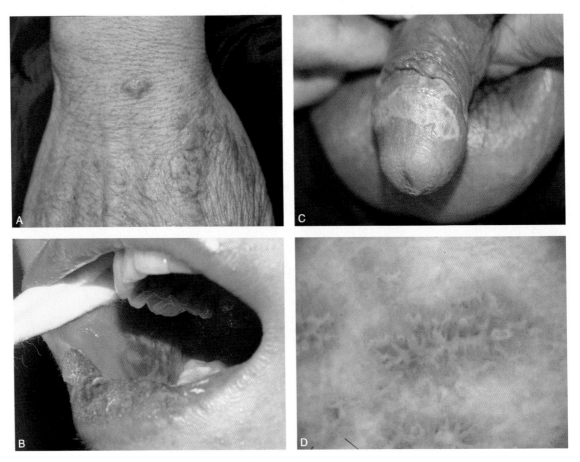

图19-8　扁平苔藓

A：典型皮损；B：口腔黏膜；C：龟头；D：皮肤镜表现

　　2. **系统药物治疗**　抗组胺药可用于严重瘙痒患者。肥厚型或皮损泛发者可口服糖皮质激素（泼尼松）或维A酸类药物（如阿维A酯），皮损减轻后逐渐减量；对糖皮质激素不敏感或顽固患者，可应用羟氯喹或氨苯砜，也可酌情选用免疫抑制剂或免疫调节剂，但须注意监测其不良反应。生物制剂如TNF-α抑制剂可用于治疗顽固性扁平苔藓。

　　3. **物理治疗**　可采用PUVA治疗或窄谱UVB治疗。

（郑　敏）

第二十章 结缔组织病

结缔组织病(connective tissue disease)是一组病因未明、累及多器官多系统结缔组织的疾病,主要包括红斑狼疮、皮肌炎、硬皮病、干燥综合征、类风湿关节炎、结节性多动脉炎及风湿热等。本组疾病具有自身免疫疾病所共有的一些特征,如血清中可检测出多种自身抗体,应用糖皮质激素及免疫抑制剂治疗有效等。

第一节 红 斑 狼 疮

红斑狼疮(lupus erythematosus,LE)好发于育龄期女性。红斑狼疮临床异质性大,可分为皮肤型红斑狼疮(cutaneous lupus erythematosus,CLE)、系统性红斑狼疮(systemic lupus erythematosus,SLE)。皮肤型红斑狼疮包括急性皮肤型红斑狼疮(acute cutaneous lupus erythematosus,ACLE)、亚急性皮肤型红斑狼疮(subacute cutaneous lupus erythematosus,SCLE)和慢性皮肤型红斑狼疮(chronic cutaneous lupus erythematosus,CCLE)。CCLE包括盘状红斑狼疮(discoid lupus erythematosus,DLE)、深在性红斑狼疮(lupus erythematosus profundus,LEP)和冻疮样红斑狼疮(chilblain lupus erythematosus,CHLE)。

【病因和发病机制】

病因尚未完全明了,目前认为与下列因素有关。

1. **遗传因素** SLE的发病有家族聚集倾向,遗传度为43%。0.4%~5% SLE患者的一级或二级亲属患LE或其他自身免疫性疾病;单卵双生子同患SLE的比率可达24%~69%,明显高于异卵双生子(2%~9%)。迄今为止,通过现代遗传学研究方法确定了 NCF2、TNFSF4、STAT4、AFF1、RASGRP3、TNIP1、IKZF1、ETS1 等90余个SLE易感基因,其中,张学军等发现30余个。

2. **性激素** 本病多见于育龄期女性,妊娠可诱发或加重SLE。

3. **环境因素及其他** 紫外线照射可改变皮肤组织中DNA的化学结构,使其免疫原性加强,从而诱发或加重LE;某些药物(如肼屈嗪、普鲁卡因胺、甲基多巴、异烟肼、青霉素、生物制剂等)可诱发药物性狼疮;此外,感染(如链球菌、EB病毒等)也可诱发或加重本病。

LE发病与患者免疫异常有关。遗传易感基因与表观遗传调控异常共同导致了LE患者免疫紊乱,T细胞DNA发生病理性低甲基化,自身免疫相关基因过度表达。B细胞功能亢进产生多种自身抗体,包括特异性和非特异性自身抗体等。这些自身抗体通过Ⅰ-Ⅳ型超敏反应,引起多器官、系统损伤,导致LE的发生与发展。

一、慢性皮肤型红斑狼疮

(一)盘状红斑狼疮

多见于中青年人,女性与男性之比约为3∶1。本病发生与紫外线照射密切相关,慢性病程,预后良好。

【临床表现】

典型皮损为扁平或微隆起的附有黏着性鳞屑的盘状红斑或斑块,剥去鳞屑可见其下的角栓和扩大的毛囊口,皮损中央逐渐出现萎缩、色素减退,而周围多色素沉着(图20-1)。皮损常累及面部,特别是鼻背、面颊,亦可累及耳廓、唇部、头部,头皮受累可致永久性瘢痕性脱发。无自觉症状或有轻微

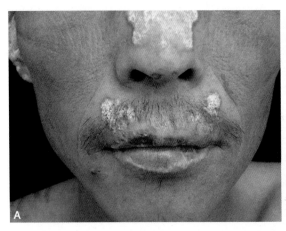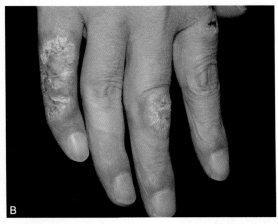

图 20-1　盘状红斑狼疮
A：面部；B：手部

瘙痒或灼热感，少数患者可有低热、乏力或关节痛等。曝光可使皮损加重或复发，极少数皮损晚期可继发鳞状细胞癌。少数病例（约 5%）可发展为 SLE。若皮损仅累及头面部者为局限性 DLE，累及躯干及手足四肢时则称为播散性 DLE。

【辅助检查】

1. **组织病理**　可见角化过度伴角化不全、毛囊角栓、表皮萎缩、基底细胞液化变性、色素失禁等，真皮血管和附属器周围有灶性、有时甚至较密集的淋巴细胞浸润，胶原纤维间可有黏蛋白沉积，久之则炎症浸润减轻，基底膜增厚。

2. **免疫病理**　直接免疫荧光检查，即狼疮带试验（lupus band test，LBT），在 DLE 皮损表皮-真皮交界处可见颗粒状 IgG、IgM 和 C3 的线性沉积，阳性率为 80%～90%，正常皮肤 LBT 为阴性。

【诊断和鉴别诊断】

本病可依据典型临床表现结合组织病理学改变作出诊断。应注意有无系统受累，与 SLE 鉴别。此外尚需与脂溢性皮炎、扁平苔藓、多形性日光疹等鉴别。

（二）深在性红斑狼疮

又称狼疮性脂膜炎（LE panniculitis），好发于面部，也可发生于上臂、臀部和股部。皮损为皮下结节和斑块，表面皮肤正常或呈暗红色，消退后形成局部皮肤凹陷。少数患者可伴有低热、关节痛和乏力等全身症状。

（三）冻疮样红斑狼疮

皮损多发生于寒冷而潮湿的环境，表现为鼻背、耳廓、手足和膝肘部紫红色斑块。该型患者多数有光敏和雷诺现象。大部分患者缺乏冷球蛋白或冷凝集素的证据。

【预防和治疗】

对患者进行宣教，消除其恐惧心理，应避免日晒，外出时可使用遮光剂。

1. **外用药物治疗**　外用糖皮质激素，数目少、皮损顽固者可行糖皮质激素皮损内注射。

2. **系统药物治疗**　用于皮损较广泛或伴有全身症状者。

（1）抗疟药：可增强对紫外线的耐受性，并有一定的免疫抑制、抗炎作用。如羟氯喹等，需排除黄斑变性等眼底病变。

（2）沙利度胺：用于抗疟药无效者。

（3）维 A 酸类药物：抗疟药治疗无效者可选用口服维 A 酸，尤其对疣状 DLE 效果好。常用异维 A 酸，起效较慢。

（4）糖皮质激素：仅用于播散型 DLE 合并其他异常者，一般用中小剂量泼尼松，病情好转后缓慢减量。

二、亚急性皮肤型红斑狼疮（SCLE）

1979 年由 Sontheimer 等首先报道，占整个 LE 的 10% ~ 15%，多发于中青年女性。

【临床表现】

多累及躯干上部的暴露部位，如面、颈、胸部、肩背和上肢等处。皮损主要表现为丘疹鳞屑型和环形红斑型两种形态（图 20-2）。丘疹鳞屑型开始为小丘疹，渐扩大成大小、形状不一的红斑或斑块，上覆薄层非黏着性鳞屑，似银屑病样或糠疹样；环形红斑型则由小红斑或小丘疹逐渐扩大，中央消退，外周为轻度隆起浸润的环形或弧形水肿性红斑，红斑平滑或有少许鳞屑，环形红斑可融合成多环形或不规则形。皮损呈光敏性，愈后不留瘢痕，但多有色素改变，亦可见毛细血管扩张。部分患者可合并 DLE 皮损。环形红斑型一般病情较稳定，而丘疹鳞屑型更易倾向于发展为 SLE。

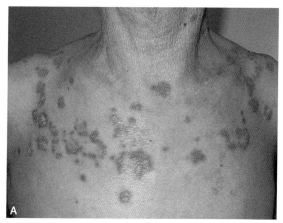
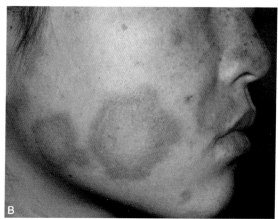

图 20-2　亚急性皮肤型红斑狼疮
A：丘疹鳞屑样；B：环形红斑样

SCLE 患者常伴有发热、关节痛、口腔溃疡、浆膜炎，约半数患者符合 SLE 诊断标准，但严重肾脏及中枢神经系统受累较少见。

新生儿红斑狼疮（neonatal lupus erythematosus，NLE）属于 SCLE 的特殊类型，是由于母亲体内的 Ro/SSA 抗体和 La/SSB 抗体通过胎盘进入胎儿引起发病。临床表现为皮肤环形红斑和先天性心脏传导阻滞，随着抗体衰减，皮损一般在生后 4 ~ 6 个月内自行消退，心脏病变常持续存在。

【辅助检查】

1. **实验室检查**　可有贫血、白细胞减少、血沉增快，补体 C3、C4 下降，约 80% 患者 ANA 阳性，60% ~ 70% 患者抗 Ro/SSA 和抗 La/SSB 抗体阳性，这两种抗体被认为是本病的特征性抗体，其中环形红斑型抗 La/SSB 抗体阳性率更高，少数患者抗 dsDNA 抗体、抗 Sm 抗体阳性。

2. **组织病理**　表皮-真皮界面液化显著，真皮血管及附件周围淋巴细胞轻度浸润。

3. **免疫病理**　皮损区 LBT 示表皮-真皮交界处免疫球蛋白和补体不规则颗粒状线形沉积，10% ~ 25% 患者正常皮肤 LBT 亦可阳性。

【诊断和鉴别诊断】

依据皮损特点及分布、实验室检查可作出诊断。注意与银屑病、环形红斑、离心性环形红斑、Sweet 综合征等进行鉴别。

【预防和治疗】

进行宣教，消除患者恐惧情绪，勿过度劳累，避免日晒。本病主要以内服药物治疗为主。主要的药物有羟氯喹、糖皮质激素、沙利度胺、氨苯砜、雷公藤总苷等，病情严重、顽固或糖皮质激素疗效差者可使用免疫抑制剂。NLE 患儿应尽早确定有无心脏病变并给予对症治疗。

三、系统性红斑狼疮

女性与男性之比约为9∶1,由于SLE累及多器官系统,故临床表现较复杂,病情往往也较严重。

【临床表现】

早期表现多种多样,器官受累并非一起出现。发热、关节痛和面部蝶形红斑是本病最常见的早期症状,有时血液系统受累或肾炎也可成为本病的首发症状。

1. **关节肌肉** 95%患者有多个关节受累,关节肿痛,可伴肌痛,但肌无力不明显。好侵犯指、趾、膝、腕关节,关节症状常在疾病活动期加重,受累关节多不发生破坏。少数患者可出现缺血性骨坏死,以股骨头受累最常见。

2. **皮肤黏膜** 80%~90%患者有皮损,有诊断意义的皮损包括:①典型的ACLE皮损:面颊和鼻梁部水肿性蝶形红斑(图20-3A),日晒后常加重;②四肢远端和甲周、指(趾)末端的紫红色斑疹、瘀点、毛细血管扩张和指尖点状萎缩等血管炎样损害(图20-3B);③额部发际毛发干燥,参差不齐、细碎易断(狼疮发);④DLE皮损,见于10%~15%患者,男性较多见;⑤口、鼻黏膜溃疡。其他尚可有雷诺现象、大疱、网状青斑、荨麻疹样血管炎、紫癜、皮下结节等非特异性损害。

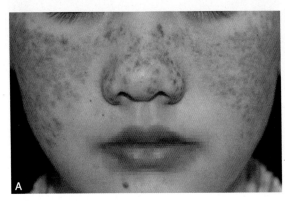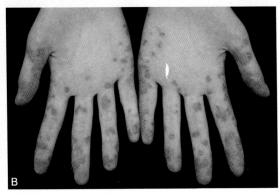

图20-3 系统性红斑狼疮

A:蝶形红斑;B:指端血管炎

3. **血液系统** 可有白细胞减少、溶血性贫血、血小板减少。

4. **肾脏** 约75%SLE患者有肾脏受累,表现为肾炎和肾病综合征,尿检出现轻重不一的蛋白、红细胞、管型,临床亦可出现水肿、高血压,随着病情发展,后期可出现肾功能不全甚至尿毒症,可导致死亡。WHO制定的狼疮肾炎组织病理分型包括正常或微小病变型、系膜增殖型、局灶节段增殖型、弥漫增殖型、弥漫性膜性肾小球肾炎型、进行性肾小球硬化型共6型,后3型病情常较严重,预后差。部分患者尚可出现狼疮性间质性肾炎和肾小管病变,表现为肾小管酸中毒等。

5. **心血管** 心包炎最常见,可出现少量心包积液,超声心动图检查有助于诊断;心肌炎亦不少见,可出现心动过速、奔马律和心脏扩大,心电图可出现低电压、ST段变化、PR间期延长等改变;此外部分患者可出现冠状动脉炎和周围血管病变。

6. **呼吸系统** 多数患者可出现双侧干性胸膜炎和(或)胸腔积液,病程长者常出现弥漫性间质性肺炎或肺间质纤维化,出现咳嗽、咳痰、呼吸困难等症状并影响肺通气功能,甚至导致呼吸衰竭。

7. **精神、神经症状** 病情严重的表现之一,与脑部血管受累有关,常在急性期或终末期出现。精神症状既可表现为抑郁、少语、甚至痴呆,亦可表现为躁狂、妄想、幻觉、精神错乱。神经系统受累时常表现为癫痫样发作,亦可为脑炎、轻度偏瘫、脑神经受累等,还可出现脊髓和周围神经损害。

8. **消化道症状** 可有恶心呕吐、腹痛、腹泻等症状,甚至出现呕血、便血,肝脏、胰腺亦可受累而出现相应改变。

9. 其他　SLE 患者还可出现口干、眼干、淋巴结肿大等症状,以及眼底中心血管周围絮状白斑、视盘水肿等变化。

SLE 患者死亡的主要原因包括肾衰竭、狼疮脑病和继发严重感染等。

【辅助检查】

1. 实验室检查　有助于确立诊断、评估病情和判断疗效。

患者可出现全血细胞减少、血沉增快、丙种球蛋白升高、Coombs 试验和类风湿因子阳性、总补体、C3、C4 下降、循环免疫复合物水平升高。ANA 阳性率 90%,高滴度有诊断意义,但滴度不一定与疾病活动性相关。抗 dsDNA 与抗 Sm 抗体是 SLE 的标记抗体。SLE 患者还可检测到抗 ENA 抗体(包括 U_1 RNP、Ro/SSA、La/SSB 等)、抗心磷脂抗体等多种抗体。

SLE 患者肾脏受累时尿常规检查可有蛋白尿、血尿、管型尿,24 小时尿蛋白定量是判断狼疮肾炎病情活动的重要指标。其他内脏器官受累时,可出现相应的肺功能、胸部 X 线检查、心电图、超声检查、头部核磁共振和脑脊液检查等异常。

2. 组织病理和免疫病理　DLE 的组织病理改变具特征性,有诊断意义,SLE 可供参考。组织病理变化有基底细胞液化变性、真皮浅层水肿、胶原纤维间黏蛋白沉积及小血管血管炎改变如红细胞外渗、管壁纤维蛋白沉积,血管和附属器周围炎症细胞浸润。

皮损区直接免疫荧光检查显示表皮-真皮交界处免疫球蛋白和 C3 沉积,阳性率可高达 90%,外观上正常皮肤阳性率也可达 70%,皮损区取材对诊断 DLE 等皮肤红斑狼疮有意义,正常皮肤处取材对诊断 SLE 有意义。

【诊断和鉴别诊断】

SLE 的诊断主要根据病史、临床表现和实验室检查综合诊断。诊断标准可参照表 20-1。

表 20-1　**SLE 诊断标准(ARA 1997 年诊断标准)**

1. 蝶形红斑
2. 盘状红斑
3. 光敏感
4. 口腔溃疡
5. 非侵袭性关节炎
6. 浆膜炎(胸膜炎或心包炎)
7. 肾脏损害:持续蛋白尿[尿蛋白>0.5g/d 或尿蛋白>(+++)]或有细胞管型
8. 神经病变:癫痫发作或精神症状(除外由药物、代谢病引起)
9. 血液学异常:溶血性贫血伴网织红细胞增多,或 2 次或 2 次以上白细胞<$4×10^9$/L、淋巴细胞<$1.5×10^9$/L,或血小板<$100×10^9$/L
10. 免疫学异常:抗 dsDNA 抗体(+),或抗 Sm 抗体(+),或抗心磷脂抗体(+)(包括抗心磷脂抗体、或狼疮抗凝物,或持续至少 6 个月的梅毒血清假阳性反应,三者中具备 1 项)
11. ANA 阳性。

11 项中具备 4 项或 4 项以上即可诊断 SLE

SLE 的诊断为排他性,必须排除有类似症状和体征的其他炎症性、感染性疾病和肿瘤等。

【预防和治疗】

加强健康教育及心理治疗,消除患者对疾病的恐惧和药物不良反应的担心,建立治疗信心,坚持正规治疗。患者应避免日晒、受凉和劳累,预防各种感染。育龄期女性应采用非药物避孕措施,病情持续稳定的患者可在医生监护下生育。

1. 抗疟药、非甾体类抗炎药　对全身症状轻微、仅有皮损、关节痛者可仅用抗疟药、非甾体类抗炎药。

2. 糖皮质激素　是治疗 SLE 的主要药物。依据病情轻重给予不同剂量,甚至冲击剂量治疗,以尽快控制病情。

3. **免疫抑制剂**　对单用糖皮质激素疗效较差或有禁忌证者,常合并使用免疫抑制剂,包括环磷酰胺、硫唑嘌呤、环孢素、吗替麦考酚酯、他克莫司、雷公藤总苷等。

4. **其他**　静脉注射人血丙种免疫球蛋白(intravenous immunoglobulin,IVIg),大剂量 IVIg 尤其适用于难治性或糖皮质激素的辅助治疗。生物制剂、血浆置换、血液透析和干细胞移植等可依患者病情试用。

第二节　皮　肌　炎

皮肌炎(dermatomyositis)是一种累及皮肤和横纹肌的自身免疫性结缔组织病,以亚急性和慢性发病为主。通常包括皮肤、肌肉两方面病变,也可表现为单一病变。任何年龄均可发病,有儿童期和 40～60 岁两个发病高峰。男女患者之比约 1∶2。本病可分为 6 种类型:①多发性肌炎(polymyositis);②皮肌炎;③合并恶性肿瘤的皮肌炎或多肌炎;④儿童皮肌炎或多肌炎;⑤合并其他结缔组织病的皮肌炎或多肌炎;⑥无肌病性皮肌炎。

【病因和发病机制】

尚不明确,可能与以下因素有关。

1. **自身免疫**　部分患者体内可检测到多种肌炎特异性自身抗体,最常见的阳性自身抗体为抗 Jo-1(组氨酰 tRNA 合成酶)、抗 Mi-2、抗 MDA5 抗体等。病变肌肉和皮损中的血管周围有淋巴细胞浸润,血管壁有 IgG、IgM、C3 和 C5b-9 沉积。

2. **感染**　儿童皮肌炎患者发病前常有上呼吸道感染病史,部分患者可能与 EB 病毒或者小 RNA 病毒感染有关。

3. **肿瘤**　本病可合并恶性肿瘤,以实体瘤多见,类型与国家、地区有关,如广东、东南亚地区 46.7%-62.5% 为鼻咽癌。

4. **遗传**　皮肌炎患者 *HLA-B8*、*HLA-DR3*、*HLA-DR52*、*HLA-DR6*、*HLA-DR7* 等位基因阳性率高。

【临床表现】

主要有皮肤和肌肉受累的症状。

1. **皮肤表现**　特征性皮损有:

(1)眼睑紫红色斑:以双上眼睑为中心的水肿性紫红色斑片,可累及面颊和头皮,具有很高的诊断特异性(图 20-4A)。

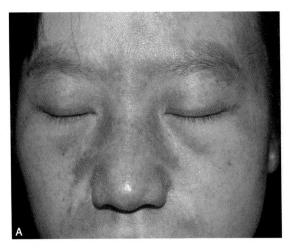
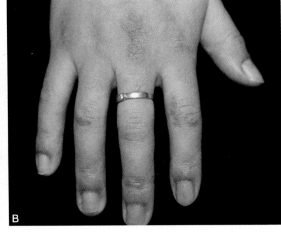

图 20-4　皮肌炎
A:眶周水肿;B:Gottron 丘疹

（2）Gottron 丘疹：即指指关节、掌指关节伸侧的扁平紫红色丘疹，多对称分布，表面附着糠状鳞屑，约见于1/3患者（图20-4B）。

（3）皮肤异色症（poikiloderma）：部分患者面、颈、上胸躯干部在红斑鳞屑基础上逐渐出现褐色色素沉着、点状色素脱失、点状角化、轻度皮肤萎缩、毛细血管扩张等，称为皮肤异色症或异色性皮肌炎（poikilodermatomyositis）。

其他尚有头皮、前胸V字区红斑，手背部和四肢伸侧糠状鳞屑红斑、甲周红斑、甲皱襞毛细血管扩张、甲小皮角化、雷诺现象、血管炎性损害、脱发、光敏感等。无明显自觉症状，亦可瘙痒甚至剧烈瘙痒，特别是背部和四肢伸侧有红斑鳞屑者。部分儿童皮肌炎患者可在皮肤、皮下组织、关节周围及病变肌肉处发生钙质沉着症。

2. 肌炎表现　主要累及横纹肌，亦可累及平滑肌，表现为受累肌群无力、疼痛和压痛。最常侵犯四肢近端肌群、肩胛带肌群、颈部和咽喉部肌群，出现相应临床表现如举手、抬头、上楼、下蹲、吞咽困难及声音嘶哑等，严重时可累及呼吸肌和心肌，出现呼吸困难、心悸、心律不齐甚至心力衰竭。急性期由于肌肉炎症、变性，受累肌群还可出现肿胀、自发痛和压痛。少数严重患者可卧床不起，自主运动完全丧失。仅有肌肉症状而无皮肤表现的称为多发性肌炎。

3. 伴发恶性肿瘤　约30%成人患者合并恶性肿瘤，40岁以上者发生率更高。肿瘤可发生在患皮肌炎之前或之后，也可与皮肌炎同时发现。伴发恶性肿瘤者，面部红斑常表现为"醉酒样"面容，这种红斑称为恶性红斑（malignant erythema）。部分患者恶性肿瘤控制后皮肌炎亦好转。

4. 其他表现　患者可有不规则发热、消瘦、贫血、肝脾淋巴结肿大、末梢神经炎，少数患者出现胃肠道溃疡和出血、雷诺现象。关节肿胀疼痛似风湿性或类风湿关节炎。常并发间质性肺炎、肺纤维化导致肺通气功能低下甚至呼吸衰竭，肾脏损害少见。

恶性肿瘤、心肺受累是患者死亡的主要原因。

【辅助检查】

1. 实验室检查

（1）血清肌酶：95%以上患者急性期有肌酸激酶（CK）、醛缩酶（ALD）、乳酸脱氢酶（LDH）、天冬氨酸氨基转移酶（AST）、丙氨酸氨基转移酶（ALT）升高，其中CK和ALD特异性较高，LDH升高持续时间较长；肌酶升高可早于肌炎，有效治疗后逐渐下降。

（2）肌红蛋白：血清肌红蛋白在肌炎患者中可迅速升高，可早于CK出现，有助于肌炎的早期诊断。明显升高者可损伤肾功能，需定期监测。

（3）肌电图：应取疼痛和压痛明显的受累肌肉进行检查，表现为肌源性损害相而非神经源性损害。

（4）肌肉活检：取疼痛和压痛最明显或影像学检查异常处。

（5）肌肉磁共振成像：显示组织内弥漫或片状信号增强。

（6）心电图：可表现为心律失常。

（7）胸部影像学检查（X线片、CT）：可发现间质性肺炎。

（8）肿瘤筛查：可进行肿瘤血清学指标、影像学（X线片、B超、CT）及内镜（鼻咽镜、胃镜及肠镜）检查，以排查相关的肿瘤。

（9）其他：尿肌酸排出增加，常常超过0.2g/d；部分患者ANA阳性，少数患者抗Jo-1抗体、抗Mi-2抗体、抗MDA5抗体等阳性；其他尚有血沉加快、贫血、白细胞增多、C反应蛋白阳性等。

2. 组织病理学　皮肤病理变化无特异性，可有表皮萎缩、基底细胞液化变性、血管和附属器周围淋巴细胞浸润等。肌肉基本病理变化为肌纤维变性和炎性病变，其中皮肌炎的肌肉炎症主要分布在血管周围或在束间隔及其周围，而多发性肌炎的炎症细胞则呈多灶性分布在肌纤维周围及肌纤维内。可见肌纤维肿胀、横纹消失、断裂、透明变性、颗粒和空泡变性，间质血管周围淋巴细胞浸润；晚期有肌肉纤维化和萎缩。

【诊断和鉴别诊断】

本病的诊断依据主要有：①典型皮损；②对称性四肢近端肌群和颈部肌无力；③血清肌酶升高；④肌电图为肌源性损害；⑤肌肉活检符合肌炎病理改变。确诊为皮肌炎需具有上述 3～4 项标准加上典型皮损，确诊为多发性肌炎需 4 项标准无皮损。

皮肌炎需与系统性红斑狼疮、系统性硬皮病等进行鉴别；多发性肌炎需与重症肌无力、进行性肌营养不良、感染性肌病等进行鉴别。

【预防和治疗】

1. **一般治疗**　急性期应卧床休息，避免日晒，注意保暖，预防感染，加强营养（高蛋白、高维生素、高热量、低盐饮食），积极治疗所伴发的恶性肿瘤；慢性期加强功能锻炼。

2. **糖皮质激素**　选用不含氟的激素，剂量取决于病情严重程度，待病情控制后逐渐减至维持量，危重患者可试用甲泼尼龙冲击治疗。

3. **免疫抑制剂**　可与激素合用或单独使用，如环磷酰胺、甲氨蝶呤、硫唑嘌呤、环孢素等，雷公藤总苷也有一定疗效。

4. **其他**　生物制剂也可用于治疗皮肌炎，重症患者可考虑给予大剂量 IVIg 治疗。蛋白同化剂如苯丙酸诺龙肌内注射对肌力恢复有一定作用；怀疑与感染相关者，宜配合抗感染治疗；白芍总苷、转移因子、胸腺素等可调节机体免疫功能，增强抵抗力；钙质沉着症患者可试用氢氧化铝和低钙饮食，必要时手术切除。

5. **皮损治疗**　可外用遮光剂、润肤剂、他克莫司、吡美莫司软膏和糖皮质激素制剂，皮损明显及有光敏感者可予以沙利度胺、羟氯喹治疗。

第三节　硬　皮　病

硬皮病（scleroderma）是一种以皮肤局部或广泛变硬和内脏进行性硬化为特征的慢性结缔组织病。本病多见于 20～50 岁，女性发病率约为男性的 3 倍。依累及范围分为局限性硬皮病和系统性硬皮病两型。

【病因和发病机制】

病因不明，遗传因素、自身免疫、血管损害和胶原合成异常均可能参与了系统性硬皮病的发病过程。局限性硬皮病可能与外伤或感染有关。其发病机制的核心为成纤维细胞异常激活，从而合成过多胶原，导致皮肤和内脏器官的纤维化。

【临床表现】

本病分为两型。

1. **局限性硬皮病（localized scleroderma）**　病变主要累及皮肤，一般无内脏受累，依据皮损可分为点滴状、斑块状、线状和泛发性等。其中点滴状和泛发性硬斑病少见。一般无自觉症状，偶有感觉功能减退。

（1）斑块状硬皮病（plaque-like morphea）：又称硬斑病（morphea），躯干部多见，但亦可发生于身体各处。皮损特点初为一个或数个淡红或紫红色水肿性斑状损害，椭圆或不规则形，钱币大小或更大。数周或数个月后，皮损逐渐扩大而中央逐渐出现稍凹陷，且呈象牙或黄白色，皮损周围绕以淡红或淡紫色晕，触之似皮革样硬，久之皮损表面光滑干燥、无汗、毳毛消失。数年后皮损停止扩展，硬度减轻，局部萎缩变薄，留有色素沉着或减退（图 20-5A）。本型病变较表浅，不累及筋膜，故一般不影响肢体功能。皮损多发时称泛发性硬斑病（generalized morphea）。

（2）线状硬皮病（linear scleroderma）：好发于青少年，常于 10 岁以内发病，条状皮损常沿单侧肢体或肋间神经呈线状分布。皮损变化同斑块状硬皮病，但常进展迅速，累及皮下组织、肌肉、筋膜，最终硬化并与下方组织粘连，可引起肢体挛缩及骨发育障碍，当皮损跨关节时可致运动受限。皮损发生在面额部中央时,由于皮肤、皮下组织和颅骨萎缩,表现为局部呈线状显著凹陷,菲薄的皮肤紧贴于骨面,形成刀砍状硬皮病(frontoparietal),有时合并颜面偏侧萎缩,累及头皮时可出现脱发(图 20-5B)。下肢病变可伴有隐性脊柱裂。

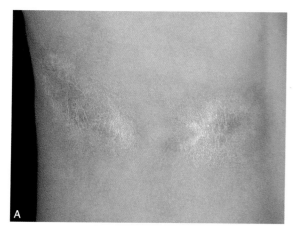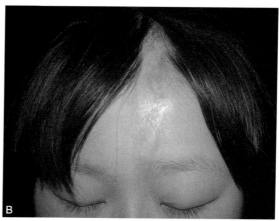

图 20-5　局限性硬皮病
A:斑块状;B:线状

2. 系统性硬皮病(systemic scleroderma)　又称系统性硬化症(systemic sclerosis)。好发于中青年女性,病变不仅侵犯皮肤,同时可累及内脏多器官,故病情常较重。临床上分为肢端型和弥漫型两型,肢端型约占系统性硬皮病的 95%,多先有雷诺现象,皮肤硬化常自手、面部开始,病程进展较缓慢;弥漫型仅占 5%,无雷诺现象和肢端硬化,开始即为全身弥漫性硬化,病情进展较快,多在 2 年内发生全身皮肤和内脏广泛硬化,预后差。

(1)前驱症状:雷诺现象为最常见的首发症状,几乎见于 90% 患者,同时可有不规则发热、关节痛、食欲减退、体重下降等症状。

(2)皮肤损害:为本病标志性损害。双手、面部最先累及,渐累及前臂、颈、躯干,呈对称性。皮损依次经历肿胀期、硬化期、萎缩期。早期皮肤肿胀、有紧绷感,其后发生皮肤硬化,表面光滑呈蜡黄色,皮肤坚实发紧,不易捏起,随病情进展,皮肤、皮下组织、肌肉均可萎缩,皮肤直接贴附于骨面。典型面部损害表现为“假面具脸”,即面部弥漫性色素沉着、缺乏表情、皱纹减少、鼻尖锐似“鹰钩”、唇变薄、唇周出现放射状沟纹,张口伸舌受限(图 20-6A)。双手则手指硬化呈腊肠状,手指半屈曲呈爪样,指端及指关节伸侧皮肤可发生坏死和溃疡,不易愈合,亦可见瘢痕,甲周毛细血管扩张、出血(图 20-6B),胸部皮肤受累时似着铠甲,可影响呼吸运动。肘、膝和手指等处皮肤可发生钙沉着、色素沉着或色素减退改变,但片状色素减退斑中常有毛囊性色素岛。

(3)骨关节和肌肉损害:大小关节均可出现肿痛、僵硬,手指关节受累时关节间隙变窄,可致畸形,可有末节指(趾)骨吸收。肌肉受累表现为肌无力、肌痛及肌萎缩。颞颌关节亦可受累,牙槽骨吸收可致牙齿松动脱落。

(4)血管损害:因血管(特别是动脉)内膜增生、管腔狭窄可引起心、肺、肾功能受损,对寒冷及情绪刺激的舒缩反应异常。

(5)内脏损害:食管、肺、心脏、肾脏较常受累。90% 的患者可出现食管受累,常表现为蠕动障碍、吞咽困难,可出现胃食管反流。肺部受累常导致进行性双肺间质性纤维化、换气功能障碍而引起呼吸困难,可并发气胸、肺炎、肺动脉高压等症。心脏受累与心肌纤维化和肺小动脉炎相关,可出现心包炎、心律失常、心功能不全。肾脏病变常于尸检时发现,临床检查的阳性率低,常见于疾病晚期,为疾病严重的标志,表现为蛋白尿、血尿、肾功能不全等。其他尚可有小肠功能障碍、周围神经炎和视网膜病变等。肺纤维化、心力衰竭、肾衰竭是患者死亡的主要原因。

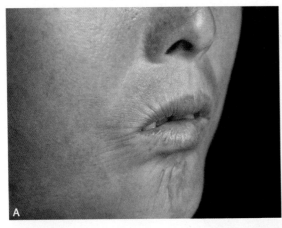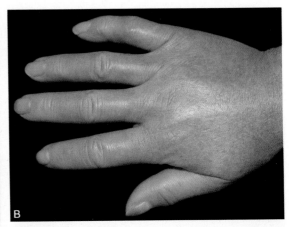

图 20-6　系统性硬皮病

A:面部;B:手部

CREST 综合征是肢端硬皮病的一种亚型,包括皮肤钙化(calcinosis cutis)、雷诺现象(Raynaud phenomenon)、食管功能异常(esophageal dysmotility)、肢端硬化(sclerodactyly)和毛细血管扩张(telangiectasia),由于系统受累有限,病程缓慢,故预后较好。

【实验室检查】

局限性硬皮病患者实验室检查一般无明显异常。系统性硬皮病患者可有缺铁性贫血、血沉增快、γ-球蛋白升高、类风湿因子和冷凝集素或冷球蛋白阳性等,并可查出多种自身抗体,90% 患者 ANA 阳性,核仁型多见,也可见斑点型。伴发雷诺现象者常可检测到抗 U_1 RNP 抗体,抗着丝点抗体为 CREST 综合征的标记抗体,而抗 Scl-70 抗体是系统性硬皮病的标志抗体。各内脏器官受累时进行相关检查可出现相应改变。

【组织病理学】

主要病理改变发生在小动脉和真皮胶原纤维。病变初期真皮血管周围以淋巴细胞为主的轻度浸润,真皮内间质水肿;逐渐血管周围的淋巴细胞浸润消退,真皮中下层胶原纤维肿胀;进而发展至血管内膜增生、管壁增厚、管腔变窄闭塞,胶原纤维均质化,胶原纤维增生肥厚、弹力纤维减少,增生的胶原纤维可直达汗腺,取代其周围的脂肪组织,致小汗腺处于增厚的真皮内而非正常的真皮与皮下组织交界处,毛囊、皮脂腺、汗腺明显减少甚至消失,皮肤钙沉着时可见相关变化。内脏损害主要表现为间质纤维化和血管壁增厚,管腔变窄甚至闭塞。

【诊断和鉴别诊断】

本病因有特殊的皮肤表现,诊断不难。局限性硬皮病应注意与硬化性萎缩性苔藓、类脂质渐进性坏死进行鉴别,系统性硬皮病应注意与 SLE、皮肌炎和混合结缔组织病等进行鉴别。

【预防和治疗】

1. 局限性硬皮病早期患者可外用或皮损内注射糖皮质激素。线状硬皮病特别是跨关节者应注意关节活动,配合各种理疗以预防关节挛缩、活动受限。

2. **系统性硬皮病**

(1)一般治疗:应避免过度紧张和精神刺激,注意保暖、戒烟、避免外伤,休息与关节功能锻炼并重。

(2)血管痉挛的治疗:可用钙通道阻滞剂(如硝苯地平)、α 受体阻断剂如(妥拉唑啉)、血管扩张剂(如前列腺素 E_1)等治疗。

(3)抗硬化治疗:D-青霉胺可抑制胶原分子间的交联;秋水仙碱可抑制胶原的生成或淤积。积雪苷可抑制成纤维细胞活性、软化结缔组织。上述药物均见效较慢,常于数个月后见效。

(4)糖皮质激素:仅用于疾病进展较快,炎性损害明显如炎症性肌病、关节炎、心包炎时,病情控制后递减停用,无需长期维持。

（5）免疫抑制剂:甲氨蝶呤对早期弥漫性皮肤病变可能有效。环磷酰胺除可治疗皮肤病变外,对间质性肺病亦有较好疗效。

（6）其他:抗凝或降低血黏度,如氯吡格雷、低分子右旋糖酐、阿司匹林、双嘧达莫、蝮蛇抗栓酶、氨基己酸及尿激酶等。体外光化学疗法、奥美拉唑和黏膜保护剂可用于反流性食管炎,ACEI 类药物可用于肾损害引起的高血压。

（7）外用药物治疗:手指溃疡时应清创并外用抗生素和血管扩张剂软膏。伴疼痛的钙化结节可行外科手术切除。

（郭　庆）

第二十一章 大疱性皮肤病

大疱性皮肤病（bullous dermatosis）是指一组发生在皮肤黏膜，以水疱、大疱为基本皮肤损害的皮肤病。根据发病机制，分为"自身免疫性大疱病"和"非自身免疫性大疱病"，在前者血清中和病变皮肤处可检测到致病性抗体，是器官特异性自身免疫病；后者不能检测到自身抗体，其发病大都与遗传有关，因此又称为"遗传性大疱性皮肤病"。根据组织病理学水疱所在部位，又可分为"表皮内水疱病"和"表皮下水疱病"（表21-1）。本章仅介绍自身免疫性大疱性皮肤病中的天疱疮和大疱性类天疱疮。

表 21-1 大疱性皮肤病分类

	自身免疫性	遗传性
表皮内	天疱疮	单纯性大疱性表皮松解症
		家族性良性慢性天疱疮
表皮下	大疱性类天疱疮	交界性大疱性表皮松解症
	瘢痕性类天疱疮	营养不良性大疱性表皮松解症
	疱疹样皮炎	
	线状 IgA 大疱性皮病	
	获得性大疱性表皮松解症	
	妊娠疱疹	

第一节 天 疱 疮

天疱疮（pemphigus）是一组由表皮细胞松解引起的自身免疫性慢性大疱性皮肤病。特点是在皮肤及黏膜上出现松弛性水疱或大疱，疱易破呈糜烂面，棘细胞松解征（Nikolsky sign，尼氏征）阳性，组织病理为表皮内水疱，血清中和表皮细胞间存在 IgG 型的抗桥粒芯糖蛋白抗体，又称天疱疮抗体。

【病因和发病机制】

病因未明。*HLA-DRB1 * 0402* 和 *HLA-DQB1 * 0503* 单倍体与疾病遗传易感性有关。由于棘细胞间有 IgG 沉积，将患者血清或 IgG 被动转移至鼠，鼠可出现表皮棘细胞松解，而去除血清中的 IgG 成分可使病情缓解，因此本病是由器官特异性自身抗体——抗 Dsg 抗体介导的器官特异性自身免疫病。

天疱疮抗原（pemphigus antigen）是表皮棘细胞间桥粒的结构蛋白即 Dsg，属于钙依赖性细胞黏附分子家族成员，分为寻常型天疱疮抗原（pemphigus vulgaris antigen，PVA）即 Dsg3，和落叶型天疱疮抗原（pemphigus foliaceus antigen，PFA）即 Dsg1。

抗 Dsg 抗体与 Dsg 结合后引起细胞间黏附功能丧失、棘层松解和水疱形成的机制主要有：抗体通过空间位阻直接干扰了 Dsg 的连接；抗体与 Dsg 结合后通过细胞信号传导途径使一系列蛋白酶被激活，水解参与表皮细胞黏着的连接结构；抗原抗体结合后作用于细胞核，使胞核固缩，核周发生空泡变性，引起细胞凋亡。

【临床表现】

好发于中年人，男性多于女性。临床多数患者表现为寻常型天疱疮，此外还有增殖型天疱疮、落叶型天疱疮、红斑型天疱疮和特殊类型天疱疮（如副肿瘤性天疱疮、药物性天疱疮、IgA 型天疱疮、疱疹样天疱疮等）。

1. **寻常型天疱疮（pemphigus vulgaris）**　是最常见和严重的类型，多累及中年人，儿童罕见。好发于口腔、胸、背、头部，严重者可泛发全身，口腔黏膜受累几乎出现于所有患者，多为首发表现，个别甚至仅有口腔损害。典型皮损为外观正常皮肤上发生水疱或大疱，或在红斑基础上出现大疱，疱壁薄，尼氏征阳性，易破溃形成痛性糜烂面，渗液较多，可结痂，若继发感染则伴有臭味（图 21-1）。本型预后在天疱疮中最差，死亡原因多为长期、大剂量应用糖皮质激素等免疫抑制剂后引起的感染等并发症及多脏器衰竭，也可因病情持续发展导致大量体液丢失、低蛋白血症、恶病质而危及生命。

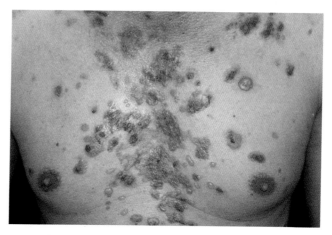

图 21-1　寻常型天疱疮

2. **增殖型天疱疮（pemphigus vegetans）**　少见，是寻常型天疱疮的"亚型"，其抗原成分与寻常型一致。好发于皱褶部位（如腋窝、乳房下、腹股沟）、腔口部位（如外阴、肛门周围、鼻唇沟）及四肢等部位，口腔黏膜损害出现较迟且轻。皮损最初为薄壁水疱，尼氏征阳性，破溃后在糜烂面上出现乳头状的肉芽增殖（图 21-2A）；皱褶部位易继发细菌及真菌感染，常有臭味；陈旧的皮损表面略干燥，呈乳头瘤状。病程慢性，预后较好。

3. **落叶型天疱疮（pemphigus foliaceus）**　多累及中老年人。好发于头面及胸背上部，口腔黏膜受累少，即使发生也较轻微。水疱常发生于红斑基础上，尼氏征阳性，疱壁更薄，更易破裂，糜烂不显著，在表浅糜烂面上覆有黄褐色、油腻性痂和鳞屑，如落叶状（图 21-2B），痂下分泌物被细菌分解可产生臭味。与寻常型相比，本型病情较轻。

4. **红斑型天疱疮（pemphigus erythematosus）**　是落叶型天疱疮的"亚型"，其抗原成分与落叶型一致。好发于头面、躯干上部与上肢等暴露或皮脂腺丰富部位，一般不累及下肢与黏膜；皮损除有常见的糜烂、结痂与水疱外，更多见的是红斑鳞屑性损害，伴有角化过度，面部皮损多呈蝶形分布，躯干部皮损与脂溢性皮炎相似（图 21-2C）；部分患者血清中可检测到抗核抗体和类风湿因子，基底膜有免疫球蛋白沉积，需与红斑狼疮鉴别；个别会发展为落叶型天疱疮，预后大都良好。

5. **特殊类型天疱疮**

（1）副肿瘤性天疱疮：多为来源于淋巴系统的肿瘤，可发生于任何年龄，病情重，尤其是黏膜损害突出。皮损多形，除水疱、大疱外，还有多形红斑及扁平苔藓样损害。对糖皮质激素的治疗反应差。

（2）药物性天疱疮：多在用药数个月甚至一年后发生，多由 D-青霉胺、卡托普利、吡罗昔康和利福平等含有硫氢基团的药物诱发。黏膜受累少而轻，多表现为红斑型天疱疮，停药后能自愈。

（3）IgA 型天疱疮：多见于中老年女性，好发于皮肤皱褶部位。皮损为红斑基础上的无菌性脓疱、水疱，伴明显瘙痒，尼氏征阴性。棘细胞间沉积的免疫球蛋白和外周血检测到的抗体类型均为 IgA 型。

（4）疱疹样天疱疮：好发于中老年人。皮损常对称分布于躯干及四肢近端，呈多形性，有红斑、丘疹、风团等，但以直径 0.5cm 左右的小水疱为主，尼氏征阴性，黏膜损害罕见，瘙痒明显。

【组织病理和免疫病理】

取水疱边缘做组织病理检查，基本病理变化为棘层松解、表皮内裂隙或水疱，疱腔内有棘层松解

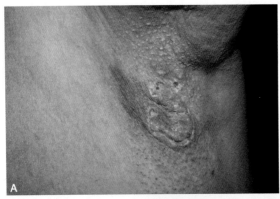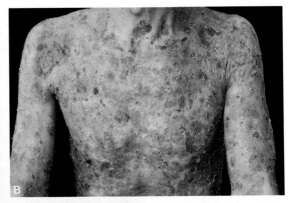

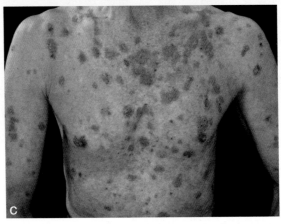

图 21-2 其他类型天疱疮
A:增殖型;B:落叶型;C:红斑型

细胞,后者较正常棘细胞大,圆形,胞质呈均匀嗜酸性,核大而深染,核周有浅蓝色晕(图 21-3A)。不同类型天疱疮发生棘层松解的部位不同,寻常型和增殖型位置较深,位于基底层上方,其中增殖型水疱不明显,仅有裂隙或表现为棘层肥厚和乳头瘤样增生;落叶型和红斑型位于棘层上部或颗粒层;疱疹样天疱疮的病变位于棘层中部,疱内有嗜酸性粒细胞或中性粒细胞。

取水疱边缘皮肤进行直接免疫荧光检查,棘细胞间有 IgG 以及 C3 呈网格状沉积(图 21-3B),少数患者还可见 IgM 或 IgA 沉积。寻常型和增殖型沉积在棘层下方,落叶型和红斑型沉积在棘层上方甚至颗粒层;红斑型天疱疮在基底膜处也可有 IgG 和 C3 线状沉积,尤其在面部等曝光部位。

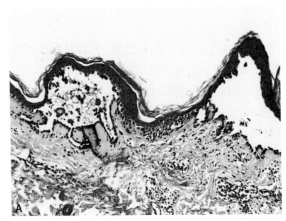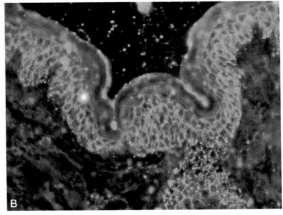

图 21-3 天疱疮的组织病理和免疫病理
A:组织病理;B:免疫病理

取患者血清进行间接免疫荧光检查,约80%患者呈阳性。

【实验室检查】

通过 ELISA 可检测患者血清中存在特异性抗 Dsg3 或 Dsg1 抗体,抗体水平与其临床症状往往呈相关性。

【诊断和鉴别诊断】

根据典型临床表现及组织病理、免疫病理特征可以诊断。本病主要应与大疱性类天疱疮、重症型多形红斑及大疱性表皮松解型药疹等进行鉴别。

【预防和治疗】

治疗目的在于控制新皮损的发生,防止复发;治疗关键在于糖皮质激素等免疫抑制剂的合理应用,同时防止并发症。

1. **一般治疗**　加强支持疗法,给予富于营养的易消化饮食;预防和纠正低蛋白血症,注意水、电解质与酸碱平衡紊乱。

2. **局部护理**　对皮肤、黏膜糜烂面的护理和防止继发感染是降低死亡率、提高疗效的重要环节。每天用生理盐水棉球擦拭黏膜糜烂处,对皮肤损害广泛者采用暴露疗法,注意房间温度、清洁度并保持通风、干燥;如病房条件差可用油纱布遮盖糜烂面;对糜烂面感染者外用或全身给予敏感抗生素。

3. **系统药物治疗**

(1)糖皮质激素:是治疗的一线药物。疾病的早期阶段需要给予充分的治疗。初始剂量根据类型、病情严重程度而定,黏膜损害重、皮损范围广者可选择静脉给药。治疗是否有效以有无新水疱出现为标准,如在 1 周内无明显的新水疱出现,表明剂量足够,反之应加量或加用其他免疫抑制剂;在无新水疱出现 2 周后即可逐渐减量,减量过程宜缓慢,以防复发;在皮损大多消退后可予小剂量泼尼松长期维持,直至停止治疗;对少数皮损非常局限的患者(如仅发生于头皮或口腔)可行皮损内注射。

(2)其他免疫抑制剂:对于中至重度患者,为提高疗效、减少糖皮质激素用量,可在治疗初始或在单用糖皮质激素效果不显著时联合应用,如一线免疫抑制剂硫唑嘌呤(AZP)或吗替麦考酚酯(MMF)和二线免疫抑制剂环磷酰胺(CTX)等。生物制剂抗 CD20 单抗(利妥昔单抗)近来也被用于寻常型天疱疮的治疗。

4. **其他治疗**　静脉注射人血丙种免疫球蛋白主要用于常规治疗无效或出现激素或免疫抑制剂禁忌证的患者,与以上药物联合应用可显著提高疗效,减少感染等并发症。顽固患者可试用免疫吸附、血浆置换等。

天疱疮最主要的死亡原因是继发感染,预防的关键是避免不必要的超量使用糖皮质激素等免疫抑制剂,其次是尽快找到感染依据,给予敏感抗生素。

第二节　大疱性类天疱疮

大疱性类天疱疮(bullous pemphigoid,BP)是一种好发于老年人的自身免疫性表皮下大疱病。主要特征是厚壁、紧张不易破的大疱,组织病理为表皮下水疱,免疫病理显示基底膜带 IgG 和(或)C3 沉积,血清中存在针对基底膜带成分的自身抗体。

【病因和发病机制】

病因未明。患有不同类型的痴呆、帕金森病、脑血管障碍和癫痫的老年患者好发 BP,尤以多发性硬化症患者的 BP 风险最高。神经障碍似乎增加 BP 的风险,但也有报道一些 BP 患者神经系统疾病的风险增加。多数患者血清中存在抗基底膜带成分的自身抗体,免疫电镜显示这种抗体结合在基底膜带的透明层,因此本病也为器官特异性自身免疫病。

目前 BP 循环抗体的靶抗原定位于半桥粒上的大疱性类天疱疮抗原 1(BPAg1,又称 BP230)和大疱性类天疱疮抗原 2(BPAg2,又称 BP180)。BP180 为跨膜蛋白,胞内部分(氨基端)位于半桥粒的斑块内,胞外部分(羧基端)位于基底膜带内,将抗 BP180 氨基端的抗体转移至鼠可复制出类似于人 BP 的动物模型,因此抗 BP180 抗体是 BP 的致病性抗体。现已证实 BP 患者体内存在针对 BP180 的自身反应性 T 细胞,能自发识别 BP180。抗 BP230 抗体的作用机制尚不明确。水疱形成的原因可能是由于基底膜带透明层部位的抗原-抗体反应,在补体的参与下趋化白细胞并释放酶。

【临床表现】

本病多见于 60 岁以上的老年人,好发于胸腹部和四肢近端及手、足部(图 21-4A)。典型皮损为在外观正常的皮肤或红斑的基础上出现紧张性水疱或大疱,疱壁较厚,呈半球状,直径可从<1cm 至数厘米,疱液清亮,少数可呈血性,疱不易破,破溃后糜烂面常覆以痂或血痂,可自愈,成批出现或此起彼伏,尼氏征阴性(图 21-4B)。少数患者也可出现口腔等黏膜损害,但较轻微。多伴有不同程度瘙痒。需要注意的是 BP 有时会出现非典型表现(如湿疹样或结节性痒疹样皮损)。本病进展缓慢,治愈后可有持续数周至数个月的炎症后色素沉着,很少见到瘢痕遗留。如不予治疗可持续数个月至数年,也会自发性消退或加重,预后好于天疱疮。死亡原因多为长期患病引起的机体消耗性衰竭和长期使用糖皮质激素引起的并发症和多脏器功能衰竭。

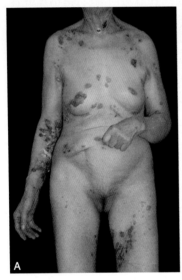
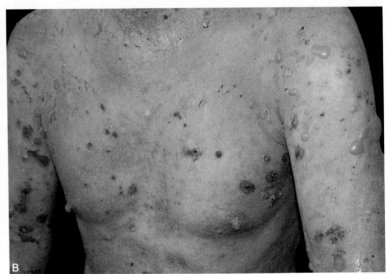

图 21-4　大疱性类天疱疮
A:示分布范围;B:典型皮损

【组织病理和免疫病理】

取水疱边缘行组织病理检查,表皮下水疱是本病的特征,水疱为单房性,疱顶多为正常皮肤,疱腔内有嗜酸性粒细胞;真皮乳头血管周围有嗜酸性粒细胞、淋巴细胞、中性粒细胞浸润(图 21-5A)。

取水疱边缘行直接免疫荧光检查,90% 以上可见 IgG 和 C3 在基底膜带呈线状沉积,少见 IgM 和 IgA 沉积(图 21-5B);盐裂皮肤直接免疫荧光检查可见 IgG 和 C3 沉积于盐裂皮肤的表皮侧;免疫电镜显示 IgG 和 C3 沉积于基底膜带半桥粒部位,位于透明板上部。患者血清间接免疫荧光检查显示血清中 IgG 在基底膜带线状沉积。

【实验室检查】

通过 ELISA 可检测到患者血清中的特异性抗 BP180 和 BP230 抗体,为 IgG 型或 IgE 型,后者与瘙痒、高嗜酸性粒细胞和高 IgE 血症相关。

【诊断和鉴别诊断】

根据典型临床表现及组织病理、免疫病理特征可以诊断。

本病主要应与天疱疮、湿疹、痒疹、糖尿病性大疱、营养不良性大疱等进行鉴别。湿疹、痒疹与 BP 的鉴别可通过免疫学检查,BP 血清中可检测到抗 BP180 和 BP230 抗体,基底膜带有 IgG、C3 沉积,组

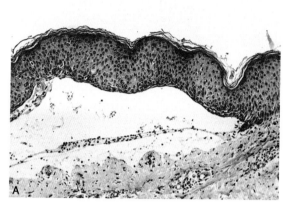
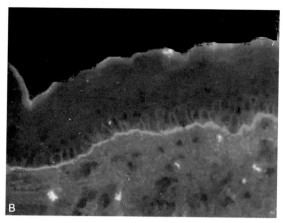

图21-5　大疱性类天疱疮的组织病理和免疫病理

A:组织病理;B:免疫病理

织病理也可鉴别;糖尿病性大疱有糖尿病病史,营养不良性大疱有严重的低蛋白血症,组织病理学虽然为表皮下水疱,但没有以嗜酸性粒细胞为主的炎症细胞浸润,免疫学检查均呈阴性。

【预防和治疗】

治疗目的在于控制新皮损的发生和严重瘙痒等症状,防止过大的紧张性水疱和糜烂面造成的继发病变。治疗关键在于糖皮质激素等免疫抑制剂的合理应用。

1. 一般治疗　加强支持疗法,给予富于营养的易消化饮食;对水疱、大疱数量多者应适量补充血浆或白蛋白,预防和纠正低蛋白血症。

2. 局部护理　对大疱可在疱底部用灭菌刀剪将疱划破或用针筒将疱液抽出,保留疱壁,如有糜烂面其处理可参考"天疱疮"的治疗。

3. 药物治疗

(1)糖皮质激素:是治疗 BP 的首选药物,分为系统和局部治疗。

1)系统药物治疗:主要用于泛发性患者,剂量依据损害范围而定,病情控制稳定 2 周可逐渐缓慢减量。由于 BP 患者多为高龄,因此在治疗过程中必须注意观察和预防糖皮质激素的常见不良反应。

2)外用药物治疗:由于 BP 多发生于老年人,死亡原因多为与激素相关的并发症和多脏器衰竭,因此可通过皮肤用药替代系统用药,主要用于局限型或轻度患者,其方法有强效糖皮质激素软膏如丙酸氯倍他索或卤米松冲击治疗,根据体重与新发水疱数决定用药剂量和次数,均匀涂抹全身但头面部除外。注意皮肤变薄、毛细血管扩张、局部感染等不良反应。

(2)其他免疫抑制剂:如果上述治疗效果不佳或出现激素应用的禁忌证,可联合细胞毒药物,应用方法可参考"天疱疮"。

4. 其他治疗　对轻症患者可予米诺环素或红霉素与大剂量烟酰胺合用;多西环素和氨苯砜也可能有效。以上药物也可与糖皮质激素合用。

(张学军)

第二十二章　血管炎与脂膜炎

血管性皮肤病(vascular dermatoses)是一类发生于皮肤动脉、静脉和毛细血管的疾病,就病变性质而言,有血管炎症、栓塞、功能障碍和血液成分异常等。在血管性皮肤病中,皮肤血管炎(cutaneous vasculitis)占大多数,其临床表现复杂多样,既可单独发生于皮肤,也可为系统性血管炎的一部分。组织病理学特征为血管壁纤维蛋白样变性、炎症细胞浸润。

皮肤血管炎的病因可归纳为:①特发性:占45%~55%,原因不明;②感染性:占15%~20%,与细菌、病毒、寄生虫和真菌感染有关;③药物:占10%~15%,抗甲状腺药、抗生素、避孕药、抗惊厥药、吩噻嗪类抗精神失常药、维A酸类等药物引起;近来应用增多的流感疫苗、干扰素和生物制剂(如肿瘤坏死因子拮抗剂)等也可诱发;④自身免疫病:占15%~20%,合并系统性红斑狼疮、类风湿关节炎、干燥综合征、白塞病和系统性血管炎等;⑤肿瘤:占5%,主要为骨髓源性或淋巴源性肿瘤。

血管炎的分类至今尚未统一。目前多根据病变血管的大小进行分类,皮肤血管炎多系"小血管炎",个别为"中等血管炎"。其他分类方法还有根据系统性还是单纯皮肤型、浸润炎症细胞种类以及是原发性还是继发性的血管病变等。

皮肤血管炎的诊断根据临床表现、组织病理及其他辅助检查。皮损表现与受累血管的大小、范围、炎症反应程度有关,如毛细血管和细小血管炎主要表现为紫癜、红斑、丘疹、水疱等,在此基础上出现坏死为其特征;而中等或较大血管炎表现为结节,还可出现坏死、溃疡等。皮肤血管炎可局限于皮肤,亦可同时累及其他系统(如肾、肺、胃肠和神经系统等)。

脂膜炎指累及皮下脂肪的炎症性疾病,一般根据累及小叶间隔还是小叶为主,分为间隔性脂膜炎和小叶性脂膜炎。

第一节　过敏性紫癜

过敏性紫癜(anaphylactoid purpura)又称亨-许紫癜(Henoch-Schönlein purpura)、IgA血管炎,是一种IgA型抗体介导的变态反应性毛细血管和细小血管炎,其特征为非血小板减少的皮肤紫癜,可伴有关节痛、腹痛和肾脏病变。

【病因和发病机制】

病因复杂,细菌(如溶血性链球菌)、病毒(如流感病毒)、食物、药物(水杨酸盐类、抗生素类、巴比妥类)等均可导致发病;恶性肿瘤和器官非特异性自身免疫病亦可为可能病因。发病机制为Ⅲ型变态反应,抗原与抗体(主要为IgA型)结合形成的循环免疫复合物在血管壁沉积,激活补体,导致毛细血管和小血管壁及周围产生炎症,使血管壁通透性增高,从而产生各种临床表现。

【临床表现】

好发于儿童和青少年,90%为10岁以内,男性多于女性。好发于下肢,以小腿伸侧为主,重者可波及上肢、躯干。发病前常有上呼吸道感染、低热、全身不适等前驱症状,继而出现红色丘疹,一般在24小时内发展为针尖至黄豆大小的紫癜,可触及性为其特点,也可有瘀斑,部分紫癜有融合倾向(图22-1)。病程长短不一,可持续数个月或1~2年,易复发。除伴有严重的胃肠或肾脏并发症,一般预后良好。

皮肤损害几乎见于所有患者,仅累及皮肤者称为"单纯型";50%~75%患者出现关节肿痛,称为

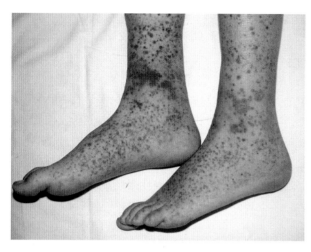

图 22-1　过敏性紫癜

"关节型(Schönlein 型)",以大关节为主,通常呈一过性;近 50% 出现腹痛,主要是脐周和下腹部疼痛伴恶心、呕吐甚至消化道出血,称为"腹型",个别严重者可出现肠套叠或穿孔;20% ~50% 会出现程度不等的血尿、蛋白尿及管型,称为"肾型",一般预后良好;仅有 1% ~3% 进展为肾功能不全,成人的肾损害比儿童严重,发生肾功能不全的可能大。上述各型过敏性紫癜可合并存在,称为"混合型"。

【实验室检查】

部分患者束臂试验阳性。发病初期白细胞数可升高,主要是嗜酸性粒细胞,血沉增快。血小板数量和出凝血功能正常,是鉴别血小板减少性或凝血因子缺乏所致紫癜的重要依据。肾型紫癜出现程度不等的血尿、蛋白尿,个别有内生肌酐清除率降低和氮质血症;腹型紫癜粪隐血试验可呈阳性。

【组织病理和免疫病理】

真皮浅层毛细血管和细小血管内皮细胞肿胀,管壁有纤维蛋白沉积、变性和坏死,血管及周围有中性粒细胞浸润,水肿及红细胞外渗。严重者还可出现管腔闭塞。

皮损及周围皮肤直接免疫荧光检查见血管壁 IgA、补体和纤维蛋白沉积,其中 IgA 在血管壁沉积是区分过敏性紫癜和其他血管炎的重要依据。

【诊断和鉴别诊断】

必要条件:多发于下肢的可触及的皮肤紫癜,无血小板减少和出凝血异常。

次要条件:①弥散性腹痛;②组织学检查伴 IgA 沉积的皮肤白细胞碎裂性血管炎,或伴 IgA 沉积的增生性肾小球肾炎;③急性关节炎或关节痛;④肾脏受累:蛋白尿>0.3g/24h 或血尿、红细胞管型。

其中皮肤紫癜为必要条件,仅有皮肤紫癜时为"单纯型",伴有次要条件中的 1 条即可诊断为"腹型""关节型""肾型",次要条件中有 2 个或 2 个以上时为"混合型"过敏性紫癜。

单纯型应与特发性血小板减少性紫癜鉴别,后者血小板减少,有出血倾向,紫癜不可触及,瘀斑明显;腹型应与外科急腹症鉴别,虽然腹痛范围广泛但缺乏明确的压痛特别是反跳痛;肾型或混合型应与系统性红斑狼疮和系统性血管炎(韦格纳肉芽肿等)鉴别。

【预防和治疗】

积极寻找致病因素,如防治上呼吸道感染、祛除感染病灶(如扁桃体炎、龋齿等)、避免服用可疑药物等。

大多数具有自限性,给予充足的液体利于变应原排出,休息和外用糖皮质激素即可。关节痛明显时可给予非甾体类抗炎药。腹型紫癜需积极治疗,系统给予糖皮质激素甚至联合细胞毒药物(环磷酰胺)。严重的肾型紫癜如肾功能受损、大量蛋白尿也需系统糖皮质激素治疗。

第二节　皮肤小血管炎

皮肤小血管炎(cutaneous small vessel vasculitis,CSVV)是指单纯累及真皮小血管的血管炎。之前使用的病名包括:过敏性血管炎、白细胞碎裂性血管炎、变应性血管炎等。根据定义,皮肤小血管炎没有系统累及。皮肤小血管炎的表现并非特异,一些系统性血管炎也可以出现相似的症状。因此,皮肤小血管炎是一个排他性诊断,如果有系统损害,则要诊断为系统性血管炎的皮肤表现。

【病因和发病机制】

病因不明,可能的致病因子有感染、药物、肿瘤、化学物质(杀虫剂、除草剂、石油产品)等。发病机制与小血管内的免疫复合物沉积有关,属Ⅲ型变态反应。

【临床表现】

好发于下肢和臀部,尤以小腿为多,亦可见于上肢和躯干,常对称分布。皮损呈多形性,可表现为红斑、丘疹、紫癜、水疱、血疱、糜烂、溃疡、坏死和表浅小结节等,但以紫癜、溃疡、坏死和小结节为主要特征(图22-2),皮损消退处留有色素沉着或萎缩性瘢痕。自觉轻度瘙痒或烧灼感,部分有疼痛,尤其是在溃疡和结节处。可伴有低至中度发热、倦怠和关节酸痛等全身症状。多数患者在祛除诱因后能缓解。少数患者在初期表现为皮肤小血管炎,后期可累及肾、胃肠道、肺及中枢神经系统,出现相应表现,这些患者应归为系统性血管炎。

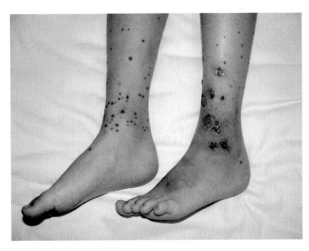

图22-2　皮肤小血管炎

【实验室检查】

发病初期有血沉增快,部分患者类风湿因子低滴度阳性和补体水平降低,严重者还可有贫血、血小板减少。

【组织病理和免疫病理】

与过敏性紫癜相似,但有血栓形成特别是中性粒细胞浸润和核尘的程度更明显。直接免疫荧光显示早期皮损处血管壁有 IgG、IgM 和 C3 沉积。

【诊断和鉴别诊断】

根据临床表现结合组织病理可以确诊。本病应与过敏性紫癜鉴别,后者皮损形态相对单一,主要为紫癜,直接免疫荧光为血管壁 IgA 沉积。

【预防和治疗】

寻找并祛除可能的致病原因。大部分皮肤小血管炎具有自限性,仅需休息、支持治疗和外用糖皮质激素。如皮损范围广泛、症状较重者给予短期糖皮质激素治疗;对糖皮质激素反应不佳者可加用沙利度胺或氨苯砜;如仍不能控制可联合环磷酰胺等细胞毒药物。坏死明显或组织学上有明显血栓者必须联合阿司匹林等抗凝药。

第三节　青斑性血管病

青斑性血管病(livedoid vasculopathy)又称白色萎缩(atrophie blanche)、节段透明性血管炎(segmental hyalinizing vasculitis),是病因不明的血管病,主要累及双小腿特别是踝关节周围皮肤,表现为复发性疼痛性溃疡伴有网状青斑,反复发作后遗留白色萎缩性瘢痕。

【病因和发病机制】

病因未明,但与血栓形成相关,包括抗磷脂抗体、蛋白 C、蛋白 S 活性异常等均有在此病中报道。

【临床表现】

好发于中青年女性。多对称发生于小腿,特别是踝关节周围,表现为慢性疼痛性穿凿性溃疡,周围可伴有网状青斑,也可伴有紫癜,这个阶段常被称为青斑性血管病。溃疡愈合后形成瓷白色萎缩性瘢痕,周围毛细血管扩张,此阶段被称为白色萎缩(图22-3)。

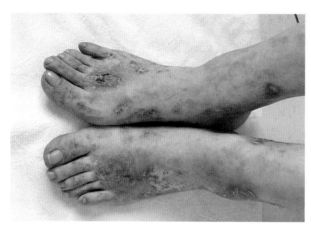

图 22-3　青斑性血管病

【组织病理学】

真皮浅层小血管管壁纤维素样坏死,管腔内血栓形成,可伴有红细胞外渗。血管周围炎症常不显著。

【诊断和鉴别诊断】

根据典型临床表现,结合组织病理可诊断。

本病应与皮肤型结节性多动脉炎鉴别,后者可出现十分类似于青斑性血管病的临床和病理改变,主要区别在于皮肤型结节性多动脉炎除了浅层血管病变外,还能在真皮深层和脂肪间隔看到中等大小的血管炎。此外,皮肤型结节性多动脉炎常有外周神经损害,而青斑性血管病没有。

【预防和治疗】

以抗凝和纤溶治疗为主,如阿司匹林、达那唑等,辅以系统或外用抗炎药物。

第四节　结节性红斑

结节性红斑(erythema nodosum)是发生于皮下脂肪小叶间隔的炎症性疾病,典型表现为小腿伸侧的红色结节和斑块。

【病因和发病机制】

病因未明,但与感染密切相关,特别是溶血性链球菌,其他可能的病原微生物有病毒、衣原体、真菌等;药物如溴剂、碘剂、磺胺类及口服避孕药也可能与本病有关;某些系统性疾病如白塞病、炎症性肠病、结节病或恶性肿瘤常伴有结节性红斑。发病机制不明,目前认为是对致病微生物、药物等变应原的迟发性变态反应。

【临床表现】

中青年好发,女性多见。发疹前数天可出现上呼吸道感染等前驱症状,伴低至中度发热、关节肌肉疼痛、乏力等。多发生于小腿伸侧,亦可发生于大腿与上肢伸侧甚至面部。皮损为红色结节,直径 1~5cm,数个至数十个,对称性散在分布,不融合(图 22-4)。皮损局部温度升高,自觉疼痛和压痛,数天后皮损变平,呈青色,这个临床过程对诊断有特征性。皮损一般经 3~6 周自行消退,不留痕迹,但可再发。部分患者的皮损持久不退,持续 1~2 年亦不破溃,称为"慢性结节性红斑"或"迁延性结节性红斑"。

【组织病理学】

间隔性脂膜炎为其特征。脂肪小叶间隔内水肿,红细胞外渗,血管周围中性粒细胞、淋巴细胞浸润;晚期还可见到由噬脂细胞和异物巨细胞构成的肉芽肿。

【诊断和鉴别诊断】

根据典型临床表现、发病前有感染史或服药史,结合组织病理可确诊。

本病应与硬红斑鉴别,硬红斑好发于小腿屈侧,可出现溃疡,

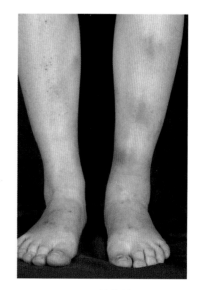

图 22-4　结节性红斑

部分患者与结核分枝杆菌感染有关,PPD 试验强阳性。

【预防和治疗】

寻找并祛除病因是治疗与防止复发的关键,如有链球菌等感染者应选用敏感抗生素。急性期应卧床休息。可选用羟氯喹、沙利度胺等药物,疼痛明显者可加用非激素类解热镇痛药,重症者可给予糖皮质激素。

（郑　捷）

第二十三章　嗜中性皮肤病

嗜中性皮肤病(neutrophilic dermatoses)是一组以中性粒细胞异常活化为特征的皮肤病,临床表现多样,组织病理学表现为大量中性粒细胞浸润,但没有感染证据。常见的嗜中性皮肤病包括白塞病、急性发热性嗜中性皮病和坏疽性脓皮病。

第一节　白　塞　病

白塞病(Behcet disease),又称口-眼-生殖器综合征,是以反复发作的口、眼、生殖器和皮肤损害为特征的细小血管炎,病情严重时可累及中、大血管,出现多系统、多脏器损害。

【病因和发病机制】

病因不明。可能与遗传有关,如地中海地区部分家族性发病者呈常染色体显性遗传模式;与环境因素也密切相关,如日本是白塞病高发地区,但居住在美国的日本裔却很少患病;感染等因素被认为有诱发作用。

本病发病机制未明。部分患者血清中存在自身抗体,如抗心磷脂抗体和抗内皮细胞抗体,细胞因子的种类和数量可异常,中性粒细胞趋化增高,病变处血管壁(特别是细静脉)有 IgM、IgG 和 C3 沉积,但均缺乏特异性。

【临床表现】

本病多见于地中海、中东、日本和中国等地区。好发于中青年,重症者(如失明、危及生命)多为男性。本病主要累及口腔、生殖器、皮肤、眼和关节,并出现相应表现,部分患者可累及消化、神经、血液等系统。

1. **口腔溃疡**　发生率98%,多为首发症状,是诊断的必要条件。好发于唇、舌、牙龈、颊黏膜等处。溃疡单发或多发,直径 2~10mm 或更大,圆形或不规则形,边界清楚(图 23-1A)。自觉疼痛。溃疡为自限性,1~2 周愈合,愈后不留瘢痕,但反复发作,每年至少发作 3 次以上。

2. **生殖器溃疡**　发生率约80%。多见于外生殖器、肛周、会阴等处。较口腔溃疡深而大,数目少,反复发作次数也显著少于口腔溃疡;疼痛剧烈,愈合较慢(图 23-1B)。

3. **皮肤损害**　发生率60%~80%,皮损类型多样,常见有:①结节性红斑样:与结节性红斑不同之处是持续时间长,新皮损不断出现,此起彼伏,同一患者可见不同期的损害;②毛囊炎样:好发于胸背、下肢,皮损为无菌性脓疱、丘疹,周围红晕,数量不一,反复出现(图 23-1C);③针刺反应阳性:用生理盐水皮内注射、无菌针头皮内刺入及静脉穿刺等,均可在受刺部位于 24~48 小时后出现直径 2mm 以上的红色丘疹或脓疱,有诊断意义。

4. **眼损害**　发生率约50%,男性易受累,且症状重、预后差。24 岁以前发病者累及眼部的危险性高,35 岁以后眼部严重累及的明显减少。眼球各部位均可受累,其中葡萄膜炎最常见,可出现视力下降甚至失明。

5. **其他系统表现**　约40%伴有关节肿痛;亦可累及消化道、周围神经与中枢神经系统、骨髓以及心、肾、肺、附睾和大血管等。

【实验室检查】

可有贫血、白细胞数增多、血沉加快、γ-球蛋白升高,部分患者 C 反应蛋白及类风湿因子阳性,血

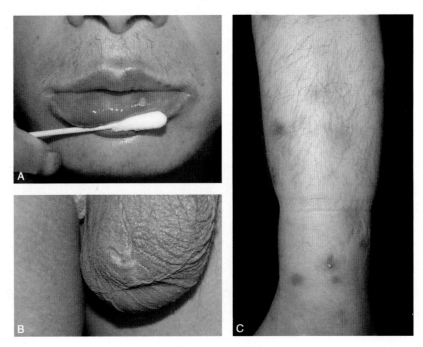

图 23-1 白塞病
A:口腔溃疡;B:生殖器溃疡;C:毛囊炎样损害

清黏蛋白及血浆铜蓝蛋白增加,有些患者可检出抗口腔黏膜抗体。

【组织病理学】

基本病变为血管炎,大小血管均可累及,早期类似白细胞破碎性血管炎,晚期为以淋巴细胞浸润为主的血管炎。

【诊断和鉴别诊断】

国际白塞病协作组提出的诊断标准为:复发性口腔溃疡,每年至少发作 3 次,同时存在,结合以下 4 项中的 2 项即可诊断:①复发性生殖器溃疡;②眼部损害(葡萄膜炎,玻璃体病变或视网膜血管炎);③皮肤损害(结节性红斑、假性毛囊炎、丘疹脓疱样损害或未接受糖皮质激素治疗者青春期后出现痤疮样结节);④针刺反应阳性。

需注意的是本病中有 2% 为"特殊类型",即无口腔溃疡而有其他典型症状,主要表现为肠道、中或大血管、神经系统及骨髓受累。

本病应与口腔单纯疱疹、天疱疮、炎症性肠病等进行鉴别。

【预防和治疗】

口腔与外阴溃疡和皮肤损害首选沙利度胺,以及羟氯喹或氨苯砜;眼部损害需系统或联合局部给予糖皮质激素;"特殊类型"需给予较大剂量糖皮质激素,联合沙利度胺及细胞毒药物如环磷酰胺等效果更佳。

第二节 急性发热性嗜中性皮病

急性发热性嗜中性皮病(acute febrile neutrophilic dermatosis)又称 Sweet 病,以四肢、颈面部突然出现疼痛性红色结节或斑块伴发热和外周血中性粒细胞增多为特征。

【病因和发病机制】

与感染密切相关,多数发病前有上呼吸道感染史,向该病患者皮内注射草绿色链球菌、白念珠菌可出现与该病相同的皮损和组织病理学改变。炎症性肠病和妊娠都被报道和本病相关。部分患者与肿瘤(骨髓源性)有关。多种药物如粒细胞集落刺激因子可诱发本病。

本病的发病机制可能是机体对细菌等抗原物质产生的变态反应。

【临床表现】

好发于中年女性,夏季多见。多发于四肢和颈面部,躯干及口腔黏膜亦可累及,两侧分布,但不对称。皮损初起为红色浸润性斑块或结节,渐扩大增多,颜色变深,隆起成边缘清楚的环状,表面可因呈粗颗粒或乳头状而形似水疱(图23-2),部分患者可确实出现散在的针尖大小或更大的水疱或脓疱,针刺反应也可呈阳性。口腔黏膜损害表现为浅糜烂和溃疡,自觉疼痛和触痛,伴有骨髓源性肿瘤的患者有更高的黏膜损害发生率。部分患者可出现发热(以中度热为多)、关节痛、眼结合膜炎甚至肾脏受累(如蛋白尿、血尿、氮质血症)等。皮损经1~2个月后可自行消退,但易复发。

图23-2　急性发热性嗜中性皮病

【实验室检查】

外周血白细胞增多,中性粒细胞比例升高或白细胞总数不增多而仅有中性粒细胞比例升高;血沉增快。部分患者血清中可检测到抗中性粒细胞胞浆抗体。

【组织病理学】

真皮浅层显著水肿,血管周围或真皮浅层有较致密中性粒细胞为主的浸润,可见核破碎;晚期皮损的浸润细胞中掺杂淋巴细胞及组织细胞。

【诊断和鉴别诊断】

诊断可参考以下标准:

1. 主要标准

(1)急性发作的疼痛性红色斑块或结节。

(2)组织病理学表现为真皮中致密的中性粒细胞浸润,但无白细胞破碎性血管炎证据。

2. 次要标准

(1)发热>38℃。

(2)伴有潜在的血液系统或实体肿瘤、炎症性疾病、妊娠、上呼吸道和胃肠道感染或疫苗接种史。

(3)对系统糖皮质激素或碘化钾治疗反应好。

(4)发病初有以下3项实验室检查异常:血沉>20mm/h,CRP升高,白细胞总数>8.0×10⁹/L,中性粒细胞比例>70%。

符合两项主要标准加上两项次要标准可以诊断。

本病应与多形红斑、荨麻疹、结节性红斑和白塞病等进行鉴别。

【预防和治疗】

祛除诱因(如感染、肿瘤、药物等)。糖皮质激素为首选药物,以有效控制发热为剂量标准;可联合沙利度胺或氨苯砜;碘化钾和秋水仙碱也有效。

第三节　坏疽性脓皮病

坏疽性脓皮病(pyoderma gangrenosum,PG)是以皮肤炎症和溃疡为主要表现的非感染性嗜中性皮病,常伴有系统疾病。

【病因和发病机制】

病因不明。目前认为发病机制与中性粒细胞功能异常、遗传和天然免疫系统异常有关。约50%的PG伴有系统性疾病。其中炎症性肠病最多，占20%～30%；其次是关节炎，约10%；骨髓源性肿瘤占5%；其他肿瘤占5%。

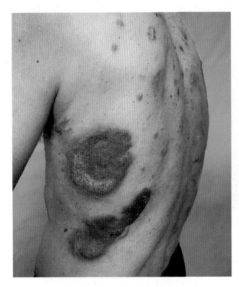

图23-3　坏疽性脓皮病

【临床表现】

PG的临床表现多样，可分为4个亚型：溃疡型、大疱型、脓疱型及增殖型。共同的临床特征是：从初发的炎性丘疹、脓疱、水疱和结节，迅速进展为大片糜烂和溃疡，疼痛剧烈（图23-3）。皮损易被外伤诱发。伴或不伴发热。

1. **溃疡型**　最常见，又称经典型。下肢和躯干最常受累，初起为炎性丘疹、脓疱和水疱。随后向四周扩展，中心坏死，形成溃疡。溃疡边缘皮肤呈潜行性。溃疡基底化脓坏死，常深达皮下脂肪层。溃疡愈合后形成萎缩性筛状瘢痕。

2. **大疱型**　少见，多为高龄患者，常伴发于骨髓增生性疾病。上肢和面部最易受累。表现为快速发生的大疱和血疱，很快破溃形成浅表性溃疡。

3. **脓疱型**　常伴发于炎症性肠病。好发于四肢伸侧，表现为快速进展的疼痛性脓疱，周围绕以红斑。

4. **增殖型**　又名浅表肉芽肿性脓皮病，好发于躯干，多为单发、缓慢进展的结节、疣状增生的斑块和溃疡。此型较少伴随系统疾病，一般对治疗反应较好。

【组织病理学】

缺乏特异性，活检的目的往往不是为了确诊，而是为了排除引起皮肤溃疡的其他疾病，如鳞状细胞癌等皮肤恶性肿瘤、血管炎、感染等。

【诊断和鉴别诊断】

PG的临床、组织病理学和实验室检查均不具特异性，为排他性诊断。应与缺血性溃疡、血管炎、感染、肿瘤、外伤等进行鉴别。

溃疡型（经典型）PG的诊断标准：

1. **主要标准（必须同时满足）：**

（1）迅速进展的疼痛性皮肤溃疡，具有不规则、紫红色、潜行性扩展的边缘（每日扩展1～2cm或1个月内扩大50%）。

（2）已排除皮肤溃疡的其他原因（有皮肤病理和实验室检查依据）。

2. **次要标准（必须具备2项）：**

（1）病史中有同形反应或临床发现筛状瘢痕。

（2）与PG有关的系统性疾病。

（3）组织病理学（无菌性皮肤中性粒细胞浸润、混合型炎症、淋巴细胞性血管炎）。

（4）疗效（系统性糖皮质激素治疗后迅速缓解）。

【预防和治疗】

创面护理、镇痛等支持治疗。由于PG易被轻微外伤诱发，需避免清创手术。一般可外用强效糖皮质激素；对皮损严重者，系统糖皮质激素和环孢素是一线治疗方案；肿瘤坏死因子拮抗剂作为二线治疗。

（郑　捷）

第二十四章　皮肤附属器疾病

皮肤附属器疾病(diseases of skin appendages)是指一组原因相对明确、发病机制较为复杂的皮肤病,包括与毛囊皮脂腺单位相关的痤疮、脂溢性皮炎,与颜面神经血管调节失调相关的玫瑰痤疮,与毛囊毛发相关的斑秃、雄激素性脱发,以及与汗腺或指甲有关的疾病等。

第一节　痤　　疮

痤疮(acne)是一种毛囊皮脂腺单位的慢性炎症性皮肤病,各年龄段人群均可患病,以青少年发病率为高。

【病因和发病机制】

痤疮发病机制仍未完全阐明。遗传、雄激素诱导的皮脂大量分泌、毛囊皮脂腺导管角化、痤疮丙酸杆菌繁殖、免疫炎症反应等因素都可能与之相关。部分患者的发病还受遗传、免疫、内分泌、情绪及饮食等因素影响。

毛囊皮脂腺作为皮肤独立的内分泌组织,受性激素调控。青春期后体内雄激素水平增高或雄、雌激素水平失衡可使皮脂腺增大及皮脂分泌增加。皮脂为毛囊内痤疮丙酸杆菌等微生物的生长提供油脂及厌氧环境,痤疮丙酸杆菌可水解皮脂中的甘油三酯为游离脂肪酸,刺激毛囊导管处角质形成细胞增殖与角化过度,后者使皮脂排泌受阻,当皮脂、角质栓等堆积在毛囊口时即形成粉刺。此外,痤疮丙酸杆菌产生的一些低分子多肽不仅可趋化中性粒细胞产生水解酶,还可通过激活角质形成细胞和皮脂腺细胞 TOLL 样受体,使 TLR2、TLR4 表达增加,调节 IL-1α 及 TNFα 等促炎症因子产生,引起下游系列级联反应。炎症反应使毛囊壁损伤破裂,各种毛囊内容物溢入真皮引起毛囊皮脂腺单位周围炎症,出现从炎性丘疹到囊肿性损害的系列临床表现。

【临床表现】

多发于 15～30 岁青年男女,皮损好发于面颊、额部,其次是胸部、背部及肩部,多为对称性分布,常伴有毛孔粗大和皮脂溢出。各型皮损包括毛囊口处的粉刺、炎性丘疹、脓疱以及结节、囊肿及瘢痕等。

皮损初起多为与毛囊一致的圆锥形丘疹,如白头粉刺(闭合性粉刺)及黑头粉刺(开放性粉刺),前者为黄色皮脂角栓,而后者系脂栓被氧化所致;皮损加重后可形成炎症丘疹(图 24-1A),顶端可有小脓疱;继续发展可形成大小不等的红色结节或囊肿,挤压时有波动感,甚至可化脓形成脓肿,破溃后常形成窦道和瘢痕(图 24-1B、C)。本病一般自觉症状轻微,炎症明显时可有疼痛。痤疮病程慢性,时轻时重,多数患者病情至中年期逐渐缓解,部分可遗留红色印记和色素沉着、肥厚性或萎缩性瘢痕。

痤疮分级(强调皮损的性质,不考虑皮损的数量):

Ⅰ级(轻度):仅有粉刺。

Ⅱ级(轻至中度):除粉刺外还有炎性丘疹。

Ⅲ级(中度):除有粉刺、炎性丘疹外还有脓疱。

Ⅳ级(重度):除有粉刺、炎性丘疹及脓疱外还有结节、囊肿或瘢痕。

痤疮除上述Ⅰ～Ⅳ级表现外,尚有许多特殊类型。聚合性痤疮(acne conglobata)属较严重类型,表现为严重结节、囊肿、窦道及瘢痕,好发于男性青年;暴发性痤疮(acne fulminant)指少数患者病情突

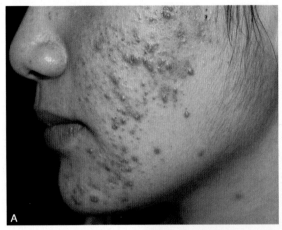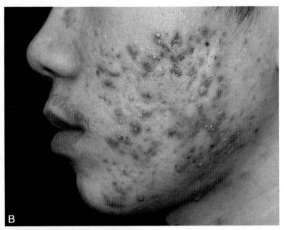

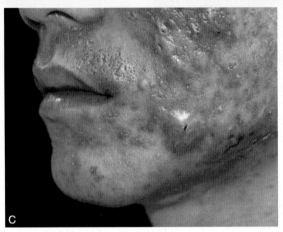

图24-1　痤疮

A:粉刺、丘疹;B:脓疱、结节;C:囊肿、瘢痕

然加重,并出现发热、关节痛、贫血等全身症状。

化学诱导性痤疮包括药物、非药物因素。药物性痤疮(drug-induced acne)的相关药物包括皮质类固醇、精神类药物、卤素药物、分子靶向药物等,以炎性皮损为主要表现;非药物因素包括矿物油类、卤素化合物、化妆品、香烟等,以粉刺多见。

【诊断和鉴别诊断】

根据青年男女,发生在颜面、前胸和背部,临床表现为粉刺、丘疹、脓疱、结节及囊肿,对称分布等特点可以诊断。

本病应注意与玫瑰痤疮、颜面播散性粟粒性狼疮等进行鉴别。

【预防和治疗】

治疗原则主要为去脂、溶解角质、杀菌、抗炎及调节激素水平。

1. 一般治疗　选择清水或合适的洁面产品,去除皮肤表面多余油脂、皮屑和细菌混合物,但不能过分清洗,注意控油保湿,外用温和滋润乳。忌用手挤压、搔抓皮损。适当限制可能诱发或加重痤疮的高升糖指数食物及牛奶的摄入,保持大便通畅,避免熬夜。

2. 外用药物治疗　轻者仅以外用药物治疗。

(1)维A酸类:包括第一代异维A酸和第三代维A酸乳膏。初期使用会出现局部刺激反应,如红斑、脱屑,紧绷和烧灼感,应低浓度或小范围避光使用。

(2)过氧化苯甲酰:外用后可缓慢释放出新生态氧和苯甲酸,具有杀灭痤疮丙酸杆菌、溶解粉刺及收敛作用。可配制成不同浓度的洗剂、乳剂或凝胶,少数患者皮肤会出现轻度刺激反应,建议可从低浓度及小范围开始试用。

（3）抗生素：夫西地酸乳膏、红霉素软膏、林可霉素和克林霉素及氯霉素等外用制剂。

（4）壬二酸：对炎症及粉刺均有治疗作用，还可减轻炎症后色素沉着。可配成 15% ~20% 霜外用。其不良反应为局部轻度红斑与刺痛。

（5）二硫化硒：2.5% 二硫化硒洗剂具有抑制真菌、寄生虫及细菌的作用，可降低皮肤游离脂肪酸含量。

（6）其他药物：5% ~10% 硫黄洗剂和 5% ~10% 的水杨酸乳膏或凝胶具有抑制痤疮丙酸杆菌和轻微剥脱及抗菌作用。

3. 系统药物治疗

（1）抗生素：首选四环素类如多西环素、米诺环素等，不能使用时选择大环内酯类如红霉素、阿奇霉素、克拉霉素等。

（2）异维 A 酸：异维 A 酸可抑制皮脂腺脂质分泌、调节毛囊皮脂腺导管角化、改善毛囊厌氧环境、抗炎和预防瘢痕形成等作用，适用于结节囊肿型痤疮、伴皮脂溢出过多、其他方法疗效不佳的痤疮以及暴发性痤疮和聚合性痤疮。本药可致口唇发干、脱屑、血脂升高等，另有致畸作用，育龄期男女服药期间应避孕，停药三个月后方可怀孕。

（3）抗雄激素药物：适应于伴高雄激素表现的女性患者。常用药物包括避孕药及螺内酯。

（4）糖皮质激素：聚合性痤疮和暴发性痤疮可适量使用泼尼松，对严重的结节或囊肿性痤疮可辅助选用皮损内类固醇激素注射。

4. 光疗 使用 LED 蓝光或红光治疗轻、中度皮损；光动力疗法（PDT）外用 5-氨基酮戊酸（ALA）富集于毛囊皮脂腺单位，加照红光适用于重度痤疮；强脉冲光和脉冲染料激光用于消退痤疮红色印痕；非剥脱和剥脱性点阵激光治疗痤疮瘢痕。

5. 辅助治疗 可用粉刺挤压器将粉刺内容物挤出；近年化学剥脱疗法用于辅助治疗，常见剥脱剂包括：果酸、水杨酸、羟基乙酸、Jessner 溶液、间苯二酚和三氯醋酸。

第二节　脂溢性皮炎

脂溢性皮炎（seborrheic dermatitis）是一种常见于头面、胸背等皮脂溢出部位的慢性、复发性、炎症性皮肤病。

【病因和发病机制】

尚未清楚。与马拉色菌定植、脂质增多、皮肤屏障功能受损、免疫反应及个体易感性相关。在遗传性皮脂溢出素质基础上，马拉色菌等微生物的寄生与繁殖可水解皮脂中的甘油三酯，产生的游离脂肪酸进一步刺激皮肤产生炎症反应。精神、维生素 B 族缺乏、饮食、嗜酒等因素均可不同程度影响本病的发生和发展。

【临床表现】

好发于皮脂溢出部位，以头、面、胸及背部等处多见。伴有不同程度瘙痒。本病慢性经过，可反复发作。

颜面部好发于眉弓、鼻唇沟及胡须区域（图 24-2），常扩展至发际边及耳后，呈红斑及油腻性脱屑。头皮损害主要有两种类型：①鳞屑型：常呈红斑并有小片糠秕状脱屑，头发稀疏或脱落；②结痂型：多见于肥胖者，头皮厚积片状、黏着油腻性痂，痂下炎症明显，

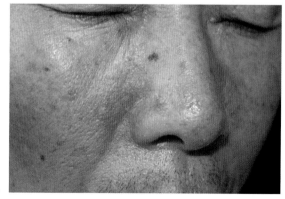

图 24-2　脂溢性皮炎

间有糜烂、渗出。

躯干部皮损散发,毗邻者融合形成多环形或地图状等,覆有油腻性鳞屑,有时轻度渗出;搔抓可继发感染,甚至发展成红皮病。如出现泛发及严重的脂溢性皮炎,应排查人类免疫缺陷病毒(HIV)感染的可能。

【诊断和鉴别诊断】

根据典型临床特点本病不难诊断。本病需与头皮银屑病、玫瑰糠疹、湿疹及体癣等鉴别。

【预防和治疗】

1. **一般治疗**　生活规律,睡眠充足,调节饮食,限制多脂及多糖饮食,忌饮酒和辛辣刺激性食物。避免过度清洁和摩擦,使用温和润肤乳,加强控油与保湿。

2. **外用药物治疗**　原则为去脂、消炎、杀菌、止痒。硫黄、水杨酸具有抑菌、角质剥脱、抗炎作用。钙调磷酸酶抑制剂适用于中至重度或弱效糖皮质激素治疗无效者;中效糖皮质激素可短期用于炎症较重皮损;少量渗出、糜烂部位可用1%雷凡诺尔锌氧油,头部皮损可用含酮康唑的香波洗头。

3. **系统药物治疗**　瘙痒剧烈时可予以止痒镇静剂;可补充维生素 B 族或锌剂;真菌感染或泛发性损害可用伊曲康唑;细菌感染时用四环素或红霉素;范围较大、炎症明显,甚至有红皮病倾向且无禁忌证时,可短期内用中小剂量糖皮质激素。

第三节　玫 瑰 痤 疮

玫瑰痤疮(rosacea),原称酒渣鼻,是一种好发于面中部、以持久性红斑与毛细血管扩张为主的慢性炎症性皮肤病。临床基本类型包括红斑毛细血管扩张型、丘疹脓疱型、鼻赘型和眼型等。

【病因和发病机制】

发病机制尚不清楚。可能是在一定遗传背景基础上、多因素诱导的以皮肤免疫和血管舒缩功能异常为主导的慢性炎症性疾病。玫瑰痤疮患者存在某些易感基因和(或)神经血管调节受体相关基因突变。首先,在一些因素如毛囊蠕形螨虫、糖皮质激素或其他药物戒断后等诱导下,在活性表皮抗菌肽(AMP)-LL37 的异常活化参与下,通过 TOLL 样受体(TLR2)参与的免疫作用导致局部炎症反应;其次,神经末梢表面的 TLR 及蛋白酶激活的相应受体反过来促进天然免疫活化,维持并扩大炎症过程;再加之诸如情绪、运动、日晒、酒精、辛辣食物刺激末梢神经,使其释放大量神经介质,包括多种血管活性肽,进而维持血管舒张及血管高反应性。综上各方面导致玫瑰痤疮疾病的发生及迁延。

【临床表现】

本病大多数为中年人,女性较多,但病情严重者常是男性患者,特别是鼻赘型和眼型。本病可并发痤疮及脂溢性皮炎。临床表现一般分为 4 种类型,各类型之间可相互重叠及转换,分型的重要性在于选择不同治疗方法。

1. **红斑毛细血管扩张型**　本型特征是面中部特别是鼻部、两颊、前额、下颌等部位对称发生红斑,对不同的刺激如环境温度变化、热饮、酒精、辛辣食物、运动或沐浴等,均可出现持久不退的潮红反应,常伴有皮肤干燥、灼热或刺痛感。反复发作后,皮肤红斑灼热和表浅树枝状毛细血管扩张持续存在(图 24-3A)。

2. **丘疹脓疱型**　病情继续发展时,在红斑基础上出现针尖至绿豆大小的丘疹、脓疱,毛细血管扩张更明显,纵横交错,毛囊口扩大明显(图 24-3B)。皮损时轻时重,持续数年或更久。女性患者皮损常在经前加重。

3. **鼻赘型**　属肥厚增生型,见于鼻部,但也可累及口周、面颊、前额、下颏等。在红斑或毛细血管扩张基础上皮脂腺肥大增生并纤维化,亦称为"鼻瘤"(图 24-3C)。多数患者常伴有青春期痤疮史。

4. **眼型**　多累及眼睑睫毛毛囊及眼睑相关腺体,包括睑板腺、皮脂腺和汗腺,常导致相关的干眼和角膜结膜病变,表现为眼异物感、光敏、视物模糊、灼热、刺痛、干燥或瘙痒等不适症状。常与其他 3

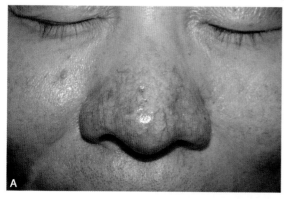
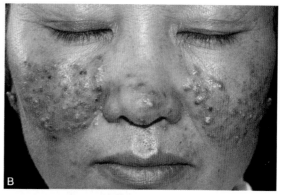
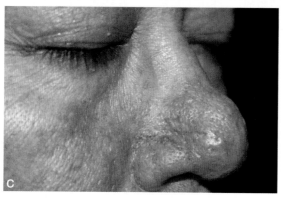

图24-3　玫瑰痤疮
A:红斑型;B:丘疹脓疱型;C:鼻赘型

型合并存在,并与面部皮损的严重程度无明显平行关系。

此外还有一些特殊亚型,如肉芽肿型、暴发型、皮质激素诱导型、口周皮炎型等。

【诊断和鉴别诊断】

根据面中央为主的阵发性潮红、持久性红斑,以及面颊、口周、鼻部毛细血管扩张,或丘疹和丘脓疱疹,或鼻部、面颊、口周肥大增生改变为主,或有眼部症状表现,以及伴有主观症状灼热、刺痛、干燥或瘙痒等即可诊断。其中红斑毛细血管扩张型与丘疹脓疱型可以相互转换,但这两型通常不会增生肥厚,不会发展成鼻赘型及眼型。

本病需与痤疮、脂溢性皮炎等进行鉴别。值得注意的是玫瑰痤疮面部持续性红斑需与有系统症状的结缔组织病(如红斑狼疮、皮肌炎、混合性结缔组织病等)相鉴别;更应注意区别由其他因素如天然面部潮红、皮肤菲薄及敏感、化学剥脱、外用糖皮质激素依赖、皮肤屏障功能下降、光声电处理不当、毛囊蠕形螨微生物增加等多种因素诱发或加重的玫瑰痤疮样发疹,需通过仔细问诊与检查加以鉴别。

【预防和治疗】

1. 一般治疗　避免过度清洁而损伤皮肤屏障,加强保湿润肤及物理防晒。避免过热过冷及精神紧张因素的不良刺激,忌饮酒及进食辛辣食物,局部可适当冷敷。本病多需长期维持或重复与间断性治疗。

2. 外用药物治疗

(1)抗生素:夫西地酸、1%克林霉素或2%红霉素用于丘疹脓疱性皮损;甲硝唑可抗毛囊蠕形螨,对中重度红斑及炎性皮损有效。

(2)过氧化苯甲酰:因易有红斑及瘙痒等不良反应,应点涂于丘疹脓疱炎性皮损。

(3)钙调磷酸酶抑制剂:具有抗炎和免疫调节作用,适用于红斑及瘙痒症状明显的患者。

(4)壬二酸:能改善玫瑰痤疮炎性皮损,常用凝胶或霜剂。少部分患者用药有轻度瘙痒、灼热和刺痛感。

(5)其他:5%~10%硫黄洗剂对炎性皮损有效;α肾上腺素受体激动剂可收缩血管,改善血管扩张导致的红斑,常用 0.5% 酒石酸溴莫尼定凝胶;眼部可短期使用含弱效激素的抗生素眼膏(如妥布霉素地塞米松眼膏)等,出现干眼应予补充优质人工泪液。

3. 系统药物治疗

(1)抗微生物制剂:是丘疹脓疱型玫瑰痤疮的一线治疗。常用多西环素或米诺环素。四环素类抗生素不耐受或者禁用的患者,可选用大环内酯类抗生素如克拉霉素或阿奇霉素。另可用甲硝唑或替硝唑。

(2)异维 A 酸:可作为鼻肥大增生型患者首选系统治疗以及丘疹脓疱型患者在其他治疗效果不佳时的二线选择。本品尽量不与四环素类药合用。

(3)羟氯喹:可抗炎、抗免疫及抗紫外线损伤,需定期行眼底检查以排除相关病变。

(4)β 肾上腺素受体阻断剂:主要用于难治性阵发性潮红和持久性红斑明显患者。需警惕低血压和心动过缓。

(5)抗焦虑类药物:适用于长期精神紧张、焦虑过度患者。如氟哌噻吨美利曲辛片、阿普唑仑或地西泮片。

4. 光电治疗　LED 光(红光、黄光)、强脉冲光、染料激光、Nd:YAG 激光对红斑以及毛细血管扩张具治疗效果;CO_2 激光或 Er 激光适合早中期增生型皮损。对于皮肤屏障受损、潮红明显、高敏感状态皮肤更需谨慎选择光电治疗。

5. 手术疗法　对鼻赘型和眼型药物治疗很难奏效者可酌情选用手术治疗。

第四节　斑　秃

斑秃(alopecia areata)是一种精神因素主导、自身免疫相关的非瘢痕性毛发脱失性疾病,可发生于身体任何部位。

【病因和发病机制】

病因尚不完全清楚,目前认为可能与遗传、精神与情绪应激、内分泌失调、免疫炎症等多因素有关,可能属于多基因疾病范畴。遗传易感性是斑秃发病的一个重要因素,约 25% 患者有家族史,此外神经精神因素被认为是重要的诱发因素。

相当多证据提示,本病与免疫机制相关,如斑秃常与一种或多种自身免疫性疾病并发,桥本甲状腺炎、糖尿病、白癜风患者及其亲属患本病的概率比正常人增高;斑秃患者体内存在针对毛囊自身抗原的免疫反应,生长期毛囊免疫赦免丧失,进展期或早期脱发及再生毛发毛囊周围有以 Th 细胞为主的炎症细胞浸润;部分斑秃患者对糖皮质激素治疗有效。

【临床表现】

本病发生于任何年龄,以青壮年多见。典型表现为突然出现的圆形或椭圆形、直径 1~10cm、数目不等、边界清楚的脱发区,患处皮肤光滑,无炎症、鳞屑和瘢痕(图 24-4A、B)。按病期可分为进展期、静止期及恢复期,进展期脱发区边缘头发松动,很易拔出(轻拉试验阳性),拔出头发,显微镜下可见毛干近端萎缩,呈上粗下细的惊叹号样;静止期时脱发区边缘头发不再松动,3~4 个月后进入恢复期;恢复期有新毛发长出,最初出现细软色浅的绒毛,逐渐增粗,颜色变深,最后完全恢复正常。

斑秃多数能再生,但也能再次发病,脱发愈广泛,病程愈长,再生机会愈少。头皮边缘部位(特别是枕部)毛发较难再生。斑秃继续发展出现头发全部脱失,称为全秃(alopecia),严重者眉毛、睫毛、腋毛、阴毛和全身毳毛全部脱落,称为普秃(alopecia universalis)(图 24-4C)。全秃和普秃病程可迁延,且发病年龄越小,恢复可能性也越小。指甲受累的概率为 2%~44%,以儿童最常见,这对诊断及预测病情具有一定帮助。

【诊断和鉴别诊断】

诊断要点是头发呈斑状脱发,头皮正常,无自觉症状。

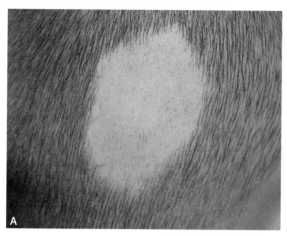
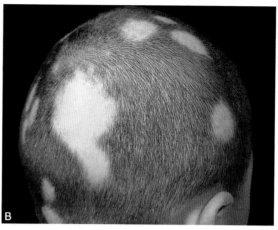
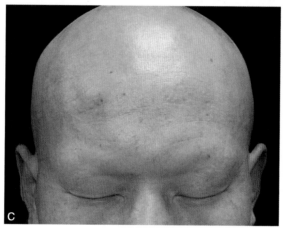

图 24-4　斑秃
A:典型皮损;B:多发性皮损;C:普秃

本病应与假性斑秃、拔毛癖、头癣、系统性红斑狼疮、梅毒性秃发等鉴别。

【预防和治疗】

1. **一般治疗**　祛除可能诱发因素,注意劳逸结合。绝大多数斑秃可在 6 ~ 12 个月内自然痊愈。对秃发范围广或全秃、普秃患者,宜戴假发以减轻心理负担。

2. **局部药物治疗**

（1）2% 或 5% 米诺地尔(敏乐啶)溶液、10% 辣椒酊等,可改善局部血液循环、促进毛发生长,2 ~ 3 个月可有毛发新生。

（2）秃发区可外用或注射糖皮质激素减轻毛囊周围炎症,可用泼尼松龙混悬液或复方倍他米松注射液作皮内注射,一般 3 ~ 4 次后可见效。

3. **系统药物治疗**　胱氨酸、泛酸钙、维生素 B 族口服有助于生发。对于精神紧张、焦虑、失眠的患者可给予其他镇静剂。对迅速广泛脱发包括全秃及普秃可口服泼尼松。可以配用复方甘草酸苷、白芍总苷、养血生发胶囊、薄芝片及何首乌片等。

4. **光电治疗**　有研究报道 PUVA 疗法、长波紫外线、窄谱中波紫外线、光动力疗法、308nm 单频准分子光和准分子激光、脉冲红外二极管(904nm)、低能量激光及点阵二氧化碳激光等均对斑秃具有一定治疗效果。

5. **其他**　中至重度斑秃(秃发面积>50%)可以外用接触致敏剂二苯环丙烯酮(DPCP),主要通过诱导发生接触性皮炎而导致病变部位毛发再生。

第五节   雄激素性秃发

雄激素性秃发(androgenetic alopecia, AGA)是一种非瘢痕性秃发,发生于青春期和青春期后,主要表现为毛囊微小化和毛发进行性减少。

【病因和发病机制】

本病有遗传倾向性,全基因组扫描和定位研究发现了多个易感基因,但尚未发现致病基因。雄激素是本病发病的重要机制之一。AGA 脱发区头皮毛囊 Ⅱ 型 5α-还原酶活性明显高于非脱发区,组织中的 5α-还原酶能使睾酮转化为 5α-二氢睾酮(DHT)。DHT 与毛囊细胞上的雄激素受体结合后发挥生物学作用,使得毛囊微小化,生长期毛发逐渐变细,毛发生长周期缩短,使原本粗黑的毛发逐渐变成浅色毳毛,最终由于毛囊萎缩消失,毳毛脱落,形成前额部、冠状区至头顶部秃发。另有研究认为女性 AGA 主要与性激素结合蛋白水平下降以及游离循环睾酮增高有关。

【临床表现】

多见于男性,常在青春期发病,表现为头部毛发进行性减少、变细和脱发或头发稀疏,在男性称为男性型脱发,而女性称为女性型脱发。

男性 AGA 早期表现前额和双鬓角发际线后移,两侧头发开始变纤细而稀疏,逐渐向头顶延伸,额部发际向后退缩,头顶头发也逐渐开始脱落(图24-5A);随病情进展,前额变高形成“高额”,呈 V 字形秃发,进而与顶部秃发融合成片,仅枕及两颞保留剩余头发,形成特征性“马蹄形”图案。脱发处皮肤光滑,可见纤细毳毛。女性症状较轻,多为头顶部毛发变稀疏,但前额发际线并不后移(图 24-5B)。多无自觉症状。脱发进程一般很慢,其程度因人而异。拉发试验(pull test)阴性,即患者 5 天内不洗发,以拇指和示指拉起一束头发,约五六十根,轻轻顺毛干向发梢方向滑动,计数拔下的毛发数,少于6 根为阴性结果。

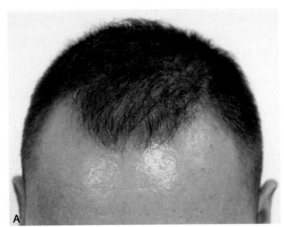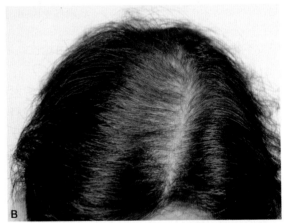

图 24-5   雄激素性秃发
A:男性;B:女性

【诊断和鉴别诊断】

根据家族史和秃发特殊模式可以诊断。

此类脱发应与其他原因脱发,如弥漫性斑秃、女性绝经期后前额纤维化秃发、营养不良、化疗药物、内分泌疾患(甲状腺功能低下或亢进、副甲状腺或垂体功能低下)以及缺铁性贫血等区别。雄激素性秃发还应与各种休止期脱发相鉴别,后者是最常见的与全身疾病或生理状态改变相关的脱发,一般在头发脱落超过 25% 的患者才会引起重视。应注意排查各种原因,如生理性的新生儿及产后脱发、严重感染及高热后、大型手术后以及严重而长期的精神压力等。

【预防和治疗】

AGA是一个进行性加重过程,建议早期治疗。

1. **系统治疗** 非那雄胺可抑制Ⅱ型5α-还原酶,抑制睾酮还原为DHT,连续服药6~12个月或以上,如需维持疗效更需较长时间。环丙孕酮适用于女性患者,尤其是并发痤疮、多毛的患者。

2. **外用药物** 米诺地尔是有效的外用促毛发生长药物,一般男性推荐5%浓度,女性推荐2%浓度,常见不良反应为接触性皮炎和多毛。

3. **毛发移植** 毛发移植是将先天性雄激素不敏感部位的毛囊(一般为枕部)分离出来,然后移植到秃发部位。毛囊单位毛发移植技术(follicular unit transplantation,FUT)是常用方法之一。

4. **其他** 药物或手术无效的重度AGA患者可用发片、假发等进行遮盖。

（骆　丹）

第二十五章　色素性皮肤病

正常皮肤的颜色主要由两个因素决定,其一为皮肤内色素的含量,即皮肤黑素(melanin)、胡萝卜素(carotene)以及皮肤血液中氧化及还原血红蛋白的含量;其二为皮肤解剖学差异,主要是皮肤的厚薄,特别是角质层和颗粒层的厚薄。黑素是决定皮肤颜色的主要色素,本章介绍黑素细胞、黑素生成异常所造成的皮肤病。根据临床表现,一般将色素性皮肤病分为色素增加和色素减退两大类。

第一节　白　癜　风

白癜风(vitiligo)是一种常见的后天性色素脱失性皮肤黏膜疾病,可累及毛囊,临床表现为白斑或(和)白发。各种族均可患病,男女患病率大致相当,肤色深的人群比肤色浅的发病率高,世界范围内发病率为 0.1%~2%,我国人群患病率为 0.56%,其中 9.8% 的患者有家族史。

【病因和发病机制】

目前尚不完全清楚,主要涉及以下学说。

1. **自身免疫**　主要证据有:①40%~80% 患者血清中存在抗黑素细胞抗原的自身抗体,活动期及家族史阳性患者抗体阳性率更高;②白癜风患者或亲属常伴发其他自身免疫性疾病,如甲状腺疾病、贫血、艾迪生病及自身免疫性多腺体综合征等,患者血清中可检测到相应的抗甲状腺球蛋白、抗肾上腺组织的器官特异性抗体;③活动期白斑边缘有淋巴细胞为主的单一核细胞聚集,特别是黑素细胞特异性的毒性 CD8$^+$T 淋巴细胞浸润;此外,Th17 细胞、Treg 细胞、IFN-γ、CXCL10、诱导型 HSP70 及机体先天性免疫也与发病有关;④部分患者内服和外用糖皮质激素有效。

2. **氧化应激**　白癜风皮损区存在氧化还原失衡,通过皮损区 H_2O_2 含量的升高和过氧化氢酶(catalase,CAT)、谷胱甘肽-S-转移酶(glutathione-S-transferase,GST)等抗氧化酶水平的降低,影响黑素细胞代谢、增殖和分化,引起线粒体功能异常和细胞凋亡。

3. **黑素细胞自毁学说**　有认为本病发生系表皮黑素细胞功能亢进,促使其耗损而早期衰退引起。这可解释白癜风多见于曝光和肤色较深的部位。此外,黑素细胞合成黑素的中间产物(如多巴、5,6-二羟吲哚等)过量或积聚可损伤易感人群的黑素细胞。由于职业及工业化等因素,接触或吸收上述化学物品亦可诱发白癜风。

4. **神经化学因子学说**　认为发病与神经精神、过度劳累、焦虑有关,部分白斑损害对称或沿神经节段分布,可能与黑素细胞周围的神经化学递质儿茶酚胺类(去甲肾上腺素、多巴胺等)增加使黑素合成受阻有关。

5. **遗传学说**　部分患者有家族聚集现象,属于多基因疾病范畴,在遗传和环境因素共同作用下发病。张学军等通过 GWAS 研究提示白癜风发病涉及自身免疫因素。

此外,还有黑素细胞内在缺陷、黑素细胞经表皮丢失学说及自噬异常等。

综上所述,本病发生是在遗传背景下由多种内外因素促发,出现自身免疫、氧化应激、黑素细胞自毁及神经精神等多方面功能障碍,导致酪氨酸酶系统抑制和黑素细胞破坏,最终使患处色素脱失。

【临床表现】

白癜风为后天发生,无性别差异,任何年龄均可发病,以儿童及青壮年多见,约50% 的患者在30

岁以前发病。任何部位均可受累,暴露、摩擦及褶皱部常见,如颜面、颈部、手部、腕部、前臂伸侧、腹部及腰骶处等,口唇、阴部及肛门黏膜亦可发病,头面部毛发部位白发常见。白斑单发、散发或泛发,孤立或对称分布,也可完全或部分沿某一皮肤节段单侧发病。皮损大小不等,圆形、椭圆形、不规则形或线状,典型皮损为乳白色或瓷白色色素脱失斑(图 25-1),边界清楚,无萎缩、硬化及肥厚等改变。常无自觉症状,进展期可有短时瘙痒。病程慢性迁延,长短不定。大部分患者在春末夏初、暴晒、疲劳及精神压力下加重。少数稳定或自行好转。在进展期,白斑扩大、增多,边缘呈浅白色或灰白色,边界模糊,形成三色白癜风,易发生同形反应;至稳定期,白斑停止发展,呈乳白色或瓷白色,边界清楚,可见色素岛或边缘色素加深。

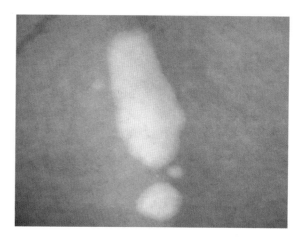

图 25-1 白癜风(典型皮损)

根据皮损范围和分布将本病分为节段型、非节段型、混合型及未定类型 4 型。

(1)节段型白癜风:沿某一皮神经节段单侧分布,完全或部分匹配皮肤节段(图 25-2A),少数呈双侧或同侧多节段分布;该类型具有儿童易发、早期毛囊受累及白发形成、病情在进展后期相对稳定的特点。

(2)非节段型白癜风:包括散发型、泛发型、面肢端型和黏膜型。散发型指白斑≥2 片,面积为 1~3 级(图 25-2B);泛发型为白斑面积 4 级(>50%);面肢端型指白斑主要局限于头面、手足,尤其好发于指(趾)远端及面部腔口周围,可发展为散发型、泛发型;黏膜型指白斑分布于 2 个或以上黏膜部位。

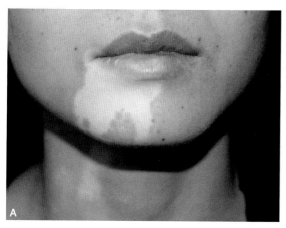
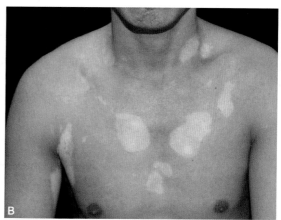

图 25-2 白癜风
A:节段型;B:散发型

(3)混合型白癜风:指节段型和非节段型并存。

(4)未定类型白癜风:指非节段型分布的单片皮损,面积小于体表面积的 1%。

【Wood 灯检查】

进展期皮损呈灰白色荧光,边界不清;稳定期呈高亮的蓝白色荧光,边界清楚,可见色素岛或边缘色素沉着。

【皮肤影像学检查】

RCM 检查可示,进展期皮损表皮-真皮交界处色素环失去完整性,与周边正常皮肤边界不清,周围可见高折光性细胞;稳定期表皮-真皮交界处色素环完全缺失,边界清楚,无炎症细胞浸润。

【组织病理学】

对临床不典型白癜风可借助皮损组织病理学检查明确诊断。典型白斑处表皮黑素细胞与色素颗粒完全缺失,DOPA 或 Melan-A 染色阴性;进展期皮损边缘真皮可见淋巴细胞浸润。

【实验室检查】

临床诊断为白癜风的患者可进一步检测抗甲状腺球蛋白抗体(TGAb)等相关抗体,对提示有自身免疫性疾病或综合征的患者,应进行相应的自身抗体检测。

【诊断和鉴别诊断】

根据后天性发病,典型临床表现,本病易于诊断。

需与下列疾病鉴别:

1. **单纯糠疹**　常见于儿童,为面部局限性色素减退斑,而非脱失斑,皮损边缘境界不清,表面常有细碎鳞屑。

2. **花斑糠疹**　夏季发病,损害常见于颈、躯干等,婴儿多见于前额,为圆形或卵圆形浅色斑,表面多有鳞屑,真菌镜检阳性。

3. **贫血痣**　一种血管组织发育缺陷及功能异常,出生时,儿童或成人期发病。表现为大小不一的苍白色斑,摩擦或遇热后白斑周围皮肤充血发红,而白斑本身不变,可资鉴别。

4. **无色素痣**　出生时或生后不久即有局限性浅色斑,局灶或沿神经节段分布,境界模糊,边缘多为锯齿状,周围无色素沉着带,持续终身。

5. **炎症后色素减退**　有原发疾病史,如湿疹、皮炎、银屑病等,色素减退局限在原发疾病皮损部位,一般为暂时性,能自行恢复。

【预防和治疗】

本病为慢性疾病,治疗周期长,疗效不一,治疗目的包括控制疾病发展、促进黑素细胞再生和黑素形成及修复内环境。治疗前应首先明确白癜风的型别和分期,进而选择治疗方法和药物。

1. **外用药物治疗**

(1)糖皮质激素制剂:以糖皮质激素的各种剂型外用,涂抹于白斑处,范围宜小于体表面积的10%,进展期疗效较好。除面部及黏膜外,幼小儿童宜选用弱效至中效,年长儿童及成人宜选中效至强效。需注意长期局部应用引起的皮肤萎缩、毛细血管扩张等不良反应。

(2)钙调磷酸酶抑制剂:适用于成人及儿童,尤其面部、黏膜及薄嫩部位,可选择 0.03%、0.1% 他克莫司软膏或 1% 吡美莫司乳膏涂抹。

(3)维生素 D_3 衍生物:可外用卡泊三醇或他卡西醇软膏,与 NB-UVB 联用可增强疗效。

(4)氮芥乙醇:盐酸氮芥、异丙嗪及甘油溶于 95% 乙醇中外用。需新鲜配制,冰箱内保存。

2. **光疗**　NB-UVB 和 308nm 准分子激光/光适用于各型(黏膜型除外)、各期白癜风的治疗。大面积照射时需注意眼、面部及外生殖器的防护。

3. **内用药物治疗**

(1)糖皮质激素:系统应用仅适用于进展期患者,口服或肌内注射,可使病情尽快控制。

(2)中医中药:如白癜风丸、白灵片口服,适用于各型白癜风。

(3)辅助治疗:如抗氧化剂应用,同时治疗伴发疾病,以修复内环境等。

4. **移植疗法**　适用于稳定期节段型和未分类患者,可将自体表皮或黑素细胞移植到脱色区,以达复色目的。与光疗联合可提高疗效。

5. **脱色治疗**　白斑面积大于体表面积95%的患者,对各种复色治疗抵抗,在患者要求下可行脱色治疗。脱色后需严格防晒,以避免日光损伤及复色。

第二节 黄 褐 斑

黄褐斑(melasma)为面部对称性黄褐色色素沉着斑,中青年女性多见。

【病因和发病机制】

多种原因可致黄褐斑,如紫外线照射、化妆品、妊娠、内分泌紊乱、种族及遗传等。妊娠期雌、孕激素作用使色素生成增加,又称妊娠斑。黑素代谢障碍、表皮通透屏障功能受损、炎症反应、血流淤积是本病发生的主要机制。长期紫外线照射后表皮屏障受损,Toll 样受体-2(Toll-like receptor 2,TLR-2)、Toll 样受体-4(Toll-like receptor 4,TLR-4)等表达上调,炎症细胞因子释放增多,使酪氨酸酶活性增加,促进黑素合成及转运。同时,黄褐斑皮损区真皮血管数量增多,局部血管内皮生长因子(VEGF)表达升高,血流淤积也参与了本病的发生。

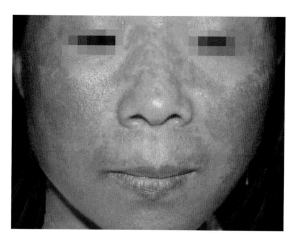

图25-3 黄褐斑

【临床表现】

好发于中青年女性,男性也可患病。皮损常对称分布于颜面颧部及颊部而呈蝴蝶形,亦可累及前额、鼻、口周或颏部。皮损为大小不一、边缘清楚的黄褐色或褐色斑片,日晒后色素加深(图25-3);常在春夏季加重,秋冬季减轻。无自觉症状。病程不定,可持续数个月或数年。

【组织病理学】

表皮基底层、棘层黑素形成活跃,黑素增加,但无黑素细胞增殖;真皮上部可见游离黑素颗粒,或被嗜黑素细胞所吞噬,无炎症细胞浸润。

【皮肤影像学检查】

RCM 检查可示,表皮和真表皮交界处可见圆形或椭圆形黑素颗粒。部分真皮浅层可见散在、折光强的噬黑素细胞。

【诊断和鉴别诊断】

根据典型的临床表现即可诊断。

需与颧部褐青色痣、雀斑、瑞尔黑变病、Civatte 皮肤异色病等面部色素性疾病鉴别。

【预防和治疗】

首先应寻找病因,并作相应处理。避免日光照射,在春夏季节外出时面部应外用遮光剂。

1. **外用药物治疗** 脱色剂如2%~5%氢醌霜、4%曲酸、15%~20%壬二酸霜和复方熊果苷乳膏等可抑制酪氨酸酶活性,减少色素产生;0.025%~0.1%维 A 酸能够影响黑素代谢,有一定疗效;超氧化物歧化酶(SOD)通过抑制和清除氧自由基减少黑素生成。用果酸进行化学剥脱并加用脱色剂可取得良好效果。

2. **系统药物治疗** 口服维生素 C、维生素 E 和氨甲环酸。严重者可用大剂量维生素 C 静脉注射。

3. **激光或 IPL 治疗** Q 开关的大光斑低能量激光及 IPL 对黄褐斑有一定的治疗效果,但应注意不良反应。

第三节 雀 斑

雀斑(freckle)是一种常见于面部的褐色点状色素斑,家族聚集的患者可能与常染色体显性遗传有关,致病基因定位于 4q32-q34。

【临床表现】

5 岁左右发病,女性居多。好发于面部,以鼻部及面颊为著,典型皮损为淡褐色至褐色针尖至米粒大小斑点,圆形、卵圆形或略呈不规则形,散在分布,互不融合,数目多少不一(图 25-4)。受紫外线照射影响,常春夏季加重,秋冬季减轻。遮盖和黏膜部位不受累及。无自觉症状。

【组织病理学】

表皮基底层黑素细胞胞体较大,树枝状突起明显,但黑素细胞数目未见增多,在基底细胞内黑素颗粒数量亦增多。

【预防和治疗】

避免日晒,外出时使用遮光剂。局部腐蚀、化学剥脱(如 30%～35% 三氯醋酸溶液或苯酚点涂)均可使雀斑剥脱,但部分可形成瘢痕或色素紊乱,已很少使用。目前常用的治疗方法包括 Q 开关波长 694nm 的红宝石激光、波长 755nm 的翠绿宝石激光或 IPL 治疗,有较好疗效,术后应注意避光。

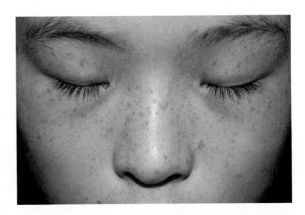

图 25-4　雀斑

第四节　太　田　痣

太田痣(nevus of Ota),又称眼上颚部褐青色痣 (nevus fuscoceruleus ophthalmomaxillaris),是一种临床较常见的色素性疾病,表现为眼、上颌三叉神经分布区域的蓝灰色或灰褐色斑片,好发于东方人及黑种人。日本患病率较高,我国部分地区为 0.16%。

【病因和发病机制】

可能与遗传有关,属常染色体显性遗传。在胚胎发育期间,黑素细胞由神经嵴向表皮移行时发生障碍而滞留在真皮内。也有认为,本病是一种与蓝痣类似的错构瘤或痣样损害,并非黑素细胞残留。部分患者的真皮黑素细胞中存在雌激素、孕激素、雄激素受体,与青春期太田痣的发生和加重有关。

【临床表现】

约 50% 在出生时即发病,另一发病高峰在青春期。多数单侧发病,损害发于一侧面部,特别是三叉神经第一、二支分布区域,表现为眼周、颞部、颧部、前额及鼻部的蓝灰色、灰褐色斑点或斑片,边界不清,呈网状或弥漫性(图 25-5)。损害颜色随年龄增长而加深、扩大。同侧巩膜色素斑常见,偶见鼻、口腔和颅内色素斑。少数呈双侧发病,也可与鲜红斑痣及伊藤痣伴发。本病持久存在,无自愈倾向,极少发生恶变。

【组织病理学】

真皮乳头和网状层上部可见梭形或树突状黑素细胞聚集,含大量色素颗粒。依据黑素细胞的分布可分为浅在型(色素细胞位于真皮浅层)、深在型(色素细胞位于真皮深层)和弥漫型(色素细胞位于真皮全层)。

【皮肤影像学检查】

RCM 检查可示,表皮、真表皮交界处无色素颗粒增加,部分患者真皮浅、中层有散在条索状或团块状色素颗粒沉积。

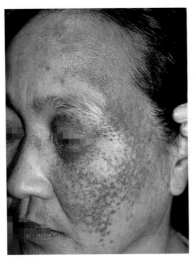

图 25-5　太田痣

【诊断和鉴别诊断】

根据损害的发生部位及典型色素改变即可诊断。需与颧部褐青色痣、蓝痣及咖啡斑等鉴别。

【预防和治疗】

太田痣严重影响患者容貌及心理健康,应积极给予治疗。既往的液氮冷冻、磨削等方法因治疗效果差、副作用多而被淘汰。目前,本病常用的治疗方法包括 Q 开关波长为 694nm 的红宝石激光、波长 755nm 的翠绿宝石激光及波长 1064nm 的 Nd:YAG 激光,可达到较好的美容治疗效果,副作用少见。

（于建斌）

第二十六章　遗传性皮肤病

　　遗传性皮肤病(genodermatosis)是一组由于遗传物质改变而导致的皮肤黏膜病变。根据遗传性皮肤病发病过程中遗传因素的作用模式,可分为:①单基因遗传性皮肤病:由单个基因突变引起,在家系中的传递方式遵循孟德尔分离定律,包括常染色体显性遗传(autosomal dominant inheritance,AD)、常染色体隐性遗传(autosomal recessive inheritance,AR)和性连锁遗传(sex-linked inheritance);②多基因遗传性皮肤病:又称复杂疾病,是由遗传因素和环境因素共同作用引起的遗传病,常具有一定的家族聚集倾向,但在家系中的传递方式不遵循孟德尔分离定律,遗传因素往往涉及两对或两对以上等位基因,后者存在共显性、微效性和累加性等特点;③其他:包括染色体病、线粒体病等。

　　已经确定的遗传性皮肤病超过300种。目前的研究方法包括遗传流行病学研究、分离分析、连锁分析、突变筛查和全基因组外显子测序。上述研究提供的信息有利于开展个体的基因诊断、遗传咨询以及未来的基因治疗。本章仅介绍几种常见的遗传性皮肤病。

第一节　鱼　鳞　病

　　鱼鳞病(ichthyosis)是一组以皮肤干燥并伴有鱼鳞样鳞屑为特征的角化障碍性遗传性皮肤病。临床上可分为寻常型鱼鳞病(ichthyosis vulgaris)、性连锁鱼鳞病(X-linked ichthyosis)、板层状鱼鳞病(lamellar ichthyosis)、先天性大疱性鱼鳞病样红皮病(congenital bullous ichthyosiform erythroderma)和先天性非大疱性鱼鳞病样红皮病(congenital non-bullous ichthyosiform erythroderma)等多种类型。

【病因和发病机制】

不同临床类型可能具有不同的发病机制,部分至今尚不明确。

　　1. **寻常型鱼鳞病**　发病与表皮中丝聚合蛋白(filaggrin)减少甚至缺乏以及丝聚合蛋白原(profilaggrin)合成转录后调控异常有关。其致病基因定位于1q21.3。

　　2. **性连锁鱼鳞病**　发病与类固醇硫酸酯酶(STS)的基因缺失或突变有关,导致角质层类固醇硫酸酯增多,影响角质层细胞正常脱落而形成鳞屑。

　　3. **板层状鱼鳞病**　发病与谷氨酰胺转移酶1(TGM1)基因突变、缺失、插入有关。ALOXE5和ALOX12B基因突变也可引起同样的外观。

　　4. **先天性大疱性鱼鳞病样红皮病**　发病与角蛋白1(K1)和角蛋白10(K10)基因突变有关,影响角蛋白中间丝即张力细丝的正常排列与功能,进而导致角化异常及表皮松解。

　　5. **先天性非大疱性鱼鳞病样红皮病**　由多个基因如TGM1基因、12-R脂氧合酶(ALOX12B)基因、脂氧合酶3(ALOXE3)基因和鳞蛋白(CIE)基因突变引起。

【临床表现】

　　1. **寻常型鱼鳞病**　本型最常见,系常染色体显性遗传。幼年起病,皮损冬重夏轻。好发于四肢伸侧及背部,屈侧及褶皱处甚少累及。通常无自觉症状。典型皮损是淡褐色至深褐色菱形或多角形鳞屑,鳞屑中央固着,周边微翘起,如鱼鳞状(图26-1A)。常伴有掌跖角化和毛周角化。轻者仅表现为冬季皮肤干燥,表面有细碎的糠秕样鳞屑。

　　2. **性连锁鱼鳞病**　较少见,系性连锁隐性遗传。一般出生时或生后不久即发病。皮损可泛发或局限,面部两侧、颈、头皮受累最严重,躯干腹侧亦可累及。表现与寻常型鱼鳞病相似,但病情较重,皮肤干燥粗糙伴有黑棕色鳞屑,不随年龄而改善。一般无掌跖角化过度,可伴有角膜点状浑浊、隐睾等。

3. **板层状鱼鳞病** 系常染色体隐性遗传。生后即全身覆有一层广泛的火棉胶样膜,2周后该膜脱落,代之棕灰色四方形鳞屑(板层状),遍及整个体表犹如铠甲,以肢体屈侧、皱褶部位和外阴为重(图26-1B、C)。1/3患者可有眼睑、唇外翻,面部皮肤外观紧绷,常伴掌跖角化、皲裂。

4. **先天性大疱性鱼鳞病样红皮病** 又称表皮松解性角化过度鱼鳞病,系常染色体显性遗传。出生时或出生后不久出现大疱,随后全身可见角化性、疣状或嵴状的厚层鳞屑,主要累及屈侧,皮肤皱褶处更明显,呈"豪猪"样外观,常继发感染,严重时可伴发败血症、电解质紊乱而导致死亡。

5. **先天性非大疱性鱼鳞病样红皮病** 系常染色体隐性遗传。出生时全身皮肤紧张、潮红,覆有细碎鳞屑。面部可累及,可见睑外翻,皮损大多数在青春期后趋于好转。常伴有掌跖角化,部分可伴有斑秃和甲营养不良。

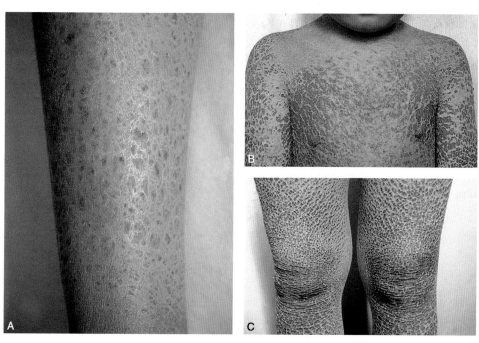

图26-1 **鱼鳞病**
A:寻常型;B、C:板层状

【组织病理学】

寻常型鱼鳞病表现为中度板层状角化过度,伴颗粒层减少或缺如,皮脂腺和汗腺缩小并减少。性连锁鱼鳞病表现为致密的角化过度,颗粒层正常或增厚,表皮突显著,血管周围有淋巴细胞浸润。板层状鱼鳞病表现为明显的角化过度,轻度棘层肥厚,颗粒层正常或轻度增厚,表皮可呈乳头瘤状增生伴银屑病样表现。先天性大疱性鱼鳞病样红皮病表现为角化过度和棘层肥厚,颗粒层内含有粗大颗粒,颗粒层及棘层上部有网状空泡化,表皮内可见水疱,真皮浅层少许炎症细胞浸润。先天性非大疱性鱼鳞病样红皮病表现为角化过度,伴有轻度角化不全和棘层肥厚,真皮浅层淋巴细胞浸润。

【诊断和鉴别诊断】

根据家族史、临床表现,结合组织病理特征一般可以确诊。但应除外由于淋巴瘤、多发性骨髓瘤、结节病、麻风或甲状腺等疾病引起的获得性鱼鳞病,后者一般发病较晚,在其他表现出现数周或数个月后才表现出来,常累及躯干和四肢,屈侧很少受累,原发病治疗后皮损可改善。

【预防和治疗】

治疗以外用药为主,以温和、保湿、轻度剥脱为原则。如10%~20%尿素霜、α-羟基酸或40%~60%丙二醇溶液可增加皮肤水合程度。维A酸外用制剂或钙泊三醇软膏等可改善角化,减少鳞屑,与糖皮质激素联用可增加疗效。对于性连锁鱼鳞病，外用 10% 胆固醇霜可取得较好疗效。严重患者在冬季可口服维生素 A 或维 A 酸类药物，能明显缓解病情。

第二节　毛周角化病

毛周角化病（perifollicular keratosis），又称毛发苔藓（lichen pilaris）或毛发角化病（keratosis pilaris），是一种慢性毛囊角化性皮肤病。毛周角化病发病率较高，常始发于儿童期，青春期皮损明显加重，成年后缓解。

【病因和发病机制】

病因和发病机制未明，可能与常染色体显性遗传、维生素 A 缺乏、代谢障碍有关。青春期时皮损明显，甲状腺功能低下、Cushing 综合征及糖皮质激素治疗者发病率高且皮损严重，提示内分泌因素可影响发病。

【临床表现】

好发于上臂（图 26-2A）及大腿伸侧，也可见于臀部、肩胛、面部（图 26-2B）、小腿等处，对称分布，偶见泛发性分布。受累部位皮肤有特殊粗糙感，皮损为针尖至粟粒大小的毛囊性丘疹，肤色，不融合，顶端有淡褐色角质栓，内含卷曲毛发，剥去角栓后遗留漏斗状小凹陷，但很快形成新角栓。皮损炎症程度不一，出现红斑者易导致炎症后色素沉着。通常无自觉症状，有时微痒。皮损冬重夏轻，但一般不会完全缓解。

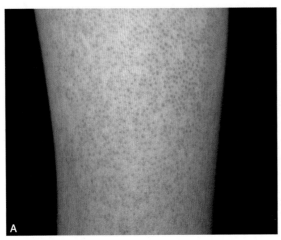
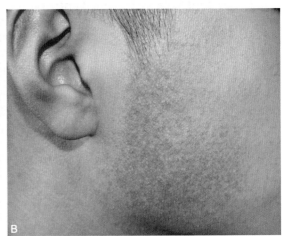

图 26-2　毛周角化病
A：上肢臂伸外侧；B：面部

【组织病理学】

毛囊口扩大，内有角栓，偶见扭曲的毛发，毛囊周围轻度单核细胞浸润。

【诊断和鉴别诊断】

根据好发年龄及部位，以及伴有角栓的毛囊性丘疹较易诊断。

本病应与以下疾病进行鉴别。

1. 小棘苔藓　多见于儿童。成片密集的毛囊性丘疹，顶端有一根丝状的角质小棘突，境界较明显，常发生于颈部、股部和臀部。大部分患者数个月后可自然痊愈。

2. 毛发红糠疹　毛囊性坚实丘疹，顶端有尖形角质小刺，中央为黑色角栓，丘疹往往伴有炎症，并融合成片，表面覆糠秕状白色鳞屑。毛囊性丘疹多发于四肢的伸侧、躯干、颈旁和臀部，尤其好发于手指的第一和第二指节的背面。同时可伴有头面部脂溢性皮炎和掌跖角化过度。

3. 维生素 A 缺乏症　毛囊性角化性丘疹呈圆锥形或半球形，皮肤干燥明显，往往同时伴夜盲和眼干燥症。

【预防和治疗】

本病一般无需治疗。可局部外用 0.05% ~0.1% 维 A 酸软膏、3% ~5% 水杨酸软膏、10% ~20% 尿素霜或 12% 乳酸铵洗剂,可软化或溶解角质,改善症状。病情严重者可口服维生素 A、维生素 E 或维 A 酸类药物治疗。

第三节　遗传性掌跖角化病

遗传性掌跖角化病(hereditaria palmoplantar keratoderma)以弥漫性或局限性的掌跖皮肤增厚和角化过度为临床特征,有多种不同类型,为常染色体显性遗传或常染色体隐性遗传。

【病因和发病机制】

病因不明。弥漫性非表皮松解性掌跖角化病的致病基因位于 12q13.13、编码角蛋白 1 的区域内,表皮松解性掌跖角化病的致病基因位于 17q21.2、编码角蛋白 9 的区域,但某些轻型患者的致病基因同非表皮松解型。点状掌跖角化病系位于 15q23 的 AAGAB 基因突变所致。

【临床表现】

本病有许多不同的临床类型,常见的有:

1. 弥漫性掌跖角化病(diffuse palmoplantar keratoderma)　包括弥漫性表皮松解性掌跖角化病和弥漫性非表皮松解性掌跖角化病。常在婴儿期发病,持续终身,青春期后可有缓解。初起可为局灶性,6 个月至 1 岁后呈掌跖部弥漫性分布,皮损为边界清楚的淡黄色坚硬角化斑块,蜡样外观,边缘常呈淡红色,掌跖可单独或同时受累(图 26-3A、B)。通常无自觉症状,有时可伴有瘙痒、触痛或疼痛性皲裂,冬季尤重。常伴有掌跖多汗和甲板增厚浑浊。

2. 点状掌跖角化病(punctate palmoplantar keratoderma)　儿童期不常见,青少年期或 20 岁以后多发。典型皮损为掌跖部散发角质丘疹,多数呈圆形或卵圆形,皮色或黄色,一般直径仅 2 ~ 3mm,可达 10mm,散在分布或排列成片状或线状,丘疹脱落后,呈现火山口样小凹陷(图 26-3C)。少数患者可累及手足背及肘膝部,不伴发多汗,偶可见甲营养不良。

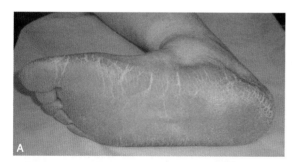
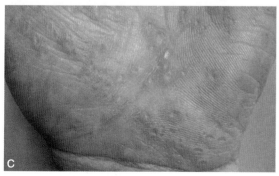
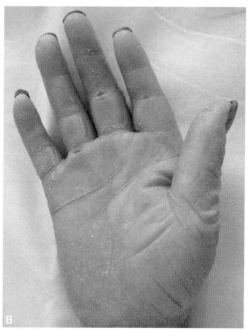

图 26-3　掌跖角化病
A、B:弥漫性;C:点状

【组织病理学】

弥漫性掌跖角化病表现为明显角化过度、棘层和颗粒层增厚,真皮浅层有轻度炎症细胞浸润,偶有汗腺和汗管萎缩。弥漫性表皮松解性掌跖角化病还有表皮松解性角化过度。点状掌跖角化病表现为角质层明显增厚且异常致密,角质栓向下延伸,颗粒层增厚,棘层轻度增厚,表皮突延长,真皮内无炎症细胞浸润。

【诊断和鉴别诊断】

根据发病年龄、家族史以及临床表现等特点,一般可明确诊断。

本病应与下列疾病进行鉴别:

1. 获得性掌跖角化病　成年期发病,无明显家族史,少数为特发性,多数为系统疾病或药物引起。

2. 症状性掌跖角化病　在角化型手足癣、慢性湿疹、银屑病、毛发红糠疹或毛囊角化病中,掌跖角化可作为这些疾病的一个皮肤表现,但根据病史及其他表现不难进行鉴别。点状掌跖角化病还应与砷剂角化症、病毒疣、汗孔角化症和持久性豆状角化症鉴别。

【预防和治疗】

局部可外用20%尿素霜、0.1%~0.5%维A酸霜或用15%水杨酸软膏封包软化角质后,继之用糖皮质激素制剂可提高治疗效果,钙泊三醇软膏外用亦有一定疗效,严重者亦可口服异维A酸或阿维A酯。

第四节　遗传性大疱性表皮松解症

大疱性表皮松解症(epidermolysis bullosa,EB)是由轻微物理性损伤引起的、以水疱形成为特征的一组罕见的遗传性疾病。根据水疱的发生部位可分为三大类:①单纯型大疱性表皮松解症(epidermolysis bullosa simplex,EBS),水疱在表皮内;②交界型大疱性表皮松解症(junctional epidermolysis bullosa,JEB),水疱在透明层;③营养不良型大疱性表皮松解症(dystrophic epidermolysis bullosa,DEB),水疱在致密板下方。

【病因和发病机制】

由于编码表皮和基底膜带结构蛋白成分的基因突变,使这些蛋白合成障碍或结构异常,导致不同解剖部位水疱的产生。EBS由角蛋白5(K5)和(或)角蛋白14(K14)编码基因突变所致,这些角蛋白主要位于基底细胞层。JEB由BP180(即BPAG2,又称ⅩⅦ型胶原)或板层素5编码基因突变所致,BP180和板层素5均位于表皮-真皮连接的透明层。DEB由Ⅶ型胶原(COL7A1)编码基因突变所致,Ⅶ型胶原位于致密板下。

【临床表现】

各型大疱性表皮松解症的共同特点是皮肤在受到轻微摩擦或碰撞后出现水疱或血疱,肢端及四肢关节的伸侧尤其容易发生;严重者可累及任何部位,愈合后可形成瘢痕;肢端皮损反复发作可使指(趾)甲萎缩或甲缺如(图26-4),可见粟丘疹和头皮萎缩性秃发。

(1) EBS:大多为常染色体显性遗传,是最轻型。水疱发生在表皮基底细胞层,相对较浅,见于肢端及四肢关节伸侧,愈后一般不留瘢痕,黏膜及指甲损害少。常在2岁内发现摩擦部位易出水疱,尼氏征阴性。

(2) JEB:为常染色体隐性遗传。出生后即有广泛

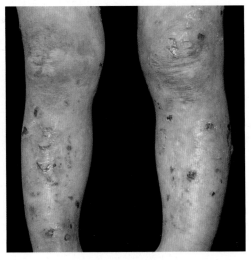

图26-4　遗传性大疱性表皮松解症

的水疱、大疱、糜烂和结痂,愈后出现萎缩性瘢痕,可致并指(趾)畸形,可有牙釉质发育不良、甲营养不良或无甲;预后差,大多数患者在2岁内死亡。

(3) DEB:为常染色体显性遗传或常染色体隐性遗传。病情多较重,常在出生时即出现水疱,且位置较深,愈后留明显瘢痕,可发生于体表的任何部位,常以肢端最为严重。肢端反复发生的水疱及瘢痕可使指(趾)间的皮肤粘连、指骨萎缩形成爪形手,也可累及黏膜,口咽黏膜的反复溃破、结痂可致患者张口、吞咽困难,预后不佳。常染色体隐性遗传DEB患者皮肤肿瘤发生率增高。

【组织病理和免疫病理】

光镜检查难以区分水疱是表皮内还是表皮下,组织病理不能作为诊断手段;透射电镜检查是诊断EB的常规方法,可见EBS水疱位于表皮内,JEB水疱位于透明层内,DEB水疱在致密板下方。

【诊断和鉴别诊断】

根据家族史、各型的临床特征、免疫组化及透射电镜检查等特点一般可以确诊。

如果没有家族史,可与以下3种疾病鉴别:

1. **获得性大疱性表皮松解症** 血清中存在针对Ⅶ型胶原的抗体,临床表现与DEB相似,直接免疫荧光示IgG和C3线状沉积于表皮-真皮交界处,免疫电镜观察到IgG沉积在致密板下部或下方区域,无家族史。

2. **大疱性类天疱疮** 好发于老年人,表现为紧张性大疱,组织病理可见表皮下水疱伴较明显的炎症反应,可有抗基底膜抗体,直接免疫荧光示IgG和C3线状沉积于基底膜。

3. **天疱疮** 好发于中年人,表现为薄而松弛的水疱,常累及黏膜,组织病理见基底层上方有棘层松解,可伴炎症反应,直接免疫荧光示IgG和C3沉积于细胞间,血清学检查天疱疮抗体阳性。

【预防和治疗】

无特效疗法,仅能对症及支持治疗。应注意保护皮肤,防止摩擦和压迫。非粘连性合成敷料、无菌纱布湿敷或广谱抗生素软膏外用可防止感染。必要时可抽疱处理。重症患儿应加强支持疗法。成人患者可口服维生素E。

第五节 家族性良性慢性天疱疮

家族性良性慢性天疱疮(familial benign chronic pemphigus)又称Hailey-Hailey病,以持续性、复发性大疱与水疱为特征损害,是一种少见的常染色体显性遗传病。

【病因和发病机制】

致病基因为编码新型钙离子泵基因ATP2C1,该基因突变影响表皮角质形成细胞间桥粒相互作用,导致细胞黏附障碍,摩擦或感染后发生棘层松解。

【临床表现】

通常20~30岁发病,好发于对称性间擦部位,如颈项、腋窝(图26-5A)和腹股沟(图26-5B),少数发生在肛周、乳房下、肘窝和躯干。常表现为红斑基础上松弛性水疱,尼氏征阳性,疱壁薄易破,形成糜烂和结痂,或因反复发作形成颗粒状赘生物。自觉瘙痒、疼痛,有腥臭味。少数可有黏膜受累。夏季因日晒、多汗加重,引起活动性疼痛。数个月愈合,不留瘢痕,可留色素沉着。反复发作,多无全身症状。

【组织病理和免疫病理】

早期可见基底层上裂隙,以后形成水疱或大疱,真皮乳头伸长衬以单层基底细胞,向上突入疱腔形成"绒毛",疱腔内可见单个或成群的棘层松解细胞,似"倒塌的砖墙",基底细胞层附着于真皮,直接免疫荧光检查阴性,电镜检查示棘层松解细胞张力细丝与桥粒分离。

【诊断和鉴别诊断】

依据家族史、临床特征以及组织病理、免疫病理检查,不难诊断。

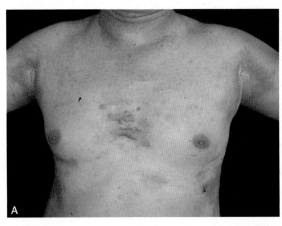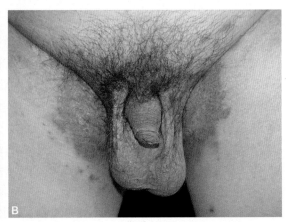

图 26-5　家族性良性慢性天疱疮
A:腋下;B:腹股沟

本病应与下列疾病进行鉴别:

1. **增殖型天疱疮**　好发于中年人,无家族史。皮损主要位于腋窝、腹股沟、乳房下及外阴部位,愈合过程中皮损增生呈乳头瘤样。组织病理可见表皮内水疱及棘层松解细胞,真皮炎症浸润明显,较多嗜酸性粒细胞浸润。直接免疫荧光示 IgG 和 C3 沉积于表皮细胞间。血清学检查天疱疮抗体阳性。

2. **毛囊角化病**　常染色体显性遗传。主要发生于皮脂腺丰富部位,为褐色毛囊性角化丘疹伴油腻性痂,暴晒后加重。组织病理不易鉴别,本病基底层与棘层改变主要为裂隙并非水疱,可见角化不良细胞。

【预防和治疗】

本病治疗困难。避免诱因,减少复发或加剧。外用抗生素、抗真菌药以及糖皮质激素制剂对部分患者有效;可口服米诺环素、四环素、青霉素或红霉素;氨苯砜对部分患者有效;严重或顽固患者用泼尼松或甲氨蝶呤。

（崔　勇）

第二十七章 营养与代谢障碍性皮肤病

当人体营养代谢出现障碍时,机体各相关系统可出现不同程度损害,包括皮肤损害。反之,皮肤损害也可为这类疾病的诊断提供重要的依据和线索。近年来生活水平不断提高,营养缺乏性皮肤病已明显减少。

第一节 肠病性肢端皮炎

肠病性肢端皮炎(acrodermatitis enteropathica)是一种与锌缺乏有关的遗传性代谢性疾病。

【病因和发病机制】

本病是一种常染色体隐性遗传性疾病,常与锌缺乏有关。目前机制不清,可能与肠道转运蛋白、锌结合蛋白缺乏或缺陷有关。

【临床表现】

平均发病年龄为9个月,以断奶前后发病者居多。本病起病隐匿,临床表现主要有以下3方面:

1. **皮肤损害** 多累及腔口周围(如口、眼、鼻、肛门、女阴等)和骨突起部位(如肘、膝、踝、指关节及枕骨等处)。早期皮损为红斑基础上的群集水疱或大疱,尼氏征阴性,可因继发感染变为脓疱,形成糜烂面后出现干燥、结痂、鳞屑,可逐渐融合成边界清楚的鳞屑性暗红斑,类似银屑病,周围有红晕(图27-1),愈后无瘢痕和萎缩。

2. **腹泻** 发生率90%,表现为水样便或泡沫样便,恶臭,每天3~8次,还可出现畏食、腹胀、呕吐等胃肠道症状。严重者可出现营养不良、发育迟缓、性成熟受阻等。

3. **毛发和甲损害** 可见头发、眉毛和睫毛脱落,表现为弥漫性或片状脱发,严重者可呈全秃,与皮损同时或稍后出现;甲板肥厚、萎缩、变形甚至脱落,亦可发生甲沟炎。

【诊断和鉴别诊断】

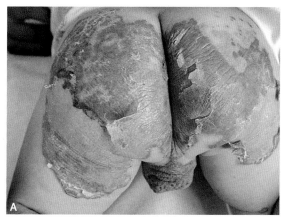
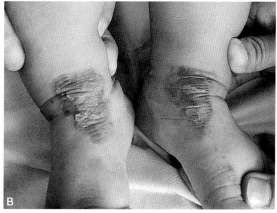

图 27-1 肠病性肢端皮炎
A:臀部;B:踝部

依据典型临床表现,结合血清锌水平降低(正常值9.18~19.89μmol/L)可作出诊断;碱性磷酸酶(AKP)是含锌的酶,其水平可随血锌缺乏而降低,因此肝功能正常者AKP活性降低可作为机体缺锌的佐证。

本病应与尿布皮炎、念珠菌性间擦疹、大疱性表皮松解症、掌跖脓疱病等鉴别。

【预防和治疗】

母乳喂养,补充维生素,纠正腹泻引起的水、电解质紊乱。二碘羟基喹啉可增加锌的吸收和生物利用率,症状改善后逐步减量;口服硫酸锌,一般用药24小时后显效,腹泻减轻,2~3周皮损消退,3~4周即可取得满意疗效。

第二节   原发性皮肤淀粉样变

原发性皮肤淀粉样变(primary cutaneous amyloidosis)是指淀粉样蛋白沉积于正常皮肤而不累及其他器官的一种慢性疾病。

【病因和发病机制】

病因不明,细胞和组织合成或衍化为淀粉样蛋白沉积于真皮乳头后致病。

【临床表现】

根据临床特点可分为多种类型,以下两型最常见:

1. **苔藓状淀粉样变(lichen amyloidosis)**   多累及中年,两性均可受累,男性多见。好发于双侧胫前,也可发生于臂外侧和腰背部。早期皮损为针尖大小褐色斑点,后逐渐增大形成半球形、圆锥形或多角形丘疹,直径约2mm,质硬,正常皮色、淡红色或褐色,表面多光滑发亮,有时可见少许鳞屑、角化过度或粗糙(图27-2A);早期散在分布,后期密集成片但不融合,小腿和上背部皮损可沿皮纹方向呈念珠状排列。剧烈瘙痒。

2. **斑状淀粉样变(macular amyloidosis)**   多对称发生于中年以上妇女肩胛间区,也可累及躯干和四肢。皮损为褐色、灰色或蓝色色素沉着,由点状色素斑融合而成,呈网状或波纹状(图27-2B)。一般无自觉症状或仅有轻度瘙痒。

上述两种皮损可同时存在或相互转变,称为混合型或双相型皮肤淀粉样变。

【组织病理学】

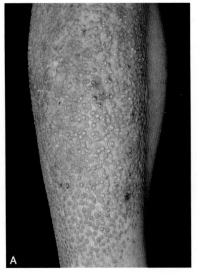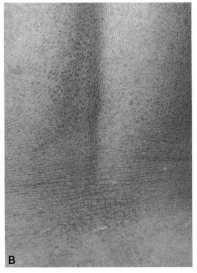

图27-2   原发性皮肤淀粉样变
A:苔藓状;B:斑状

真皮乳头处及真皮上部局灶性无定形淀粉样蛋白团块沉积。

【诊断和鉴别诊断】

根据典型皮损,结合组织病理即可确诊。本病应与慢性单纯性苔藓、肥厚性扁平苔藓等鉴别。

【预防和治疗】

本病尚无特效疗法。瘙痒明显者可口服抗组胺药;皮损泛发、瘙痒严重且抗组胺药控制不良者,可采用普鲁卡因静脉封闭;阿维A酯、沙利度胺对部分患者有效。局部糖皮质激素封包或皮损内注射可缓解症状,但停药后易复发,0.1%维A酸外用可有一定疗效。

第三节 黄 瘤 病

黄瘤病(xanthomatosis)是由于含有脂质的组织细胞和巨噬细胞局限性聚集于皮肤或肌腱,表现为黄色斑片、丘疹或结节的一组皮肤病,常伴有全身性脂质代谢紊乱。

【病因和发病机制】

脂蛋白代谢障碍、含量增高或结构异常时,可导致其在组织中沉积,如沉积于皮肤或肌腱中则被称为黄瘤病。可分为原发性黄瘤病和继发性黄瘤病,前者又可分为家族性和非家族性两类,家族性者常有不同程度的血脂代谢障碍及系统表现,非家族性者常为散发,一般无血脂代谢障碍及系统表现。继发性黄瘤病指由其他疾病引起血脂代谢障碍和血脂增高所致的黄瘤病,如糖尿病、骨髓瘤和淋巴瘤等。

【临床表现】

根据发病部位和形态特点可分为以下类型:

1. **结节性黄瘤(xanthoma tuberosum)** 可发生于任何年龄。好发于四肢伸侧和易摩擦部位。皮损为黄色或深褐色扁平或隆起的圆形坚实结节,直径可达5cm,单发或多发,可融合,后期皮损可纤维化而变得更加坚硬。发生于跟腱或指(趾)肌腱处者称为腱黄瘤(图27-3A)。患者多合并胆固醇和(或)甘油三酯代谢异常、高脂蛋白血症,可伴发动脉粥样硬化性心血管疾病。

2. **扁平黄瘤(plane xanthoma)** 皮损为稍隆起的扁平黄色斑块,淡黄色至淡棕色,局限或泛发,可达5cm。发生于上眼睑内眦处称为睑黄瘤(图27-3B);发生于手掌者称为掌纹黄瘤;泛发于躯干、颈部和上臂等处者称为泛发性扁平黄瘤;发生于间擦部位者称为间擦性黄瘤。

3. **发疹性黄瘤(eruptive xanthoma)** 多累及高乳糜微粒血症者的肢体伸侧和臀部等处。皮损为直径1~4cm的橘黄或棕黄色质软丘疹,分批或骤然发生,急性期炎症明显,皮损周围红晕。可有瘙痒或压痛。数周后皮损自行消退。

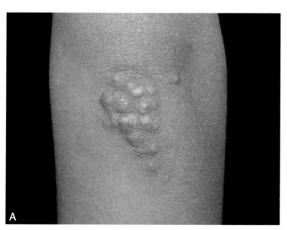
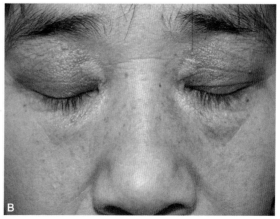

图27-3 黄瘤病

A:结节性;B:睑黄瘤

【组织病理学】

各型黄瘤的组织病理学表现基本相同,真皮中可见泡沫细胞,早期损害有炎症细胞,退行期皮损则有成纤维细胞增生。

【诊断和鉴别诊断】

根据典型皮损结合组织病理学检查,一般诊断不难,同时应注意可能存在的系统性脂质代谢紊乱。

本病应与各种组织细胞增生症、朗格汉斯细胞增生症、幼年黄色肉芽肿、进行性结节性组织细胞瘤等鉴别。

【预防和治疗】

伴发高脂血症者应给予低脂饮食,同时服用降脂药物。皮损较少者可用电灼、激光、冷冻或外科手术等方法治疗。

（栗玉珍）

第二十八章　皮肤肿瘤

皮肤起源于外胚叶及中胚叶,组织结构异常复杂,在各种致病因素作用下,各种组织、细胞均可异常增生形成肿瘤,因此皮肤肿瘤的种类较多。皮肤肿瘤可分为良性及恶性两大类,良性肿瘤中易演变为恶性者,称为癌前期皮肤病。

第一节　痣细胞痣

痣细胞痣(nevomelanocytic nevi,NMN)又称色素痣或黑素细胞痣,是黑素细胞起源的良性皮肤肿瘤。痣细胞的发展过程通常要经过发展、成熟及衰老等几个阶段,伴随年龄增长逐渐由表皮移入真皮,根据痣细胞在皮肤内位置的不同,分为交界痣、复合痣及皮内痣三型。

【临床表现】

痣细胞痣可分为先天性和后天性,可发生于身体任何部位的皮肤。皮损为扁平或略隆起的斑疹或斑丘疹,也可为乳头瘤状、疣状、结节或有蒂的损害,表面光滑,可有或无毛发,数目不等。依据痣细胞深度,痣细胞痣可分为交界痣(图28-1A)、复合痣和皮内痣(图28-1C)。皮肤镜检查交界痣可见网

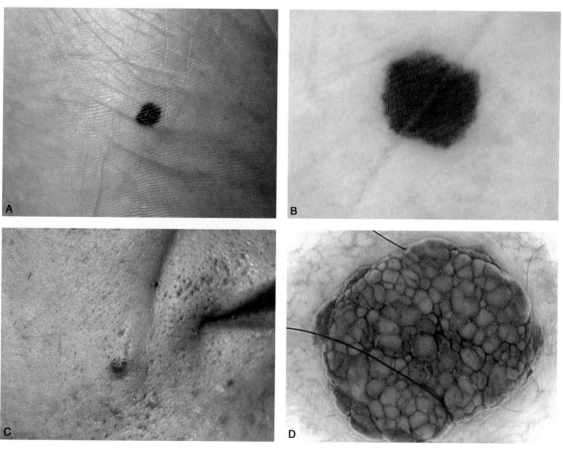

图28-1　痣细胞痣
A:交界痣;B:交界痣皮肤镜表现;C:皮内痣;D:皮内痣皮肤镜表现

格状色素(图28-1B),皮内痣可见境界清晰的鹅卵石样结构(图28-1D)。因痣细胞内色素含量不同,皮损可呈棕色、褐色、蓝黑色或黑色,无色素皮损多呈皮色。本病进展缓慢,多无自觉症状。

【组织病理学】

痣细胞倾向于巢状排列,大致分为:①透明痣细胞:类似正常黑素细胞,但稍大,一般位于表皮-真皮交界处;②上皮样痣细胞:一般位于真皮上部,可含少量色素;③淋巴细胞样痣细胞:一般位于真皮中部,较小,浅表处痣细胞可含色素;④纤维样痣细胞:位于真皮下部,呈长梭形,一般含有黑素。

交界痣痣细胞位于表皮-真皮交界处,皮内痣痣细胞位于真皮内,复合痣痣细胞位于表皮内和真皮内。

【治疗】

一般不需治疗,发生在掌跖、腰围、腋窝、腹股沟和肩部等易摩擦或受伤部位的痣细胞痣应考虑手术切除。有恶变倾向者应及早切除,同时做组织病理检查。

第二节　皮脂腺痣

皮脂腺痣(nevus sebaceous)又称先天性皮脂腺增生,是一种以皮脂腺增生为主的发育异常疾病。

【临床表现】

常在出生时或出生后不久发生,伴随终身。皮损好发于头面部,通常呈圆形、卵圆形或带状斑块,边缘不整齐,常为单个,偶可多发,头皮皮损处可部分或完全秃发。儿童期皮损为稍隆起的斑块,黄或褐色,有蜡样光泽;青春期因皮脂腺充分发育,皮损肥厚呈疣状、结节状或分瓣状(图28-2);老年期皮损多呈疣状,质地坚实,呈棕褐色。10%~40%患者在本病基础上可并发其他皮肤肿瘤(如基底细胞上皮瘤、乳头状汗管囊腺瘤、结节状汗腺瘤、皮脂腺腺瘤、皮脂腺上皮瘤、汗管瘤等)。极少数患者同时具有"神经皮肤综合征"的表现,出现智力迟钝、抽搐、眼发育异常、骨骼畸形等改变。

【组织病理学】

儿童期表现为不完全分化的毛囊结构,常见类似胚胎期毛囊的未分化细胞索,有些毛囊结构表现为充满角蛋白的扩大毛囊漏斗。皮脂腺发育不良,大小和数目减少。青春期则表现为大量成熟或近于成熟的皮脂腺。

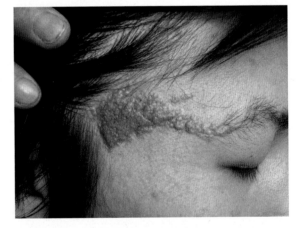

图28-2　皮脂腺痣

【治疗】

本病可采用激光、电灼或手术切除等方法治疗,一般在青春期前进行治疗。治疗需彻底,否则可复发。

第三节　血管瘤与脉管畸形

血管瘤(vascular tumor)和脉管畸形(vascular malformation)以往统称为"血管瘤",其本质区别是血管瘤有血管内皮细胞异常增殖,而血管畸形表现为血管管腔扩张。

一、血管瘤

血管瘤是血管内皮细胞异常增殖的血管源性肿瘤,根据瘤体性质、组织学特点、发生消退特征等分为婴儿血管瘤、先天性血管瘤、血管内皮瘤等。

婴儿血管瘤(infantile hemangioma,IH)指以胚胎期血管内皮细胞异常增生为特点,发生在皮肤和软组织的良性肿瘤。

【临床表现】

最初皮损表现为充血性、擦伤样或毛细血管扩张性斑片。生后 3 个月为早期增殖期,瘤体迅速增殖,明显隆起皮肤表面,形成草莓样斑块或肿瘤(图 28-3A),少数患者可达到体表面积的 80%,之后增殖变缓,6~9 个月为晚期增殖期,少数增殖期会持续至 1 岁之后,瘤体最终在数年后逐渐消退。皮肤镜可见界限清晰的红色腔隙(图 28-3B),未经治疗的瘤体消退后可残存皮肤及皮下组织退行性改变,包括瘢痕、萎缩、色素减退、毛细血管扩张和皮肤松弛等。

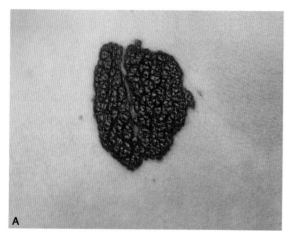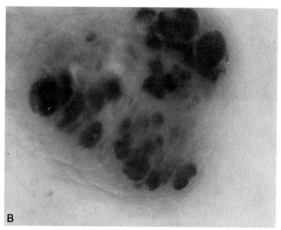

图 28-3 先天性血管瘤
A:皮损;B:皮肤镜表现

【诊断和鉴别诊断】

婴儿血管瘤根据病史、临床表现、影像学检查容易诊断。某些早期浅表型婴儿血管瘤应与毛细血管畸形鉴别;深在型婴儿血管瘤应与静脉畸形、淋巴管畸形等鉴别。彩超检查可了解瘤体范围及血供情况,位于头皮、骶尾部及重要器官周围的瘤体需做 CT/MRI 检查,了解是否累及周围组织器官。

【治疗】

1. **外用药物治疗** 适于浅表型婴儿血管瘤,常用 β 受体阻断剂类。

2. **激光治疗** 常用脉冲染料激光,用于浅表型婴儿血管瘤增殖期、消退期后毛细血管扩张性红斑及血管瘤溃疡。

3. **系统治疗** 适于高风险婴儿血管瘤(快速增殖或严重影响重要器官功能),或局部治疗无效者。一线治疗为口服普萘洛尔,有禁忌证者可使用糖皮质激素。

4. **其他治疗** 局部注射、栓塞、手术等可用于上述治疗无效者。

二、脉管畸形

脉管畸形指脉管系统的发育畸形,血管内皮细胞无异常增殖。分为毛细血管畸形、静脉畸形、动脉畸形、动静脉瘘、动静脉畸形、淋巴管畸形及相关的综合征等。

1. **毛细血管畸形(capillary malformation)** 又称鲜红斑痣或葡萄酒色斑,是常见的先天性毛细血管畸形,出生时即可存在。好发于颜面、颈部,也可发生于其他任何部位。皮损为淡红或暗红色斑疹或斑片,形状不规则,压之部分或完全退色,可随年龄增长而颜色变深,亦可高出皮面,发生结节状皮损(图28-4A)。可伴有其他畸形如:①Sturge-Weber综合征:合并软脑膜及蛛网膜血管畸形、癫痫、对侧脑瘫,结膜、虹膜及脉络膜血管畸形可继发青光眼或视网膜剥离;②Klippel-Trenaunay综合征(骨肥大静脉曲张综合征):合并软组织及骨肥大、静脉曲张及动静脉瘘等。

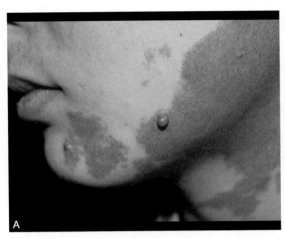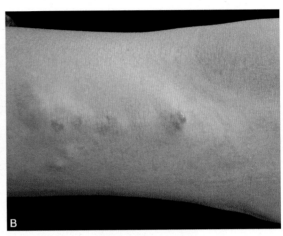

图28-4　先天性血管畸形
A:鲜红斑痣;B:静脉畸形

　　组织病理学表现:真皮中上部毛细血管扩张,皮损隆起或呈结节状者真皮深层及皮下组织亦可出现血管扩张,但血管内皮细胞不增生。

　　可用脉冲染料激光或光动力治疗。

　　2. 静脉畸形(venous malformation)　又称海绵状血管瘤(cavernous hemangioma),是静脉先天畸形,出生时即存在或生后逐渐发生。可发生于身体任何部位,亦可累及黏膜。皮损为柔软的皮下肿块,圆形或不规则形,高出皮面呈结节或分叶状,边界不甚清楚,表面光滑,皮损可呈鲜红、暗红及紫蓝色,常可压缩,状如海绵(图28-4B),单个或多个。皮损在1年内逐渐增大,亦可逐渐缓解,但难以完全消退。可伴有Maffucci综合征及蓝色橡皮疱样痣综合征,前者有软骨发育不良和骨化不全,骨脆弱引起畸形,此外还有骨软骨瘤和软骨肉瘤;后者血管畸形除累及皮肤外,常累及肠道,可引起慢性出血和贫血,其他器官也可有血管畸形病变。

　　组织病理学表现:真皮下部和皮下组织内不规则腔隙,充以红细胞及纤维样物质,腔壁为单层内皮细胞;较大血管腔隙可见外膜细胞增生,管壁增厚。

　　局部束缚是长期管理的基础方法。治疗可用局部注射、栓塞、介入或手术等。治疗无效时可用西罗莫司。

第四节　瘢痕疙瘩

　　瘢痕疙瘩(keloid)为皮肤内结缔组织过度增生所引起的良性皮肤肿瘤。患者多具有瘢痕体质,有色人种较易发病,部分患者有家族史,常继发于皮肤损伤。

　　【临床表现】

　　好发于前胸,也可见于颈、肩、耳、下肢等部位。皮损初起为小而硬的红色丘疹,逐渐增大,呈圆形、卵圆形或不规则形瘢痕,高起皮面,往往超过原损伤部位,呈蟹足状向外伸展,表面光滑发亮(图28-5)。早期进行性皮损潮红而有触痛,呈橡皮样硬度,表面可有毛细血管扩张;静止期皮损颜色变淡,质地坚硬。多无自觉症状。继发于烧伤、烫伤者可形成大面积皮损,严重者可影响受累肢体功能。

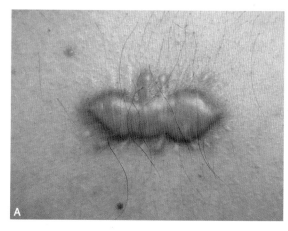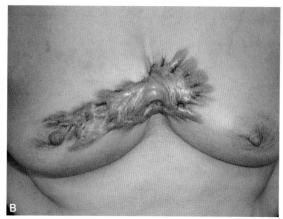

图 28-5　瘢痕疙瘩
A:单发;B:蟹足样

【组织病理学】

病变位于真皮,增生粗大的胶原纤维交织排列,边界不清,病变后期纤维组织可呈玻璃样变,真皮乳头因受压而变平,弹力纤维稀少;邻近附属器萎缩或消失,被推向外周。

【鉴别诊断】

主要应与肥厚性瘢痕(hypertrophic scar)相鉴别,后者皮损不超出原皮损范围,生长数个月后停止发展,并可消退,无蟹足状改变,病理上不易出现粗大玻璃样变的胶原纤维。

【治疗】

预防创伤或感染可预防瘢痕疙瘩的发生。早期皮损可选用 X 线放射治疗;糖皮质激素皮损内多点注射亦有效,一般不主张手术切除;若关键部位必须手术治疗者,则术后需联合 X 线放射治疗或局部注射。糖皮质激素和维 A 酸外用制剂也可试用,部分患者可缓解症状。

第五节　脂溢性角化病

脂溢性角化病(seborrheic keratosis)又称老年疣、基底细胞乳头状瘤,为老年人最常见的良性表皮增生性肿瘤,瘤细胞来源于角质形成细胞而非皮脂腺,可能与日晒、慢性炎症刺激等有关。

【临床表现】

皮损可发生于除口腔黏膜、手掌和足底之外的任何部位,颜面、手背、胸、背等处最为常见。皮损为 1 个或数个淡黄或浅褐色,略高出皮面的扁平丘疹或斑块,直径一般<3cm(图 28-6A)。皮肤镜可见脑回样结构、粉刺样开口和粟丘疹,具有确诊价值(图 28-6B)。

【组织病理学】

有棘层肥厚型、角化过度型、网状型(腺样型)、刺激型(激化型)、菌落型(巢状型)和色素型(黑素棘皮瘤)等类型。所有类型均有角化过度、棘层肥厚和乳头瘤样增生,增生的瘤组织由鳞状细胞和基底样细胞组成,其特点是瘤边界变平坦,且与两侧正常表皮位于同一平面上。

【治疗】

一般不需治疗,必要时可用冷冻、激光或电烧灼疗法;或手术切除并行组织病理学检查以确诊。

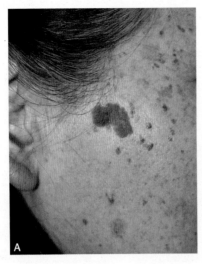

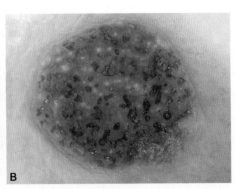

图 28-6　脂溢性角化
A:面部皮损;B:皮肤镜表现

第六节　汗　管　瘤

汗管瘤(syringoma)为小汗腺末端导管分化的一种腺瘤。

【临床表现】

多累及青年女性,在青春期可加重,部分患者有家族史。常对称分布于眼睑周围,亦见于前额、两颊、颈部、腹部和女阴,偶见单侧分布者,严重者可泛发。皮损呈肤色、淡黄色或褐黄色半球形或扁平丘疹,直径 1～3mm,密集而不融合(图 28-7)。常无自觉症状,发生于女阴者常伴剧痒。病程慢性,很少自行消退。皮损泛发分布者称为发疹性汗管瘤或汗管囊瘤。

【组织病理学】

真皮内可见较多小导管,小囊腔,腔内含无定形物质,管壁由两层上皮细胞构成;近表皮处可见囊样导管腔,管腔内充满角蛋白,囊壁衬以含透明角质颗粒的细胞。

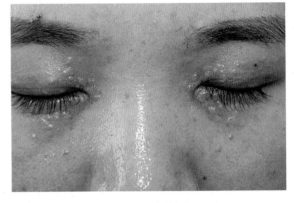

图 28-7　汗管瘤

【治疗】

本病属良性肿瘤,一般不需治疗,必要时可采用电灼法或冷冻法逐个处理,单个皮损也可手术切除。

第七节　粟　丘　疹

粟丘疹(milium)为起源于表皮或附属器上皮的潴留性囊肿。可分原发性及继发性 2 种,前者可由新生儿期开始,由未发育的皮脂腺或毳毛漏斗部下端的上皮所形成,损害可以自然消退;后者常发生在外伤、皮肤病或药物治疗后。

【临床表现】

原发者好发于颜面,特别是眼睑周围,继发者则发生于基础病变部位。典型皮损为黄白色、坚实性丘疹,表面光滑,顶部尖圆,无融合,直径 1～2mm,上覆极薄表皮,可挤压出坚实的角质样球状颗粒(图28-8)。一般无自觉症状。皮损发展缓慢,可持续多年,偶可自然脱落消失。

【组织病理学】

与表皮囊肿相似,仅大小不同而已,具有含颗粒层的复层鳞状上皮囊壁和成层的角蛋白性囊内容物。

【治疗】

局部消毒后用针挑破表皮,剔出黄白色小颗粒,激光消融和电干燥法也可以作为治疗选择。

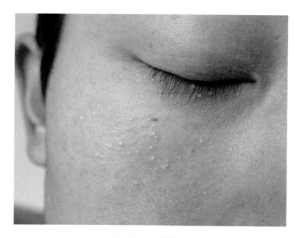

图28-8 粟丘疹

第八节 皮 角

皮角(cutaneous horn)是临床形态学诊断,大多是在脂溢性角化病、寻常疣、汗孔角化病、毛根鞘瘤或早期皮肤鳞状细胞癌等皮损上重叠发生角化过度。

【临床表现】

本病多累及中老年人,男性多见。皮损多为单发,少数亦可多发,呈圆锥形或圆柱形角质增生性皮损,其角质团块高度多大于直径的一半,呈笔直、弯曲或扭曲状,大者可如羊角状或分支呈鹿角状,表面多粗糙,呈淡黄、褐色或褐黑色,质硬。好发于面部(图28-9)、头皮、颈部、前臂和手背等曝光处,也可见于眼睑、龟头等处。病程缓慢,无明显自觉症状。如基底部出现潮红、出血及浸润时,应注意恶变的可能。

图28-9 皮角

【组织病理学】

主要表现为显著角化过度,间有角化不全,表皮可呈山峰状隆起,其基底部改变与原发皮肤病关系密切;有时仅见良性表皮增生,偶可见恶变者。

【诊断和治疗】

根据皮损形态和发病部位可以诊断,如有疑虑可行组织病理学检查。

治疗主要为手术切除,即使采取其他方法除去的皮损也应做病理学检查;如病理提示恶变则需进一步治疗与观察。

第九节 皮肤纤维瘤

皮肤纤维瘤(dermatofibroma),又称结节性表皮下纤维化、纤维组织细胞瘤、组织细胞瘤或硬化性血管瘤等。本病可能是由微小皮肤损伤所引发的成纤维细胞反应性增生,而不是真正的肿瘤。

【临床表现】

好发于成年女性的四肢,特别是小腿伸侧。典型皮损为缓慢生长的圆形或卵圆形坚实结节,表面平滑或粗糙,常为单个,偶可多发,直径数毫米至1cm,颜色棕红、黄褐至黑褐色不等,触诊时可发现皮损与皮下脂肪组织粘连,轻捏皮损时肿瘤常部分下陷,为酒窝征(图28-10)。一般无自觉症状。皮损常持久存在,少数亦可自行消退。泛发型皮肤纤维瘤好发于成人,较少见。皮损与单发者相同,但泛发而对称,无簇集倾向,成批发生,常自行消退。

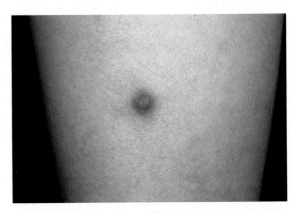

图 28-10　皮肤纤维瘤

【组织病理学】

病变主要位于真皮中下部,可分为纤维型和细胞型两种,前者主要由幼稚的胶原纤维交织状排列,其中可见胞核细长的成纤维细胞;后者由大量成纤维细胞组成,细胞圆或卵圆形,胞质丰富,胞质内可含脂质呈泡沫状,或含有含铁血黄素,仅有少量胶原纤维。除上述两型外,部分病变内可见毛细血管及内皮细胞增生,局部可见灶状出血,称硬化性血管瘤。

【治疗】

一般不需治疗,必要时手术切除并进行组织病理学检查。

第十节　光化性角化病

光化性角化病(actinic keratosis),又称日光性角化病、老年性角化病,是长期日光暴露所引起的一种癌前期病变,电离辐射、热辐射、紫外线、沥青及煤焦油产物等亦可引发本病,患者遗传易感性也起一定作用。

【临床表现】

多累及经常日晒的中老年人,男性较女性多见,白种人发病率较高。好发于头、面(图28-11A)、颈、躯干上部、四肢(图28-11B)等日光暴露部位。皮损初发为淡褐色或灰白色的圆形、不规则形角化性丘疹,直径0.5~1cm,边界清楚。呈单发或多发,表面覆盖干燥黏着性鳞屑,厚薄不等,不易剥离,周围有红晕,偶见角化明显、增厚呈疣状。无自觉症状或轻痒,也可伴有疼痛。皮损发生部位多有明显的日光损伤,表现为干燥、皱缩、萎缩和毛细血管扩张,也常伴发老年性雀斑样痣;未经治疗,部分患者可发展为非黑素细胞性皮肤肿瘤,但通常不易转移。

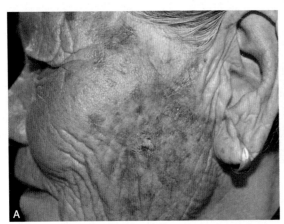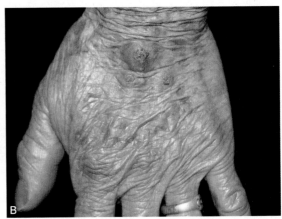

图 28-11　光化性角化病

A:面部;B:手背

【组织病理学】

可分为肥厚型(角化过度型)、萎缩型、苔藓型、皮肤原位癌样型、棘层松解型和色素型等6型。表皮有广泛性角化过度伴境界明显的角化不全,基底层非典型细胞常呈芽状增生,伸向真皮上部;真皮呈明显的弹力纤维变性,并有较多的淋巴细胞浸润。异常表皮与邻近正常表皮相互交替存在,界限清楚,为本病组织病理特点。

【鉴别诊断】

应与脂溢性角化病、盘状红斑狼疮、Bowen病、扁平苔藓等进行鉴别。

【治疗】

皮损单一或数目少者可应用液氮冷冻、电烧灼、激光、手术等治疗;多发性或大面积皮损可局部外用维A酸、1%～5%氟尿嘧啶、咪喹莫特,光动力疗法或口服阿维A酯亦有较好疗效。

第十一节 Bowen 病

Bowen病(Bowen disease)亦称原位鳞状细胞癌,是表皮内鳞状细胞癌。发病可能与长期接触砷剂、慢性日光损伤及免疫功能抑制有关,也可能与病毒(尤其高危型HPV)感染有关。

【临床表现】

本病可累及任何年龄,中老年人较多。好发于日光暴露的部位,如颜面、头颈及四肢远端,亦可累及口腔、鼻、咽、女阴和肛门等黏膜。皮损为孤立性、边界清楚的暗红色斑片或斑块,圆形、匐行形或不规则形,大小为数毫米至十余厘米,缓慢增大,表面常有鳞屑、结痂和渗出,除去鳞屑和结痂可露出暗红色颗粒状或肉芽状湿润面,很少出血或不出血;少数亦呈多发性,可散在、密集或互相融合,有时亦可呈不规则隆起或结节状,如形成溃疡则提示侵袭性生长(图28-12)。无明显自觉症状,偶有瘙痒或疼痛感。约5%患者可演变为鳞状细胞癌。

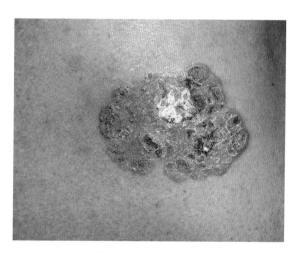

图 28-12 Bowen 病

【组织病理学】

表皮细胞排列不规则,伴角化过度、角化不全、棘层肥厚,表皮突增宽,真皮乳头被压缩成细带状,表皮各层可见少数角化性细胞和非典型性细胞,表皮基底膜带完整,若破坏则提示为浸润癌;真皮上部炎症细胞浸润。

【诊断和鉴别诊断】

中老年人边界清楚的孤立皮损,主要位于日光暴露部位,病程缓慢,病理活检可确诊。

本病应与基底细胞癌、斑块状银屑病、体癣、神经性皮炎等进行鉴别。

【治疗】

最有效的治疗为手术切除。较大的皮损光动力疗法亦有一定疗效。较小皮损可采用电烧灼、冷冻或激光治疗,亦可外用咪喹莫特或氟尿嘧啶。分布广泛的较多皮损可采用放射疗法。

第十二节 Paget 病

Paget病(Paget disease)又名湿疹样癌,为临床上表现为湿疹样皮损,组织病理以表皮内有大而淡染的异常细胞(Paget细胞)为特点的一种特殊型皮肤肿瘤。多认为是起源于乳腺导管及顶泌汗腺导管开口部的原位癌,并从该处向下沿乳腺导管及腺上皮扩展,最终可侵入结缔组织;向上则扩展到表皮内而形成 Paget 病皮损。

【临床表现】

本病可分为乳房 Paget 病(mammary Paget disease)和乳房外 Paget 病(extramammary Paget disease):

1. **乳房 Paget 病**　主要累及女性,好发于单侧乳房和乳晕部,平均发病年龄为 55 岁。罕见于男性乳房。皮损初发为鳞屑性红斑或斑块,常伴有湿疹样变,呈表浅糜烂、渗出或结痂,浸润明显,缓慢向周围扩大,可形成溃疡和乳头回缩(图 28-13A)。常伴发乳腺癌,可有腋窝淋巴结转移。

2. **乳房外 Paget 病**　可累及两性,女性外阴和男性阴茎阴囊是最常见的受累部位。可能会伴发瘙痒和烧灼感,或无症状。典型的皮损为缓慢延伸的红色斑块,边界清楚,表面常糜烂,呈湿疹样外观(图 28-13B)。

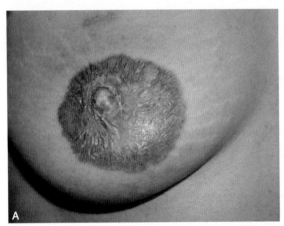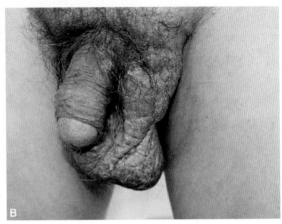

图 28-13　Paget 病
A:乳房;B:外阴

【组织病理学】

表皮内单个或呈巢状排列的 Paget 细胞,胞体大,圆形或椭圆形,无细胞间桥,细胞内含一个大的胞核,胞质丰富而淡染,甚至空泡状,PAS 反应阳性,耐淀粉酶;Paget 细胞增多时可将周围细胞挤压成网状,还可将表皮基底膜带挤压成细线状;真皮内伴慢性炎症细胞浸润。

【诊断和鉴别诊断】

中老年人单侧乳房或大汗腺分布区发生湿疹样斑片,基底有浸润,病程缓慢,持久存在,如按湿疹治疗无效,均应怀疑本病,病理活检可确诊。本病应与乳房和外阴湿疹、Bowen 病、基底细胞癌、念珠菌病等进行鉴别。

【治疗】

乳房 Paget 病应进行乳房次全切除术,如伴发乳房内肿块,应进行乳房根治术。乳房外 Paget 病应进行广泛深切除,以免复发。对于不能耐受手术或皮损较大的患者可采用光动力治疗。

第十三节　基底细胞癌

基底细胞癌(basal cell carcinoma,BCC)又称基底细胞上皮瘤,为发生于皮肤基底细胞层的肿瘤。分化较好,生长缓慢,有局部破坏性,但极少转移。发病与长期日晒密切相关,此外大剂量 X 线照射、烧伤、瘢痕等与本病的发生、发展亦可能有关。

【临床表现】

好发于老年人的曝光部位,特别是颜面部。皮损常单发,但亦有散发或多发。可伴发光化性角化病、黑子及毛细血管扩张。临床上可分为以下类型:

1. **结节型** 最常见,好发于颜面,皮损初起为灰白色或蜡样小结节,质硬(图28-14A),缓慢增大并出现溃疡,绕以珍珠状向内卷曲的隆起边缘,称侵蚀性溃疡(rodent ulcer)(图28-14B)。色素型BCC是结节型BCC的一个变异型,皮损呈褐色或深黑色,边缘部分色泽较深,中央呈点状或网状,易误诊为恶性黑素瘤。偶见结节型BCC皮损呈侵袭性扩大,或向深部生长,破坏眼、鼻,甚至穿通颅骨,侵及硬脑膜,造成患者死亡。

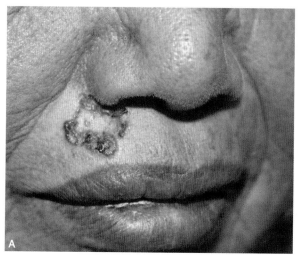
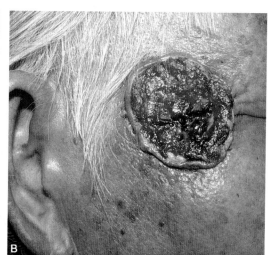

图28-14 基底细胞癌
A:结节型损害;B:侵蚀性溃疡

2. **表浅型** 常发生于躯干部。皮损为一个或数个轻度浸润性红色鳞屑性斑片,可向周围缓慢扩大,边界清楚,常绕以细线状珍珠状边缘,表面可见小片表浅性溃疡和结痂。愈后留有光滑萎缩性瘢痕。

3. **硬斑病型** 罕见,常单发于头面部。皮损为扁平或轻度萎缩的黄白色蜡样硬化性斑块,无隆起性边缘、溃疡及结痂,类似局限性硬皮病。病程进展缓慢。

4. **囊肿型** 为透明、圆顶状、蓝灰色囊肿性结节,易与汗腺囊瘤混淆。

5. **Pinkus 纤维上皮瘤型** 好发于背部。为一个或数个高起性结节,触之呈中等硬度,表面光滑,类似纤维瘤。

【组织病理学】

系起源于表皮或皮肤附属器的多潜能基底样细胞,可向不同方向分化。基底细胞癌的共同特点:①瘤细胞团位于真皮内与表皮相连。②瘤细胞似表皮基底细胞,但不同之处是瘤细胞核大,卵圆形或长形,胞质相对少,细胞境界不清,无细胞间桥,周边细胞呈栅栏状排列,边界清楚。③瘤细胞的核大小、形态及染色均较一致,无间变。④瘤细胞团周围结缔组织增生,围绕瘤团排列成平行束,其中有许多幼稚成纤维细胞,并可见黏蛋白变性。由于黏蛋白在标本固定与脱水过程中发生收缩,因而瘤细胞团周围出现裂隙,此虽为人工现象,但为本病的典型表现而有助于与其他肿瘤鉴别。

根据组织病理学表现的不同可分为以下类型:①实体型:其病理改变如上所述;②色素型:有较多色素;③硬斑病型:结缔组织明显增生,瘤细胞被挤压呈束条状排列;④表浅型:瘤细胞团呈花蕾状或不规则团块状附着于表皮;⑤角化型:瘤细胞团块中央可见角化性区域;⑥囊肿型:瘤细胞团中央大片坏死出现囊腔;⑦腺样型:瘤细胞排列成细长索条,互相交织呈腺体样或花边样;⑧Pinkus 纤维上皮瘤型:瘤细胞排列成细长分枝的束条状,互相吻合,交织呈网,周围结缔组织基质明显增生。

【诊断和鉴别诊断】

根据临床及病理表现不难诊断。本病应与鳞状细胞癌、Bowen 病、Paget 病、日光性角化病、脂溢性角化病等鉴别。

【治疗】

应根据年龄、皮损大小和部位加以综合考虑。理想疗法是手术切除或切除后植皮,建议应用 Mohs 外科切除术。不能手术的患者可应用光动力疗法、放射疗法、电烧灼、激光、冷冻等治疗。局部外用维 A 酸、咪喹莫特、1% ~5% 氟尿嘧啶等有一定疗效。

第十四节　鳞状细胞癌

鳞状细胞癌(squamous cell carcinoma,SCC)简称鳞癌,又称棘细胞癌,是一种发生于上皮细胞的肿瘤。

【病因和发病机制】

1. 紫外线照射、放射线或热辐射损伤

2. 化学致癌物　如砷、多环芳香族碳氢化合物、煤焦油、木馏油、石蜡、蒽、烟草焦油、铬酸盐等。

3. 病毒感染　特别是人类乳头瘤病毒 16、18、30 和 33 型感染。

4. 某些慢性皮肤病　如慢性不愈合伤口、慢性骨髓炎、长期的盘状红斑狼疮、汗孔角化症(尤其是线状)等均可诱发或继发鳞状细胞癌。

5. 遗传因素　某些遗传性皮肤病如着色性干皮病、白化病等患者本病发病率较高。

6. 免疫抑制　器官移植、HIV 感染等。

【临床表现】

本病好发于老年人的曝光部位皮肤。皮损初起常为小而硬的红色结节,境界不清,易演变为疣状或乳头瘤状,表面可有鳞屑,中央易发生溃疡,溃疡表面呈颗粒状,易坏死、出血,溃疡边缘较宽,高起呈菜花状,质地坚实,伴恶臭(图 28-15);部分肿瘤可呈凹陷性,进行性扩大并出现溃疡,进一步侵犯其下方筋膜、肌肉和骨骼。鳞状细胞癌可以发生淋巴结转移。继发于放射性皮炎、焦油角化病、瘢痕者转移性远高于继发于日光损伤者,发生于口唇、耳廓、阴茎、女阴和肛门处的皮损也易发生转移,而同时存在免疫抑制及淋巴细胞增殖性疾病患者更易发生转移。

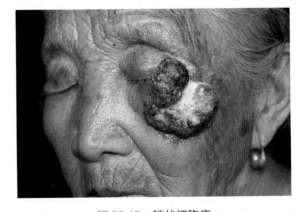

图 28-15　鳞状细胞癌

【组织病理学】

不规则肿瘤细胞团块构成癌巢,侵入真皮网状层或更深,瘤细胞团由不同比例的非典型(间变)鳞状细胞和正常鳞状细胞构成。非典型鳞状细胞的特点是细胞大小和形状不一,核不规则,染色深,出现核分裂,细胞间桥消失,个别细胞出现角化不良和角珠。

【诊断和鉴别诊断】

本病根据临床表现,结合组织病理可作出诊断。应用抗前角蛋白和抗角蛋白单抗进行免疫过氧化酶染色,或在电镜下观察到张力细丝也可协助诊断。

本病应与角化棘皮瘤、基底细胞癌及其他恶性皮肤肿瘤进行鉴别,主要根据组织病理学特征。

【治疗】

治疗应彻底,以免发生转移。可根据肿瘤的大小、组织分化程度、患者的年龄和身体状态等选择治疗方法,以手术切除为主,还可应用光动力疗法、维A酸、干扰素、电烧灼等治疗,放射疗法仅对部分患者有效。已经转移或晚期患者可试用顺铂、多柔比星或博来霉素等进行化疗。

手术治疗建议应用 Mohs 外科切除术。对于小的原位鳞癌和分化好的直径<1cm 的鳞癌也可以采用刮除联合电干燥法;如果手术是禁忌证,可以考虑放射治疗,但目前疗效不肯定。转移性鳞癌通常需要积极地局部手术、淋巴结清扫和术后放、化疗。

第十五节 原发性皮肤 T 细胞淋巴瘤

原发性皮肤 T 细胞淋巴瘤(cutaneous T cell lymphoma,CTCL)属结外非霍奇金淋巴瘤,是 T 淋巴细胞(特别是记忆性 T 辅助细胞亚群)起源的一种皮肤原发淋巴瘤。蕈样肉芽肿是最常见的·种类型。本病呈慢性进行性经过,可累及淋巴结和内脏。遗传、感染和环境因素可能与本病发生发展有关。

【临床表现】

可分为斑片期、斑块期和肿瘤期,但各期表现可重叠。

1. 斑片期 皮损无特异性,类似于慢性单纯性苔藓样变、湿疹、慢性接触性皮炎、脂溢性皮炎、特应性皮炎、副银屑病等(图 28-16A),多伴有剧烈顽固性瘙痒。

2. 斑块期 可由斑片期发展而来或直接在正常皮肤上发生。皮损呈形态不规则、边界清楚、略高起的浸润性斑块,颜色暗红至紫色,可自行消退,亦可融合形成大的斑块,边缘呈环状、弓形或匐行性(图 28-16B),颜面受累时皮肤褶皱加深形成"狮面"。

3. 肿瘤期 皮损呈褐红色隆起性结节,大小、形状各异,易早期破溃,形成深在性卵圆形溃疡,基底被覆坏死性灰白色物质,溃疡边缘卷曲(图 28-16C);继发感染可伴疼痛及恶臭。患者常在数年内

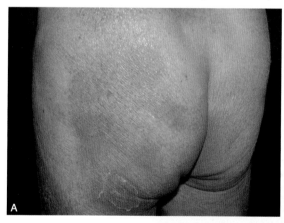
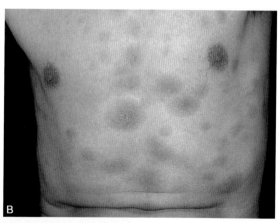
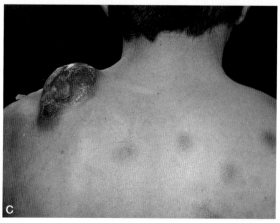

图 28-16 原发性皮肤 T 细胞淋巴瘤
A:斑片期;B 斑块期;C:肿瘤期

死亡。偶亦见开始即表现为肿瘤而未经斑片期或斑块期皮损者,称暴发型皮肤 T 细胞淋巴瘤,预后差。

除皮肤外,淋巴结最常受累,其他依次为脾、肺、肝、骨髓、肾脏、舌、会厌、心脏、胰腺和甲状腺,内脏受累往往在尸检时才能发现。

【组织病理学检查】

多数患者组织病理有诊断价值,表现为表皮内亲表皮现象及 Pautrier 微脓肿。真皮上部出现带状多形性细胞浸润,包括正常淋巴细胞、组织细胞、嗜酸性粒细胞、浆细胞。有些单一核细胞是异型 T 淋巴细胞,后者核大而深染,外形呈特征性脑回状,而且附属器上皮(特别是毛囊)也可见散在的单一核细胞浸润。在肿瘤期,异型 T 淋巴细胞浸润,可达皮下脂肪层。

【诊断】

斑片期损及组织病理均无特异性,往往难以作出诊断。斑块期及肿瘤期根据临床表现,结合组织病理学表现可作出诊断。临床上可以采用临床评分系统(四分法)来诊断蕈样肉芽肿:T 细胞受体基因重排阳性(2.5 分),典型形态(2 分),典型分布(1.5 分),总分≥3.5 分即高度怀疑(>85%)为蕈样肉芽肿。

【治疗】

根据不同分期、患者的年龄和全身情况选择不同的治疗方法。皮肤局部治疗主要包括外用糖皮质激素类、维 A 酸类及局部细胞毒药物(氮芥类),光疗和放射疗法;系统治疗包括生物免疫调节剂(如干扰素等)。出现皮肤外转移的患者常需要系统性化疗(如环磷酰胺、苯丁酸氮芥、甲氨蝶呤或维 A 酸等)。

第十六节　黑　素　瘤

黑素瘤(melanoma)又称恶性黑素瘤,是来源于黑素细胞、恶性程度较高的恶性肿瘤;多发生于皮肤,亦可见于皮肤-黏膜交界、眼脉络膜和软脑膜等处。

【病因和发病机制】

黑素瘤的发生与以下因素有关:

1. **发病人群**　60 岁以上的男性为高发人群。

2. **个人及家族史**　既往黑素瘤病史;癌前病变/癌症,特别是光化性角化病/非黑素细胞皮肤癌(例如基底细胞癌和鳞状细胞癌)、儿童时期癌症患者;免疫抑制/免疫紊乱;实体器官移植;造血细胞移植;人体免疫缺陷病毒/获得性免疫缺陷综合征(HIV);罕见的基因皮肤病如着色性干皮症。家族聚集性发病常见于多发性肿瘤灶的患者。

3. **环境因素**　比如日光浴床的使用,居住在阳光充足的热带气候/纬度距离赤道近,间歇性、强烈的阳光照射,长期慢性阳光暴露。

4. **其他因素**　包括不典型痣/发育异常的痣;痣数目增多(特别是大痣);红头发蓝眼睛/Fitzpatrick 皮肤分型为 Ⅰ 型/褐色素为主的浅肤色型人种;外伤、病毒感染等也可能与本病的发生和发展有关;遗传突变研究表明 *CDKN2a*、*CDK4*、*MC1R*、*BAP1* 等黑素瘤易感基因多态性或突变为本病危险因素之一。

就发病率而言,白种人发病率较高,3% ~10% 有家族史,亚洲人发病率较低。

【临床表现】

按照其生长模式,皮肤恶性黑素瘤可分为 4 种临床亚型:

1. **肢端雀斑痣样黑素瘤(acral lentiginous melanoma)**　为我国常见类型,占亚洲人黑素瘤的 50%。多由肢端雀斑样痣发展而来,好发于掌跖、甲及甲周区。皮损表现为色素不均匀、边界不规则的斑片;若位于甲母质,甲板及甲床可呈纵行带状色素条纹(图 28-17A)。此型进展快,常在短期内增大,发生溃疡和转移,存活率仅11%～15%。

2. **恶性雀斑痣样黑素瘤**(malignant lentiginous melanoma)　好发于老年人的曝光部位,常由恶性雀斑样痣发展而来。皮损为淡褐色或褐色不均匀的色素性斑片,伴有暗褐色或黑色小斑点,边缘不规则,逐渐向周围扩大(图28-17B)。此型生长慢、转移晚,最初仅局限于局部淋巴结转移。

3. **结节性黑素瘤**(nodular melanoma)　好发于头颈及躯干部、足底、外阴、下肢等处。皮损初起为蓝黑或暗褐色隆起性结节,沿水平和垂直方向迅速增大成乳头瘤状、蕈样,可形成溃疡。

4. **浅表扩散性黑素瘤**(superficial spreading melanoma)　由浅表黑素瘤发展而来,好发于躯干和四肢。皮损比恶性雀斑样痣小,直径很少超过2.5cm,呈不规则斑片,部分呈弓形,棕黄色、褐色或黑色,亦可呈淡红色、蓝色和灰色。皮损出现丘疹、结节、硬化、溃疡则提示预后不良。

此外,恶性黑素瘤还可累及鼻腔、口腔(图28-17C)、肛管黏膜等,常导致破溃,并引起出血、疼痛、阻塞等表现。

皮肤镜检查对于相当多的黑素瘤有确诊价值,可表现为不对称、色素不均匀、不规则条纹/小点/球、污斑及蓝白幕等(图28-17D)。

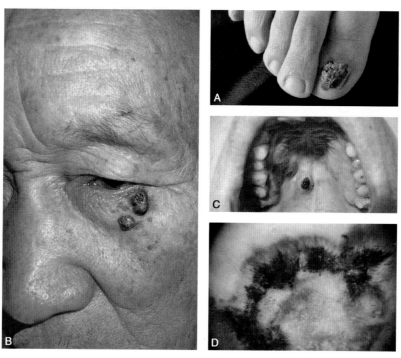

图28-17　黑素瘤
A:肢端雀斑痣样黑素瘤;B:恶性雀斑痣样黑素瘤;C:口腔转移灶;D:皮肤镜表现

【组织病理学】

表皮和真皮内可见较多分散或巢状分布的黑素瘤细胞,沿水平和垂直方向扩展,深达真皮和皮下。黑素瘤细胞呈异型性,细胞大小、形态不一,胞核大,可见到核分裂及明显核仁,胞质内可含有色素颗粒,对多巴和酪氨酸酶呈强阳性反应。黑素瘤细胞形态可呈多样性,以梭形细胞和上皮样细胞为主。抗S-100蛋白及抗HMB-45单抗进行免疫过氧化酶染色,可有助于诊断。与预后相关的主要因素是黑素瘤细胞的浸润深度或厚度。

不同亚型的组织病理学特征如下:

1. **肢端雀斑痣样黑素瘤**　瘤细胞多在交界处,部分已浸润至真皮,细胞可呈梭形,或Paget样。

2. **恶性雀斑痣样黑素瘤**　基底层见异型的黑素细胞,多呈梭形,部分已侵入真皮,部分沿毛囊向下侵犯外毛根鞘,真皮浅层嗜碱性变,且有带状细胞浸润。

3. **结节状黑素瘤** 瘤细胞侵犯真皮形成结节状,但很少累及周边表皮,肿瘤旁表皮受累一般不超过 3 个皮突。

4. **浅表扩散性黑素瘤** 病变在原有基础上已侵入真皮,瘤细胞可上皮样、梭形或痣细胞样混合存在,但表皮内瘤细胞仍呈 Paget 样。

【诊断和鉴别诊断】

本病根据临床表现,结合组织病理特点可以确诊。需与多种疾病进行鉴别,特别是交界痣和复合痣,此外还有色素性基底细胞癌、脂溢性角化病、化脓性肉芽肿、Kaposi 肉瘤以及甲下外伤性血肿等。

【治疗】

手术切除为原发性恶性黑素瘤的理想疗法,可采用术中淋巴结定位或区域选择性淋巴结切除。已转移患者可采用化疗或联合化疗,肢端恶性黑素瘤可采用局部灌注化疗。放射疗法对缓解内脏及中枢神经系统转移灶的压迫症状有一定疗效,亦可缓解骨转移所致的疼痛。近年来,非特异性免疫治疗(干扰素、白介素单抗、反义寡核苷酸技术、小 RNA 干扰技术、抑癌基因和自杀基因导入等)和特异性免疫治疗(多效价细胞疫苗、多肽疫苗、无修饰的 DNA 疫苗、树突状细胞疫苗、抗 P97 或 gp240 糖蛋白的抗体等)以及靶向药物(维罗非尼和达拉菲尼等)治疗恶性黑素瘤也取得了一定的进展。

（涂亚庭　陈翔　马琳）

第二十九章 性传播疾病

第一节 概 论

性传播疾病(sexually transmitted disease,STD)指主要通过性接触、类似性行为及间接性接触传染的一组疾病,不仅引起泌尿生殖器官病变,而且还可通过淋巴系统侵犯泌尿生殖器官所属的淋巴结,甚至通过血行播散侵犯全身各重要组织和器官。STD 严重危害患者身心健康,给患者个人、家庭和社会带来极大负面影响。

我国 2013 年新修订的《性病防治管理办法》规定的 STD 主要包括梅毒、淋病、生殖道沙眼衣原体感染、尖锐湿疣、生殖器疱疹和艾滋病 6 种疾病,另有国家卫生健康委员会根据疾病危害程度、流行情况等因素,确定需要管理的其他性病。广义 STD 还包括软下疳、性病性淋巴肉芽肿、非淋菌性生殖支原体尿道炎(宫颈炎)、生殖系统念珠菌病、阴道毛滴虫病、细菌性阴道病、阴虱病、疥疮、传染性软疣、乙型肝炎、阿米巴病和股癣等疾病。

【病因】

引起 STD 的病原微生物及其临床特征见表 29-1。

表 29-1　常见 STD 的病原微生物及临床特征

病名	病原微生物	临床主要特征
淋病	淋病奈瑟菌	尿道炎、宫颈炎、肛门直肠炎、咽炎、结膜炎、附睾炎
梅毒	梅毒螺旋体	一期硬下疳、二期梅毒疹、扁平湿疣、三期树胶肿
尖锐湿疣	人类乳头瘤病毒	乳头状、菜花状赘生物
生殖道衣原体感染	沙眼衣原体	轻微尿道炎、急慢性宫颈炎
生殖器疱疹	单纯疱疹病毒	外生殖器簇集性小水疱、浅溃疡,易反复发作
软下疳	杜克雷嗜血杆菌	外生殖器多发性疼痛性溃疡
性病性淋巴肉芽肿	沙眼衣原体	生殖器初疮、腹股沟综合征
艾滋病	人类免疫缺陷病毒	细胞免疫缺陷、各种条件致病菌感染、恶性肿瘤
腹股沟肉芽肿	肉芽肿荚膜杆菌	外生殖器、腹股沟肉芽肿
生殖器念珠菌病	念珠菌	女性外阴阴道炎、男性龟头包皮炎
阴道毛滴虫病	阴道毛滴虫	外阴及阴道瘙痒、泡沫状脓性分泌物
细菌性阴道病	加特纳菌、厌氧菌	阴道糊状分泌物,无阴道黏膜炎症
阴虱病	阴虱	抓痕和血痂、黑褐色阴虱和铁锈色虱卵
疥疮	疥螨	指缝、下腹、大腿等部位丘疹、丘疱疹及外生殖器结节,瘙痒剧烈
传染性软疣	传染性软疣病毒	半球形丘疹,蜡样光泽,顶有脐凹,可挤出乳酪样物

【流行病学】

1. **流行状况**　STD 是在全世界范围内流行的一组常见传染病,近 20 年来逐渐呈现出流行范围扩大、发病年龄跨度增大、无症状或轻微症状患者增多和耐药菌株数增多的趋势,已成为全人类必须共同面对的公共健康问题,尤其是艾滋病全球肆虐,给世界各国,特别是发展中国家和经济落后地区带来沉重负担。

相关监测数据表明我国 STD 的发病率逐年增高,其构成比亦发生变化,淋病总体上呈下降趋势,但近 3 年稍有增长,梅毒发病率呈增长趋势,而艾滋病则大幅增加,目前已进入快速增长期。中国疾病预防控制中心报告显示,2016 年度我国梅毒、淋病和艾滋病的发病人数分别为 438 199 例、115 024 例和 54 360 例,发病率分别为 31.97/10 万、8.39/10 万和 3.97/10 万。梅毒和淋病报告发病数分别居全国甲、乙类法定传染病第 3 位和第 5 位,艾滋病报告死亡数为 14 091 例,居法定传染病第 1 位。

2. **传播途径**　STD 常见传播途径:

(1) 性接触传播:异性或同性性交是主要传播方式,占 95% 以上,其他类似性行为(口交、肛交、手淫、接吻、触摸等)可增加感染概率。

(2) 间接接触传播:通过接触被污染的衣服、公用物品或共用卫生器具等传染。

(3) 血液和血液制品传播:输入受性病病原体污染的血液或血液制品以及静脉成瘾者共用注射用具。

(4) 母婴垂直传播:患病的母亲通过胎盘感染胎儿,分娩时胎儿通过产道感染或通过母乳喂养感染婴儿。

(5) 医源性传播:被污染的医疗器械经体格检查、注射、手术等方式感染他人;医务人员在医疗操作过程中因防护不当而自身感染。

(6) 器官移植、人工授精等传播。

【诊断和鉴别诊断】

根据病史、临床表现及实验室检查结果综合分析,作出诊断。

不仅需要不同的 STD 之间相互鉴别,而且还应与多种非性传播疾病进行鉴别。

【病征管理】

STD 病征管理(syndromic management)是将患者的临床表现进行归纳,每一类相关的症状和体征即为一种病征,包括男性尿道分泌物、女性阴道分泌物异常、外生殖器溃疡、外生殖器新生物、女性下腹痛、腹股沟淋巴结肿大、阴囊肿胀和新生儿结膜炎八大病征,每种病征的处理设计相应的流程图,对患者进行诊断、治疗、健康教育、咨询及性伴侣通知等综合处理,治疗时针对所有可能引起该病征的病原微生物制订处理方案。对 STD 实施病征管理意义重大,使 STD 患者及早得到有效的治疗,避免疾病进一步蔓延传播。其优点是简单、方便、快捷,不需要复杂的实验室检查,特别适合于基层医疗单位;缺点是可能造成过度治疗和误诊、漏诊,多数无症状者得不到治疗等。

【防治】

STD 既是医学问题又是社会问题,医学知识的普及、人们防病意识的提高和有效的防治措施等综合治理具有十分重要的作用。目前形成以宣传教育为主、标本兼治、综合治理的防治策略,政府领导、多部门合作、全社会参与的防治局面正在形成。

1. **完善法律保障**　我国政府历来对 STD 的防治高度重视。

2. **重视宣传教育**　关键在于经常性和持久性,针对不同人群采取形式多样、有针对性内容的宣传活动,如专题报道、专家访谈、现场咨询、电话热线、公益广告、电影、广播、板报、小册子、戏剧等形式,加深人们对 STD 危害性的认识并获知正确的预防方法。

3. **规范疫情报告**　建立健全性病检测系统,规范和指导各级医疗机构的实验室检查。准确地掌握 STD 流行情况,预测流行趋势,掌握流行规律,相应地调整卫生资源的分配。

4. **加强行为干预**　规范性病医疗市场,对感染者进行正规治疗,在全社会尤其是娱乐场所积极推广使用安全套,提高人们对安全套的认识和接受程度,对高危人群进行教育和咨询,促进安全性行为。

5. 避免交叉感染、酗酒或劳累,配偶及性伴侣同时接受诊治。

第二节　梅　　毒

梅毒(syphilis)是由梅毒螺旋体(*Treponema pallidum*,TP)引起的一种慢性传染病,主要通过性接触、母婴传播和血液传播。本病危害性极大,可侵犯全身各组织器官或通过胎盘传播引起死产、流产、早产和胎传梅毒。

【病因和发病机制】

TP 通常不易着色,故又称苍白螺旋体,由 8 ~ 14 个整齐规则、固定不变、折光性强的螺旋构成,长 4 ~ 14μm,宽 0.2μm,可以旋转、蛇行、伸缩 3 种方式运动。TP 人工培养困难,一般接种于家兔睾丸进行保存及传代。TP 以横断分裂方式繁殖,增代时间为 30 ~ 33 小时。TP 系厌氧微生物,离开人体不易生存,煮沸、干燥、日光、肥皂水和普通消毒剂均可迅速将其杀灭,但其耐寒力强,4℃ 可存活 3 天,-78℃ 保存数年仍具有传染性。

TP 表面的黏多糖酶可能与其致病性有关。TP 对皮肤、主动脉、眼、胎盘、脐带等富含黏多糖的组织有较高的亲和力,可借助其黏多糖酶吸附到上述组织细胞表面,分解黏多糖造成组织血管塌陷、血供受阻,继而导致管腔闭塞性动脉内膜炎、动脉周围炎,出现坏死、溃疡等病变。

TP 含有很多抗原物质,多数为非特异性(如心磷脂),仅少数为特异性(如 TP 抗原)。非特异性抗体(如心磷脂抗体)在早期梅毒患者经充分治疗后滴度可逐渐下降直至完全消失,当病情复发或再感染后可由阴转阳或滴度逐渐上升,少数患者可出现血清固定(serofast reaction),即规范治疗后非螺旋体抗体可持续存在很长一段时间。特异性抗体(即抗 TP 抗体)对机体无保护作用,在血清中可长期甚至终身存在。

【传播途径】

梅毒的唯一传染源是梅毒患者,患者的皮损、血液、精液、乳汁和唾液中均有 TP 存在。其常见传播途径有以下几种:

1. **性接触传染**　约 95% 患者通过性接触由皮肤黏膜微小破损传染。未治疗患者在感染后 1 ~ 2 年内具有强传染性,随着病期延长,传染性越来越小,感染 4 年以上患者基本无传染性。

2. **垂直传播**　妊娠 4 个月后,TP 可通过胎盘及脐静脉由母体传染给胎儿,可引起死产、流产、早产或胎传梅毒,其传染性随病期延长而逐渐减弱,未经治疗的一期、早期潜伏和晚期潜伏梅毒孕妇垂直传播的概率分别为 70% ~ 100%、40%、10%。分娩过程中新生儿通过产道时也可于头部、肩部擦伤处发生接触性感染。

3. **其他途径**　冷藏 3 天以内的梅毒患者血液仍具有传染性,输入此种血液可发生感染;少数患者可经医源性途径、接吻、握手、哺乳或接触污染衣物、用具而感染。

【梅毒的临床分型与分期】

根据传播途径的不同,可分为获得性(后天)梅毒和胎传(先天)梅毒;根据病程的不同又可分为早期梅毒和晚期梅毒。

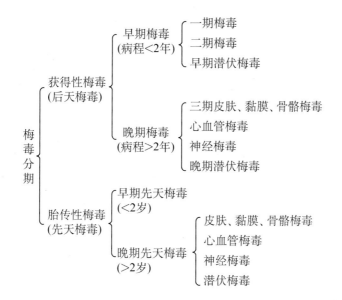

【临床表现】

（一）获得性梅毒

1. 一期梅毒（primary syphilis）　主要表现为硬下疳和硬化性淋巴结炎，一般无全身症状。

（1）硬下疳（chancre）：由 TP 在侵入部位引起，好发于外生殖器（90%），男性多见于阴茎冠状沟、龟头、包皮及系带，女性多见于大小阴唇、阴唇系带、会阴及宫颈，发生于生殖器外者少见，后者易被漏诊或误诊。典型的硬下疳初起为小红斑，迅速发展为无痛性炎性丘疹，数天内丘疹扩大形成硬结，表面发生坏死，形成单个直径为 1~2cm、圆形或椭圆形无痛性溃疡，边界清楚，周边水肿并隆起，基底呈肉红色，触之具有软骨样硬度，表面有浆液性分泌物（图 29-1），内含大量的 TP，传染性极强。未经治疗的硬下疳可持续 3~4 周或更长时间，治疗者在 1~2 周后消退，消退后遗留暗红色表浅性瘢痕或色

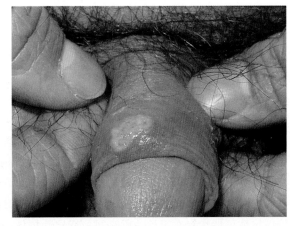

图 29-1　一期梅毒（示硬下疳）

素沉着。有些患者损害表现为生殖器黏膜糜烂或多发性溃疡，合并细菌感染时损害出现脓性分泌物或疼痛。

（2）硬化性淋巴结炎（sclerolymphadenitis syphilitica）：发生于硬下疳出现 1~2 周后。常累及单侧腹股沟或患处附近淋巴结，受累淋巴结明显肿大，表面无红肿破溃，一般无疼痛、触痛，消退常需要数个月。淋巴结穿刺检查可见大量的 TP。

2. 二期梅毒（secondary syphilis）　一期梅毒未经治疗或治疗不彻底，TP 由淋巴系统进入血液循环形成菌血症播散全身，引起皮肤黏膜及系统性损害，称二期梅毒。常发生于硬下疳消退 3~4 周后（感染 9~12 周后），少数可与硬下疳同时出现。

（1）皮肤黏膜损害（图 29-2）

1）梅毒疹：皮损内含有大量 TP，传染性强，不经治疗一般持续数周可自行消退。皮损通常缺乏特异性，可表现为红斑、丘疹、斑丘疹、斑块、结节、脓疱或溃疡等，常以一种类型皮损为主，大多数泛发，不痒或轻微瘙痒。斑疹性梅毒疹表现为淡红色或黄红色斑疹，直径 0.2~1cm，类似于病毒疹、玫瑰糠疹、麻疹猩红热样药疹或股癣等（图 29-2A）。丘疹性梅毒疹表现红色丘疹、斑丘疹，表面可脱屑或结痂，类似于皮炎、湿疹、扁平苔藓、银屑病等。表现为红色斑块或结节的梅毒疹常误诊为皮肤淋巴瘤。脓疱性梅毒疹多见于体质衰弱者，表现为潮红基底上的脓疱，可伴发溃疡或瘢痕形成。掌跖部位梅毒疹表现为绿豆至黄豆大小、铜红色、浸润性斑疹或斑丘疹，常有领圈样脱屑，互不融合，具有一定特征性（图 29-2B）。

2）扁平湿疣（condyloma latum）：好发于肛周、外生殖器、会阴、腹股沟及股内侧等部位。损害表现为肉红色或粉红色扁平丘疹或斑块，表面糜烂湿润或轻度结痂（图 29-2C），单个或多个，内含大量 TP，传染性强。

3）梅毒性秃发（syphilitic alopecia）：由 TP 侵犯毛囊造成毛发区血供不足所致。表现为局限性或弥漫性脱发，呈虫蚀状，头发稀疏，长短不齐，可累及长毛和短毛；秃发非永久性，及时治疗后毛发可以再生。

4）黏膜损害：多见于口腔、舌、咽、喉或生殖器黏膜。损害表现为一处或多处边界清楚的红斑、水肿、糜烂，表面可覆有灰白色膜状物。少数患者表现为外生殖器硬性水肿。

（2）骨关节损害：TP 侵犯骨骼系统可引起骨膜炎、关节炎、骨炎、骨髓炎、腱鞘炎或滑囊炎。骨膜炎最常见，多发生于长骨，表现为骨膜轻度增厚、压痛明显且夜间加重；关节炎常见于肩、肘、膝、髋及

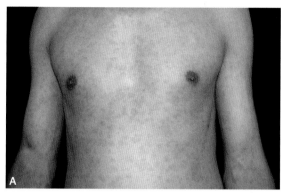
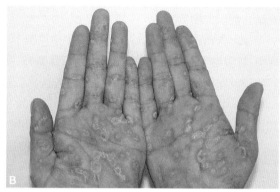
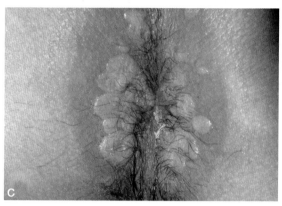

图 29-2　二期梅毒
A:躯干梅毒疹;B:掌跖部;C:肛周扁平湿疣

踝等处,且多为对称性,表现为关节腔积液、关节肿胀、压痛、酸痛,症状昼轻夜重。

（3）眼损害:包括虹膜炎、虹膜睫状体炎、脉络膜炎、视网膜炎、视神经炎、角膜炎、基质性角膜炎及葡萄膜炎,均可引起视力损害。

（4）神经损害:主要有无症状神经梅毒、梅毒性脑膜炎、脑血管梅毒。无症状神经梅毒仅有脑脊液异常;梅毒性脑膜炎可引起高颅内压症状、脑神经麻痹等;脑血管梅毒常与梅毒性脑膜炎并存,主要侵犯脑动脉造成管壁增厚、狭窄,导致血供不足。

（5）多发性硬化性淋巴结炎（polysclerolymphadenitis syphilitica）:发生率为50%～80%,表现为全身淋巴结无痛性肿大。

（6）内脏梅毒:此病变少见,可引起肝炎、胆管周围炎、肾病和胃肠道病变等。

二期早发梅毒未经治疗或治疗不当,经2～3个月可自行消退。患者免疫力降低可导致二期复发梅毒,皮损通常数目少,形态奇特。

3. 三期梅毒（tertiary syphilis）　早期梅毒未经治疗或治疗不充分,经过3～4年（最早2年,最晚20年）,40%患者发生三期梅毒。

（1）皮肤黏膜损害:主要为结节性梅毒疹和梅毒性树胶肿,近关节结节少见。

1）结节性梅毒疹（nodular syphilid）:好发于头面、肩、背及四肢伸侧。皮损为直径0.2～1cm,呈簇集排列的铜红色浸润性结节,表面可脱屑或坏死溃疡,新旧皮损可此起彼伏,迁延数年,呈簇集状、环状、蜿行奇异状分布或融合,无自觉症状。

2）梅毒性树胶肿（syphilitic gumma）:又称为梅毒瘤,是三期梅毒的标志,也是破坏性最强的一种皮损。好发于小腿,少数发生于骨骼、口腔、上呼吸道黏膜及内脏。小腿皮损初起常为单发的无痛性皮下结节,逐渐增大和发生溃疡,形成直径2～10cm的穿凿状溃疡,呈肾形或马蹄形,边界清楚,边缘锐利,溃疡面有黏稠树胶状分泌物,愈后形成萎缩性瘢痕。黏膜损害也表现为坏死、溃疡,并在不同部位出现相应临床表现(如口腔黏膜损害导致发音及进食困难,眼部黏膜损害导致眼痛、视力障碍、阿-罗瞳孔甚至失明等)。

(2)骨梅毒(osseous syphilis):发生率仅次于皮肤黏膜损害。最常见的是长骨骨膜炎,表现为骨骼疼痛、骨膜增生,胫骨受累后形成佩刀胫;骨髓炎、骨炎及关节炎可导致病理性骨折、骨穿孔、关节畸形等。

(3)眼梅毒(ocular syphilis):表现类似于二期梅毒眼损害。

(4)心血管梅毒(cardiovascular syphilis):发生率为10%,多在感染10~20年后发生。表现为单纯性主动脉炎、主动脉瓣关闭不全、冠状动脉狭窄或阻塞、主动脉瘤及心肌树胶肿等。

(5)神经梅毒(neurosyphilis):发生率为10%,多在感染3~20年后发生。主要类型有无症状神经梅毒、脑膜梅毒、实质型神经梅毒(脊髓痨、麻痹性痴呆)、脑(脊髓)膜血管型神经梅毒和树胶肿性神经梅毒等。

(二)先天梅毒

先天梅毒分为早期先天梅毒、晚期先天梅毒和先天潜伏梅毒,特点是不发生硬下疳,早期病变较后天性梅毒重,骨骼及感觉器官受累多而心血管受累少。

1. 早期先天梅毒(early congenital syphilis)　患儿常早产,发育营养差、消瘦、脱水、皮肤松弛,貌似老人,哭声低弱嘶哑、躁动不安。

(1)皮肤黏膜损害:多在出生3周后出现,少数出生时即有,皮损与二期获得性梅毒相似。口周及肛周常形成皲裂,愈后遗留放射状瘢痕,具有特征性。

(2)梅毒性鼻炎(syphilitic rhinitis):多在出生后1~2个月内发生。初期为鼻黏膜卡他症状,病情加剧后鼻黏膜可出现溃疡,排出血性黏稠分泌物,堵塞鼻孔造成呼吸、吸吮困难,严重者可导致鼻中隔穿孔、鼻梁塌陷,形成鞍鼻。

(3)骨梅毒:较常见,可表现为骨软骨炎、骨髓炎、骨膜炎及梅毒性指炎等,引起肢体疼痛、活动受限,状如肢体麻痹,称梅毒性假瘫。

此外常有全身淋巴结肿大、肝脾大、肾病综合征、脑膜炎、血液系统损害等表现。

2. 晚期先天梅毒(late congenital syphilis)　一般5~8岁发病,13~14岁才相继出现多种表现,以角膜炎、骨损害和神经系统损害常见,心血管梅毒罕见。

(1)皮肤黏膜梅毒:发病率低,以树胶肿多见,好发于硬腭、鼻中隔黏膜,可引起上腭、鼻中隔穿孔和鞍鼻。

(2)眼梅毒:约90%为基质性角膜炎,初起为明显的角膜周围炎,继之出现特征性弥漫性角膜浑浊,反复发作可导致永久性病变,引起失明。

(3)骨梅毒:骨膜炎多见,可形成佩刀胫和Clutton关节(较罕见,表现为双侧膝关节无痛性肿胀、轻度强直及关节腔积液)。

(4)神经梅毒:1/3~1/2患者发生无症状神经梅毒,常延至青春期发病,以脑神经损害为主,尤其是听神经、视神经损害,少数出现幼年麻痹性痴呆、幼年脊髓痨等。

(5)标志性损害:①哈钦森牙(Hutchinson teeth):门齿游离缘呈半月形缺损,表面宽基底窄,牙齿排列稀疏不齐;②桑葚齿(mulberry molars):第一臼齿较小,其牙尖较低,且向中偏斜,形如桑葚;③胸锁关节增厚:胸骨与锁骨连接处发生骨疣所致;④基质性角膜炎;⑤神经性耳聋:多发生于学龄期儿童,先有眩晕,随之丧失听力。哈钦森牙、神经性耳聋和基质性角膜炎合称为哈钦森三联征。

(三)潜伏梅毒

凡有梅毒感染史,无临床症状或临床症状已消失,除梅毒血清学阳性外无任何阳性体征,并且脑脊液检查正常者称为潜伏梅毒(latent syphilis),其发生与机体免疫力较强或治疗暂时抑制TP有关。病程在2年以内的为早期潜伏梅毒,病程>2年为晚期潜伏梅毒。

【实验室检查】

可分为TP直接检查、梅毒血清学试验(详见第五章)、脑脊液检查、影像学检查及组织病理学检查。

TP 检查通常采用暗视野显微镜、镀银染色、吉姆萨染色或直接免疫荧光检查等方法,适合于硬下疳或扁平湿疣者。

梅毒血清学试验是梅毒主要的检查方法和确诊的主要依据,分为非特异性试验(包括 RPR、TRUST 和 VDRL 试验)和特异性试验(包括 TPHA、TPPA 和 FTA-ABS)。

脑脊液(cerebrospinal fluid,CSF)检查主要用于神经梅毒的诊断,包括白细胞计数、蛋白定量、VDRL、PCR 和胶体金试验。脑脊液白细胞计数和总蛋白量的增加属非特异性变化,脑脊液 VDRL 试验是神经梅毒的可靠诊断依据。HIV 阳性的梅毒患者,脑脊液白细胞计数常增高(>5 个/mm³),使用较高的临界值(白细胞计数>20 个/mm³)可提高神经梅毒的特异性,因此脑脊液白细胞计数也常作为判断疗效的敏感指标。

X 线摄片、彩超、CT 和 MRI 检查分别用于骨关节梅毒、心血管梅毒和神经梅毒的辅助诊断。

【组织病理学】

梅毒的组织病理学基本改变是血管内膜炎和血管周围炎,表现为血管内皮细胞肿胀增生,血管周围大量淋巴细胞、浆细胞浸润;三期梅毒主要为肉芽肿性损害,中央坏死,周围大量浆细胞、淋巴细胞浸润,伴有较多上皮样细胞及巨细胞浸润。

【诊断和鉴别诊断】

由于梅毒的临床表现复杂多样,因此必须仔细询问病史、认真体格检查和反复实验室检查方可及早明确诊断,特别是对于接受常规处理长时间不愈的生殖器糜烂、溃疡者,应进行多次梅毒血清学检查。此外,对于患有其他 STD 者、6 周前有不洁性接触者、梅毒患者的性伴侣应常规进行梅毒血清学筛查。

一期梅毒的诊断主要根据接触史、潜伏期、典型临床表现,同时结合实验室检查(发现 TP;梅毒血清试验早期阴性,后期阳性),应注意不可仅凭借一次梅毒血清学试验阴性结果排除梅毒。硬下疳应与生殖器疱疹、软下疳、固定性药疹、白塞病、急性女阴溃疡、下疳样脓皮病和生殖器部位肿瘤进行鉴别。

二期梅毒的诊断主要根据接触史、典型临床表现(特别是皮肤黏膜损害),同时结合实验室检查(黏膜损害处发现 TP;梅毒血清试验强阳性)。二期梅毒应与玫瑰糠疹、寻常型银屑病、病毒疹、药疹、扁平苔藓、股癣和皮肤淋巴瘤等进行鉴别。

晚期梅毒的诊断主要根据接触史、典型临床表现,同时结合实验室检查(非 TP 抗原血清试验大多阳性,亦可阴性,TP 抗原血清试验阳性,典型组织病理表现等);神经梅毒脑脊液检查可见白细胞≥5×10⁶/L,蛋白量>0.5g/L,VDRL 试验阳性。三期梅毒应与皮肤结核、麻风和皮肤肿瘤等进行鉴别;神经梅毒应与其他中枢神经系统疾病或精神性疾病进行鉴别;心血管梅毒应与其他心血管疾病进行鉴别。

先天梅毒的诊断主要根据患儿母亲有梅毒病史,结合典型临床表现和实验室检查结果(发现 TP 或梅毒血清试验阳性)。

【预防和治疗】

1. 常用的驱梅药物

(1)青霉素类:为首选药物,血清浓度达 0.03U/ml 即有杀灭 TP 的作用,但血清浓度必须稳定维持 10 天以上方可彻底清除体内的 TP。常用苄星青霉素、普鲁卡因水剂青霉素 G、水剂青霉素 G。

(2)头孢曲松钠:近年来证实为高效的抗 TP 药物,可作为青霉素过敏者优先选择的替代治疗药物。

(3)四环素类和大环内酯类:疗效较青霉素差,通常作为青霉素过敏者的替代治疗药物。

2. 治疗方案的选择

(1)早期梅毒:苄星青霉素 240 万 U,分两侧臀部肌内注射,使用 1~3 次;或普鲁卡因青霉素 G 120 万 U/d 肌内注射,连续10~14 天。青霉素过敏者可选用头孢曲松钠 1.0~2.0g/d 肌内注射或静脉注射,连续 10~14 天,或连续口服四环素类药物(四环素 500mg,每天 4 次;多西环素 100mg,每天 2 次;米诺环素 100mg,每天 2 次)14 天;阿奇霉素 2g,顿服[青霉素或多西环素治疗无效时可选用,不能用于男-男性交者(MSM)、合并 HIV 感染患者和孕妇]。

(2)晚期梅毒:苄星青霉素 240 万 U,分两侧臀部肌内注射,1 次/周,连续 3 次;或普鲁卡因青霉素 G 120 万 U/d 肌内注射,连续 20 天。青霉素过敏者可用多西环素 100mg 口服,每天 2 次,连续 30 天。

(3)心血管梅毒:对于并发心力衰竭者,应控制心力衰竭后再进行驱梅治疗。首先选用苄星青霉素 240 万 U,分两侧臀部肌内注射,1 次/周,连续 3 次。或建议按照神经梅毒处理。

(4)神经梅毒:为避免吉-海反应,应口服泼尼松。首先选用水剂青霉素 G 1200 万~2400 万 U/d,分 4~6 次静脉注射,连续 10~14 天,继以苄星青霉素 240 万 U 肌内注射,1 次/周,连续 3 次;或普鲁卡因青霉素 G 240 万 U/d 肌内注射,同时连续口服丙磺舒(2.0g/d,分 4 次)10~14 天,继以苄星青霉素 240 万 U 肌内注射,1 次/周,连续 3 次。替代方案:头孢曲松 2g,每日 1 次静脉给药,连续10~14天。对青霉素过敏者用以下药物:多西环素 100mg,每天 2 次,连服 30 天;或盐酸四环素 500mg,每天 4 次,连服 30 天(肝、肾功能不全者禁用)。

(5)妊娠梅毒:根据孕妇梅毒的分期不同,采用相应的方案进行治疗,用法及用量与同期其他梅毒患者相同(多西环素及阿奇霉素禁用于妊娠梅毒患者),在妊娠初 3 个月及妊娠末 3 个月各进行 1 个疗程的治疗。青霉素过敏者进行脱敏后再用青霉素治疗或直接选用红霉素类药物口服,早期妊娠梅毒:红霉素 500mg 口服,每天 4 次,连续 14 天;晚期妊娠梅毒:红霉素 500mg 口服,每天 4 次,连续 30 天。

(6)先天梅毒

1)早期先天梅毒:确诊先天梅毒的婴幼儿,或者婴幼儿体检无异常发现但其母亲患有梅毒,未治疗或治疗不规范(母亲产前 1 个月内开始梅毒治疗者),妊娠期间应用非青霉素药物治疗者,应用水剂青霉素 G 10 万~15 万 U/(kg·d),静脉注射:出生 7 天内,水剂青霉素 5 万 U/kg,静脉注射,每 12 小时一次;出生 7 天后,水剂青霉素 5 万 U/kg,静脉注射,每 8 小时一次,总疗程 10~14 天;或普鲁卡因青霉素 G 5 万 U/(kg·d)肌内注射,每天 1 次,10~14 天。

脑脊液异常者选用水剂青霉素 G 10 万~15 万 U/(kg·d),分 2~3 次静脉注射,连续 10~14 天;或普鲁卡因青霉素 G 5 万 U/(kg·d)肌内注射,连续 10~14 天。脑脊液正常者选用苄星青霉素 5 万 U/(kg·d),1 次分两侧臀部肌内注射。无条件检查脑脊液者按脑脊液异常者的方案进行治疗。

婴幼儿体检无异常,其母亲患有梅毒但得到规范治疗且无梅毒复发或再感染梅毒证据者,可单纯观察该婴幼儿,或苄星青霉素 5 万 U/kg,1 次分两侧臀部肌内注射。

2)晚期先天梅毒:水剂青霉素 G 20 万~30 万 U/(kg·d),分 4~6 次静脉注射,连续 10~14 天;或普鲁卡因青霉素 G 5 万 U/(kg·d)肌内注射,连续 10~14 天为 1 个疗程,可用 1~2 个疗程。较大儿童的青霉素剂量不应超过成人同期患者剂量。替代方案:对青霉素过敏者,既往用过头孢类抗生素而无过敏者在严密观察下可选择:头孢曲松 250mg,每日 1 次,肌内注射,连续 10~14 天。青霉素过敏者选用红霉素,20~30mg/(kg·d),分 4 次口服,连续 30 天。<8 岁儿童禁用四环素。

【注意事项】

1. 本病应及早、足量、规则治疗,尽可能避免心血管梅毒、神经梅毒及严重并发症的发生。

2. 性伴侣同时接受治疗,治疗期间禁止性生活,避免再感染及引起他人感染。

3. 治疗后应定期随访,进行体格检查、血清学检查及影像学检查以考察疗效。一般至少坚持 3 年,第 1 年内每 3 个月复查 1 次,第 2 年内每半年复查 1 次,第 3 年在年末复查 1 次;神经梅毒同时每 6 个月进行脑脊液检查;妊娠梅毒经治疗在分娩前应每个月复查 1 次;梅毒孕妇分娩出的婴儿,应在出生后第 1、2、3、6 和 12 个月进行随访。

4. 病程 1 年以上的患者、复发患者、血清固定患者及伴有视力、听力异常的患者均应接受脑脊液检查,以了解是否存在神经梅毒。

5. 复发患者应排除再感染、HIV 感染、神经梅毒、心血管梅毒和生物学假阳性等重新治疗。

6. **防治吉-海反应** 吉-海反应系梅毒患者接受高效抗 TP 药物治疗后 TP 被迅速杀死并释放出大量异种蛋白,引起机体发生的急性变态反应。多在梅毒首次用药后 24 小时内发生,表现为寒战、发热、头痛、呼吸加快、心动过速、全身不适及原发疾病加重,严重时心血管梅毒患者可发生主动脉破裂。泼尼松可用于预防吉-海反应,通常在驱梅治疗前 1 天开始应用,0.5mg/(kg·d),口服 3 天。心血管梅毒的治疗应从小剂量青霉素开始,逐渐增加剂量,直至第 4 天起按正常剂量治疗;治疗过程中如发生胸痛、心力衰竭加剧或心电图 ST-T 段变化较治疗前明显,则应暂停治疗。

7. **血清固定** 也称血清抵抗,即梅毒患者经过规范的抗梅毒治疗和充分随访(一期梅毒随访 1 年,二期梅毒随访 2 年,晚期梅毒随访 3 年),非梅毒螺旋体血清学试验维持在一定滴度(一般在 1:8 或以下,但超过 1:8 也不鲜见)超过 3 个月,排除再感染、神经梅毒、心血管梅毒和生物学假阳性等,即为梅毒血清固定。由于梅毒血清固定现象的发生率较高,目前对这类患者的处理已成为临床棘手的问题。早期诊断、及时规范治疗是防止梅毒血清固定的重要措施。

第三节 淋 病

淋病由淋病奈瑟菌(*Neisseria gonorrhoeae*,简称淋球菌)感染引起,主要导致泌尿生殖系统的化脓性感染,也可有眼、咽、直肠感染和播散性淋球菌感染。淋病潜伏期短,传染性强,可导致多种并发症和后遗症。

【病因和发病机制】

淋球菌呈卵圆形或肾形,无鞭毛、芽孢,常成对排列,接触面平坦或稍凹陷,直径 0.6 ~ 0.8μm,革兰染色阴性。淋球菌的适宜生长条件为温度 35 ~ 36℃,pH 7.2 ~ 7.5,含 5% ~ 7% CO_2 的环境。淋球菌离开人体后不易生长,对理化因子的抵抗力较弱,52℃ 只能存活 5 分钟,60℃ 1 分钟内死亡;在完全干燥的环境中 1 ~ 2 小时即死亡,但在不完全干燥的环境和脓液中则能保持传染性 10 余小时甚至数天;对一般消毒剂很敏感,1:4000 硝酸银溶液 7 分钟死亡,1% 苯酚 1 ~ 3 分钟死亡。

人是淋球菌的唯一天然宿主。淋球菌主要侵犯黏膜,尤其对单层柱状上皮和移行上皮所形成的黏膜有亲和力,通过其表面菌毛含有的黏附因子黏附到柱状上皮细胞的表面进行繁殖,并沿生殖道上行,经柱状上皮细胞吞噬作用进入细胞内繁殖,导致细胞溶解破裂;淋球菌还可从黏膜细胞间隙进入黏膜下层使之坏死。淋球菌内毒素及外膜脂多糖与补体结合后产生化学毒素,能诱导中性粒细胞聚集和吞噬,引起局部急性炎症,出现充血、水肿、化脓及疼痛;如治疗不及时,淋球菌可进入尿道腺体和隐窝,成为慢性病灶。近年来研究表明淋球菌的菌毛和外膜主要蛋白具有抵抗中性粒细胞、巨噬细胞杀伤作用的能力。

【传播途径】

淋病主要通过性接触传染,淋病患者是其传染源。少数情况下也可因接触有淋球菌的分泌物或被污染的用具(如衣裤、被褥、毛巾、浴盆、坐便器等)而被传染。女性(包括幼女)因其尿道和生殖道短,很易感染;新生儿经过患淋病母亲的产道时,眼部被感染可引起新生儿淋菌性眼炎;妊娠期女性患者感染可累及羊膜腔导致胎儿感染。

【临床表现】

淋病可发生于任何年龄,但多发于性活跃的青、中年。潜伏期一般为 2 ~ 10 天,平均 3 ~ 5 天,潜伏期患者具有传染性。

1. **无并发症淋病**

(1)男性急性淋病:早期症状有尿频、尿急、尿痛,很快出现尿道口红肿,有稀薄黏液流出,24 小时后病情加重,分泌物变为黄色脓性,且量增多(图 29-3)。可有尿道刺激症状,有时可伴发腹股沟淋

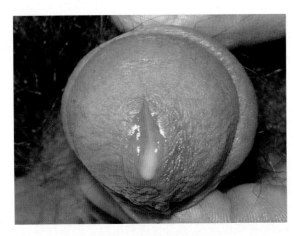

图 29-3　急性淋病（男性）

巴结炎。后尿道受累时可出现终末血尿、血精、会阴部轻度坠胀等，夜间常有阴茎痛性勃起。一般全身症状较轻，少数可有发热、全身不适、食欲缺乏等。一般在 10～14 天后症状逐渐减轻，1 个月后基本消失，但并未痊愈，可继续向后尿道或上生殖道扩散。

（2）女性急性淋病：60% 的妇女感染淋病后无症状或症状轻微，好发于宫颈、尿道。淋菌性宫颈炎的分泌物初为黏液性，后转为脓性，体检可见宫颈口红肿、触痛、脓性分泌物；淋菌性尿道炎、尿道旁腺炎表现为尿道口红肿，有压痛及脓性分泌物，主要症状有尿频、尿急、尿痛，体检可见尿道口潮红、黏膜水肿、尿道口脓性分泌物，挤压尿道旁腺可有脓液渗出；淋菌性前庭大腺炎表现为单侧前庭大腺红肿、疼痛，严重时形成脓肿，可有全身症状。

女童淋病多为与患淋病的父母密切接触和共用浴室用具而感染，少数因性虐待所致。常见弥漫性阴道炎继发外阴炎，有时累及肛门和直肠。

（3）淋菌性肛门直肠炎：主要见于有肛交行为者，如男性同性恋者，部分女性可由淋菌性宫颈炎的分泌物直接感染肛门直肠所致。轻者仅有肛门瘙痒、烧灼感，排出黏液和脓性分泌物，重者有里急后重，可排出大量脓性和血性分泌物。

（4）淋菌性咽炎：多见于口交者。表现为急性咽炎或急性扁桃体炎，偶伴发热和颈淋巴结肿大，有咽干、咽痛和吞咽痛等表现。

（5）淋菌性结膜炎：成人多因自我接种或接触被分泌物污染的物品所感染，多为单侧；新生儿多为母亲产道传染，多为双侧。表现为眼结膜充血水肿，脓性分泌物较多，体检可见角膜呈云雾状，严重时角膜发生溃疡，引起穿孔，甚至导致失明。

2. 淋病并发症　男性淋菌性尿道炎患者因治疗不当或酗酒、性交等影响，导致感染进一步发展并蔓延至后尿道，引起后尿道炎、前列腺炎、精囊炎、附睾炎等；炎症反复发作形成瘢痕后可引起尿道狭窄，部分发生输精管狭窄或梗阻，也可导致不育。

（1）淋菌性前列腺炎：急性者有发热、尿频及会阴部疼痛，直肠指检示前列腺肿大，压痛明显，分泌物检查可发现上皮细胞、少数脓细胞和淋球菌，如不及时治疗可形成脓肿；慢性患者一般无明显自觉症状，起床后第一次排尿时尿道口有糊口现象。

（2）淋菌性精囊炎：急性时有发热、尿频、尿痛，终末尿浑浊并带血，直肠指检可触及肿大的精囊，并有剧烈触痛；慢性者无自觉症状，直肠检查可触及精囊发硬。

（3）淋菌性附睾炎：多为单侧，可有发热、阴囊红肿、疼痛，同侧腹股沟和下腹部有反射性抽痛，尿液常浑浊。

女性淋病的主要并发症为淋菌性盆腔炎（包括急性输卵管炎、子宫内膜炎、继发性输卵管卵巢脓肿及破裂后所致的盆腔脓肿、腹膜炎等），很容易发展为盆腔及附件感染，反复发作可造成输卵管狭窄或闭塞，可引起宫外孕、不孕或慢性下腹痛等。

3. 播散性淋球菌感染　少见，占淋病患者的 1%～3%，可发生菌血症，临床表现有发热、寒战、全身不适，常在四肢关节附近出现皮损，表现为瘀斑基础上脓疱、血疱和坏死，散在分布，数目常不多；还可发生关节炎、腱鞘炎、心内膜炎、心包炎、胸膜炎、肝周炎及肺炎等。诊断主要根据临床表现和血液、关节液、皮损等处淋球菌培养为阳性结果。

【诊断和鉴别诊断】

本病主要根据病史（性接触史、配偶感染史、与淋病患者共用物品史或新生儿的母亲有淋病史等)、典型临床表现和实验室检查结果进行诊断。

淋病奈瑟菌检测可以使用培养、核酸扩增试验(NAAT)。

本病应与非淋菌性尿道炎、念珠菌性阴道炎及滴虫性阴道炎等进行鉴别。非淋菌性尿道炎临床表现较轻,淋球菌检查阴性;需注意的是临床上两者常并存,导致患者迁延不愈。

【预防和治疗】

1. **淋菌性尿道炎、宫颈炎、直肠炎**　头孢曲松钠 250 ~ 1000mg 一次肌内注射;或大观霉素 2.0g(宫颈炎 4.0g)一次肌内注射;或头孢克肟 400mg,口服,单次给药;或头孢噻肟 1g,肌注,单次给药。

2. **淋菌性咽炎、妊娠期淋病、成人淋菌性眼炎**　头孢曲松钠 250 ~ 1000mg,一次肌内注射;或头孢噻肟 1g,肌内注射,单次给药。新生儿淋菌性眼炎:头孢曲松钠 25 ~ 50mg/(kg·d)(单剂不超过 125mg)静脉或肌内注射,连续 3 天。

3. **淋菌性盆腔炎、播散性淋病、淋菌性附睾炎、前列腺炎、精囊炎**　头孢曲松钠 1.0g/d 肌内注射或静脉注射,连续 10 天以上,或大观霉素 4.0g/d,分 2 次肌内注射,连续 10 天以上。淋菌性脑膜炎和心内膜炎疗程更长。

【判愈标准】

治疗结束后症状和体征全部消失,1 周后病原学检测阴性,判为治愈。

第四节　生殖道衣原体感染

生殖道衣原体感染(Chlamydial trachomatis genital infection)是一种以衣原体为致病菌的泌尿生殖道系统感染,主要通过性接触传播,临床过程隐匿、迁延、症状轻微,常引起上生殖道感染,是最常见的性传播疾病之一。

非淋菌性尿道炎(nongonococcal urethritis,NGU)中的解脲脲原体和人型支原体的致病性有众多相左的研究;生殖道支原体的致病性近年研究较多但未被确定,因而 NGU 被列为尿道炎中一个有待确定的疾病。

【病因和发病机制】

病原体为沙眼衣原体(*Chlamydia trachomatis*,CT)血清型 D-K,其可导致宿主细胞凋亡,所携带的质粒及分泌蛋白致病性较强,并可引发免疫病理反应。

衣原体有独特的发育周期,在进入细胞前为具有感染性的小的致密的原体,进入宿主细胞后逐渐增大繁殖成为始体,无感染性;当成熟后又成为原体。衣原体对热敏感,在 56 ~ 60℃ 可存活 5 ~ 10 分钟,但在 -70℃ 可存活达数年之久;常用消毒剂(如 0.1% 甲醛液、0.5% 苯酚和 75% 乙醇等)均可将其杀死。

【临床表现】

生殖道衣原体感染多发生在性活跃人群,主要经性接触感染,男性和女性均可发生,新生儿可经产道分娩时感染。潜伏期为 1 ~ 3 周,但有 50% 以上无症状。有症状者可出现:

1. **男性尿道炎**　临床表现与淋病类似但程度较轻。常见症状为尿道刺痒、刺痛或烧灼感,少数有尿频、尿痛。体检可见尿道口轻度红肿,尿道分泌物呈浆液性,量少,有些患者晨起时会发现尿道口有少量分泌物结成痂封住尿道口(糊口现象)或内裤被污染(图 29-4)。50% ~ 60% 的淋病合并衣原体感染,在清除淋菌后炎症仍然存

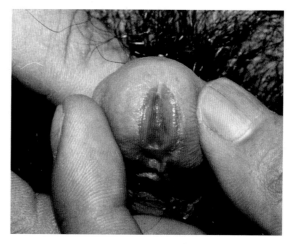

图 29-4　非淋菌性尿道炎(男性)

在,称为淋病后尿道炎。

未经治疗的尿道炎经常上行感染引起:①附睾炎:多为急性,单侧发生,常与尿道炎并存;②前列腺炎:多见亚急性前列腺炎,慢性者可表现为无症状或会阴钝痛、阴茎痛。还可引起 Reiter 综合征,表现为尿道炎、结膜炎和关节炎三联征。

2. **女性黏液性宫颈炎**   表现为白带增多,体检时可见宫颈水肿、糜烂等。半数以上患者无症状。上行感染可引起输卵管炎、子宫内膜炎、宫外孕、不孕症,甚至肝周炎。仅 25% 女性患者出现尿道炎,表现为尿道口充血、尿频,甚至排尿困难等泌尿系统症状。沙眼衣原体也可由口-生殖器接触导致咽部感染;还可引起前庭大腺炎。

3. **新生儿感染**   新生儿经母亲产道分娩时可感染沙眼衣原体,引起结膜炎或肺炎。

【实验室检查】

发现沙眼衣原体:包括核酸检测、细胞培养阳性和抗原检测。

【诊断和鉴别诊断】

本病主要根据病史(性接触史、配偶感染史等)、临床表现和实验室检查结果进行诊断。应与淋病进行鉴别,此外尚需排除白念珠菌和滴虫的感染。

【治疗】

原则上应早期、足量、规则用药,治疗方案个体化。

1. **推荐方案**   阿奇霉素 1.0g 一次顿服或多西环素 200mg/d,分 2 次口服,连服 7～10 天。

2. **替代方案**   可选药物有:米诺环素、四环素、罗红霉素、克拉霉素、左氧氟沙星、司帕沙星。

3. **妊娠期**   仅可用红霉素或阿奇霉素,不宜用四环素类药物。

4. **新生儿衣原体眼结膜炎**   红霉素干糖浆粉剂 50mg/(kg·d),分 4 次口服,2 周为一疗程。0.5% 红霉素眼膏或 1% 四环素眼膏出生后立即滴入眼中对衣原体感染有一定预防作用。

【判愈标准】

治疗结束后症状和体征全部消失,3～4 周后病原学检测阴性,判断为治愈。

第五节   尖 锐 湿 疣

尖锐湿疣(condyloma acuminatum,CA)是全球范围内最常见的 STD 之一,由人乳头瘤病毒所致,常发生在外生殖器及肛门等部位,主要通过性行为传染。

【病因和发病机制】

人类是人乳头瘤病毒(human papilloma virus,HPV)的唯一宿主。目前采用分子生物学技术将 HPV 分为 100 多种亚型,多数 HPV 感染无症状或为亚临床感染状态,临床可见的尖锐湿疣 90% 以上由 HPV-6 或 11 型引起,也可合并 HPV-16、18、31、33 和 35 等高危型感染,后者与鳞状上皮癌前病变相关。

【临床表现】

本病好发生于性活跃的青、中年。潜伏期一般为 1～8 个月,平均为 3 个月。外生殖器(图 29-5A、B)及肛门周围皮肤黏膜湿润区(图 29-5C)为好发部位,男性多见于龟头、冠状沟、包皮系带、尿道口、阴茎部、会阴,同性恋者多见于肛门及直肠内,女性多见于大小阴唇、阴道口、阴蒂、阴道、宫颈、会阴及肛周,少数患者可见于肛门生殖器以外部位(如口腔、腋窝、乳房、趾间等)。皮损初起为单个或多个散在的淡红色小丘疹,质地柔软,顶端尖锐,后渐增多增大,依疣体形态可分为无柄型(即丘疹样皮损)和有柄型,后者可呈乳头状、菜花状、鸡冠状及蕈样状;疣体常呈白色、粉红色或污灰色,表面易发生糜烂,有渗液、浸渍及破溃,尚可合并出血及感染。多数患者无明显自觉症状,少数可有异物感、灼痛、刺痒或性交不适。少数患者疣体过度增生成为巨大型尖锐湿疣(Buschke-Loewenstein 肿瘤),常与 HPV-6 型感染有关,部分可发生恶变。

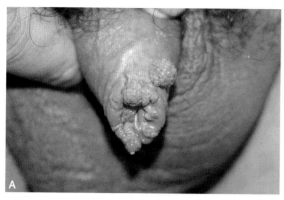
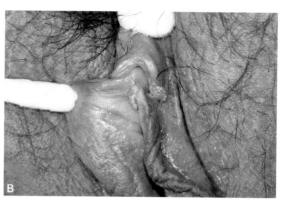
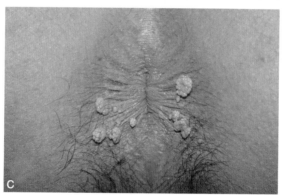

图 29-5　尖锐湿疣
A:男性;B:女性;C:肛周

部分患者表现为潜伏感染或亚临床感染。前者局部皮肤黏膜外观正常且醋酸白试验阴性,但通过分子生物学方法可检到 HPV 的存在,目前认为 HPV 潜伏感染是尖锐湿疣复发的主要原因之一;后者表现为肉眼不能辨认的皮损,醋酸白试验阳性,亚临床感染的存在和再活动也与本病复发有关。

【组织病理学】

典型表现为表皮乳头瘤样增生伴角化不全,颗粒层和棘层上部细胞可有明显的空泡形成,胞质着色淡,核浓缩深染,核周围有透亮的晕(凹空细胞),为特征性改变;真皮浅层毛细血管扩张,周围常有较多炎症细胞浸润。

【诊断和鉴别诊断】

根据病史(性接触史、配偶感染史或间接接触史等)和典型临床表现可以诊断本病,如果皮损不典型,可依据醋酸白试验、HPV 检测及组织病理检查明确诊断,尤其对于合并免疫功能受抑制(包括合并 HIV 感染者)、对常规治疗无反应、皮损出血生长迅速者建议进行组织病理检查。本病需和阴茎珍珠状丘疹、阴茎系带旁腺增生、皮脂腺异位症、假性湿疣、汗管瘤、大汗腺痒疹、传染性软疣、扁平湿疣、鲍温病样丘疹病、生殖器鳞状细胞癌等进行鉴别。

1. **阴茎珍珠状丘疹**　发生在男性龟头冠状沟边缘的细小圆锥状、排列成单行或多行的、白色或淡红色小丘疹,不融合,无自觉症状;醋酸白试验阴性。

2. **阴茎系带旁腺增生**　发生在男性系带两侧的白色或淡红色小丘疹,数目少,醋酸白试验阴性。

3. **皮脂腺异位症**　皮损表现为群集针尖大小淡黄色小丘疹,醋酸白试验阴性。

4. **假性湿疣**　常发生在女性小阴唇内侧及阴道前庭,为群集白色或淡红色鱼子大小的光滑丘疹,无自觉症状,醋酸白试验阴性。

【预防和治疗】

治疗原则为以局部去除疣体为主,尽可能消除疣体周围亚临床感染和潜伏感染,减少复发。

1. **物理治疗**　如激光、冷冻、电灼、微波等,可酌情选用,巨大疣体可手术切除。妊娠患者接受物理治疗可能诱发流产。

2. **光动力治疗**　适合疣体较小者、尿道口尖锐湿疣以及采用物理治疗或外用药物去除疣体后预防复发治疗。

3. **外用药物**　可选择5%咪喹莫特乳膏、0.5%鬼臼毒素酊、5%氟尿嘧啶乳膏,注意局部不良反应及其处理。妊娠患者不宜应用。

4. **抗病毒和提高免疫功能药物**　可选用转移因子、胸腺素或局部外用α-干扰素凝胶等。

第六节　生殖器疱疹

生殖器疱疹(genital herpes,GH)是由单纯疱疹病毒(HSV)感染泌尿生殖器及肛周皮肤黏膜而引起的一种慢性、复发性、难治愈的 STD。近30多年来本病的发病率不断上升,已成为很多国家和地区生殖器溃疡的首要病因。

生殖器疱疹可引起播散性 HSV 感染、病毒性脑膜炎、盆腔炎等一系列并发症,孕妇还可引起胎儿感染和新生儿疱疹。在艾滋病流行地区,生殖器疱疹增加 HIV 感染的危险性,同时 HIV 感染也改变生殖器疱疹的流行状况和临床特点。女性生殖器疱疹还与宫颈癌的发生密切相关。

【病因和发病机制】

HSV 有 HSV-1 和 HSV-2 两个血清型,在血清学上存在交叉反应。生殖器疱疹主要为 HSV-2(约占90%)感染。近年来口-生殖器性行为方式导致 HSV-1 感染比例明显增加(10%~40%)。HSV 侵入机体后,首先在表皮角质形成细胞内复制,引起表皮局灶性炎症和坏死,出现原发性感染的临床表现或轻微的亚临床感染表现。当原发性生殖器疱疹的皮损消退后,残留的病毒长期潜存于骶神经节,机体抵抗力降低或某些诱发因素作用下可使潜存病毒激活而复发。

【传播途径】

生殖器疱疹患者、亚临床或无表现排毒者及不典型生殖器疱疹患者是主要传染源,有皮损表现者传染性强。HSV 存在于皮损渗液、精液、前列腺液、宫颈及阴道的分泌物中,主要通过性接触传播。

【临床表现】

本病好发于15~45岁性活跃期男女。好发部位为生殖器及会阴部。男性多见于包皮、龟头、冠状沟等处;女性多见于大小阴唇、阴阜、阴蒂、子宫等处;少见部位为肛周、腹股沟、股臀部及阴囊;男性同性恋者常见肛门、直肠受累。

临床上分为初发性、复发性和亚临床 3 种类型,临床症状的轻重及复发频率受病毒型别和宿主免疫状态等因素影响。

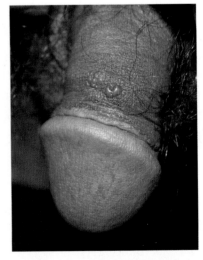

图 29-6　生殖器疱疹(男性)

1. **初发性生殖器疱疹**　首次出现临床表现者,包括原发性生殖器疱疹(HSV 首次感染)和非原发性初发性生殖器疱疹(既往有 HSV 感染)。潜伏期为2~14天。皮损为簇集或散在的小水疱(图29-6),2~4天后破溃形成糜烂或浅溃疡,后结痂自愈。自觉疼痛。常伴腹股沟淋巴结肿痛、发热、头痛、乏力等全身症状。病程一般为2~3周。

2. **复发性生殖器疱疹**　首次复发多出现在原发感染后1~4个月,皮损一般于原部位出现。皮损类似于原发性生殖器疱疹,但病情较轻,发疹前常有前驱症状(如局部烧灼感、针刺感或感觉异常等);病程较短,一般为7~10天;可间隔2~3周或月余复发多次。男性同性恋者可累及肛门、直肠,表现为局部疼痛、便秘、里急后重、肛周溃疡等,乙状结肠镜检查可见直肠下段黏膜充血、出血和溃疡。

3. 亚临床型生殖器疱疹　50% 的 HSV-1 感染者和 70% ~ 80% 的 HSV-2 感染者缺乏典型临床表现,是生殖器疱疹的主要传染源。其不典型皮损可表现为生殖器部位的微小裂隙、溃疡等,易被忽略。

妊娠期生殖器疱疹可造成胎儿宫内发育迟缓、流产、早产甚至死产,产道分娩也可引起胎儿感染。

HIV 感染者并发生殖器疱疹可具有以下特点:①病情严重,病程长,可表现为泛发性慢性持续性溃疡及坏死,疼痛剧烈;②临床复发更频繁,排毒时间长,可持续 1 个月以上;③并发症多且严重,常合并细菌或白念珠菌感染,易发生疱疹性脑膜炎及播散性 HSV 感染;④治疗较困难,对阿昔洛韦易产生耐药性,常需进行病毒抑制治疗。

【诊断和鉴别诊断】

本病主要根据病史(性接触史或配偶感染史等)、典型临床表现和实验室检查结果进行诊断。应与硬下疳(一期梅毒)、接触性皮炎、带状疱疹及白塞病等进行鉴别。

【预防和治疗】

患者应注意休息,避免饮酒和过度性生活;出现临床症状时应避免性生活;妊娠期生殖器疱疹如在分娩前出现病情活动,应行剖宫产。

1. 系统药物治疗　参见第十章第一节单纯疱疹。

2. 外用药物治疗　外用抗病毒制剂,预防继发细菌感染。

第七节　艾　滋　病

艾滋病全称为获得性免疫缺陷综合征(acquired immunodeficiency syndrome,AIDS),是由人类免疫缺陷病毒(human immunodeficiency virus,HIV)感染和破坏主要以 CD4$^+$ 为主的人淋巴细胞,逐渐引起严重免疫缺陷,进而导致各种严重的机会性感染和肿瘤而死亡的疾病。艾滋病的传播速度快、病死率高,目前尚无治愈方法,是人类主要的致死性传染病之一,严重威胁我国公众健康。

2017 年联合国艾滋病规划署(UNAIDS)估计全球有 3670 万感染者,我国现存活 HIV 感染者和患者约 65.4 万人,报告死亡 19.9 万人。目前国内艾滋病总体呈低流行趋势,但与局部高流行并存;疫情从高危人群向一般人群传播;流行的危险因素广泛存在。

【病因】

根据血清学分型,HIV 可分为 Ⅰ 型(HIV-1)和 Ⅱ 型(HIV-2),其中 HIV-1 是艾滋病的主要流行型,HIV-2 主要在非洲的少数国家呈局限性流行。

HIV 属于反转录病毒科慢病毒属中的人类慢病毒组,为直径 100 ~ 120nm 的球形颗粒,由核心和包膜两部分组成。核心包括两条单股 RNA 链、核心结构蛋白和病毒复制所必需的酶类,含有反转录酶(RT、P51/P66)、整合酶(INT,P32)和蛋白酶(PT,P10)。核心外面为病毒衣壳蛋白(P24、P17)。病毒的最外层为包膜,其中嵌有外膜糖蛋白 gp120 和跨膜糖蛋白 gp41。

HIV 在外界环境中的生存能力较弱,对物理因素和化学因素的抵抗力较低。HIV 对热很敏感,60℃ 以上就可失去感染性,100℃ 处理 20 分钟可将 HIV 完全灭活;一般消毒剂如碘酊、过氧乙酸、戊二醛、次氯酸钠等对 HBV 有效的消毒剂,对 HIV 也都有良好的灭活作用,75% 乙醇也可灭活 HIV,但紫外线或 γ 射线不能灭活 HIV。

【发病机制】

HIV 进入人体后,其包膜糖蛋白 gp120 与 CD4$^+$ 细胞(主要为辅助 T 淋巴细胞,还有巨噬细胞、朗格汉斯细胞等)表面的 CD4 分子相结合,通过靶细胞的内吞作用和 gp41 的融化作用,促使 HIV 进入靶细胞。在细胞核内,反转录酶以病毒 RNA 为模板转录 DNA,合成双链 DNA 后整合到宿主细胞的 DNA 中,此后有两种归宿:一是以病毒的 DNA 为模板转录、翻译、生成病毒 RNA 和病毒蛋白质,然后装配成新的病毒颗粒,再以芽生方式从细胞中释出新的 HIV,细胞最后死亡;另一种是病毒 DNA 序列被感染细胞及其子代细胞终身携带,成为前病毒,进入潜伏期,一旦受到其他微生物或某些化学制剂的刺激而激活,即可大量复制,使细胞死亡。

HIV 在繁殖过程中不断杀伤宿主细胞,使 CD4$^+$T 淋巴细胞数目减少,单核-吞噬细胞、B 淋巴细胞、CD8$^+$T 淋巴细胞和自然杀伤细胞等发生损伤,造成免疫功能缺陷,导致机体发生机会性感染和肿瘤。

【传播途径】

艾滋病患者与 HIV 感染者是本病的传染源,HIV 主要存在于感染者和患者的血液、精液、阴道分泌物、胸腹水、脑脊液和乳汁中,经以下 3 种途径传播:

1. **性接触传播** 包括同性之间或异性之间的性接触。

2. **经血液传播** 包括输血、输入血液制品;接受器官移植、介入性操作、文身等;共用针具注射毒品或被 HIV 污染的针头刺伤皮肤等。

3. **母婴传播** 也称围生期传播,即感染 HIV 的母亲通过胎盘、产道、产后母乳喂养等途径传染新生儿。

目前尚未发现 HIV 可以通过呼吸道、食物、汗液、泪液、昆虫叮咬、握手、共用游泳池等途径传播的证据。

HIV 的高危人群有:男同性恋者、静脉注射毒品依赖者、与 HIV 携带者经常有性接触者。

【临床分期及系统表现】

从感染 HIV 到发展为艾滋病,可大致分为急性 HIV 感染、无症状 HIV 感染和艾滋病 3 个阶段。

1. **急性 HIV 感染** 通常发生在接触 HIV 后 1 ~ 2 周,HIV 大量复制而 CD4$^+$T 淋巴细胞急剧下降,造成 50% ~ 70% 的感染者出现 HIV 病毒血症和免疫系统急性损伤。主要表现为发热、乏力、咽痛及全身不适症状(类似于上呼吸道感染),少数患者可有头痛、皮损、脑膜脑炎或急性多发性神经炎;体检可有颈、枕、腋部淋巴结肿大及肝脾大。上述表现多在 1 个月内消失。

由于 HIV 主要侵犯 CD4$^+$T 淋巴细胞,因此部分患者出现 CD4$^+$T 淋巴细胞明显减少,而同时 CD8$^+$T 淋巴细胞增加;有时 CD4$^+$T 淋巴细胞数可以在正常范围,但 CD8$^+$T 淋巴细胞明显增加而导致 CD4$^+$/CD8$^+$T 淋巴细胞比例倒置。周围血淋巴细胞中可培养出 HIV 病毒,血清中可测出 P24 抗原,感染后抗 P24 抗体可持续阴性达 2 ~ 3 个月,这一时期又称"窗口期"。随着抗体的出现,病情稳定,病毒复制明显减少,CD4$^+$T 淋巴细胞数可以在未经治疗的情况下恢复到正常的范围,CD4$^+$/CD8$^+$T 淋巴细胞比例也可以恢复正常水平。

2. **无症状 HIV 感染** 可由原发 HIV 感染或急性感染症状消失后延伸而来,短至数个月,长至 20 年,平均 8 ~ 10 年。临床上没有任何表现,部分患者可出现持续性淋巴结肿大并维持相当长的时间,也有些可以发展为 AIDS。此期感染者血清中能检出 HIV 以及 HIV 核心蛋白和包膜蛋白的抗体,具有传染性。

3. **艾滋病** 患者有发热、腹泻、体重下降、全身浅表淋巴结肿大,常合并各种条件性感染(如口腔念珠菌感染、卡氏肺囊虫肺炎、巨细胞病毒感染、疱疹病毒感染、弓形体病、隐球菌脑膜炎、肺结核)和肿瘤(如卡波西肉瘤、淋巴瘤等),部分中青年患者可出现痴呆。卡氏肺囊虫肺炎或中枢神经系统的感染是多数艾滋病患者死亡的直接原因。未经治疗者在进入此期后的平均生存期为 12 ~ 18 个月。

【HIV 感染的皮肤表现】

90% 的 HIV 感染者或艾滋病患者在病程中发生皮肤黏膜病变,可表现为感染性皮损、非感染性皮损和皮肤肿瘤。

1. **非感染性皮肤损害** 皮损多形性,可类似于脂溢性皮炎、鱼鳞病、毛发红糠疹、银屑病等,但通常病情更为严重。此外还可出现特应性皮炎、光敏性皮炎、玫瑰糠疹、荨麻疹、多形红斑及痤疮样皮损。

2. **感染性皮肤损害** 表现为各种病原微生物的感染,但病情较一般患者严重。

（1）带状疱疹：累及范围常较大，可出现水疱、大疱、血疱，疼痛剧烈，极易继发细菌感染，可引起脑炎、肺炎，甚至死亡。

（2）单纯疱疹：常复发频繁，皮损分布呈局限性或播散性，表现为持续性口腔、生殖器、肛周重度疱疹，可长期不愈并形成深溃疡。

（3）疣：可表现为寻常疣、扁平疣、传染性软疣（图29-7A）等，男性同性恋患者的肛周、直肠部常有尖锐湿疣。

（4）真菌感染：鹅口疮是免疫缺陷最早出现的症状（图29-7B），此外常出现较严重的浅表真菌感染（如泛发性体股癣、手足癣和多发性甲癣等），有时表现不典型，需做真菌镜检和培养；10%～13% 艾滋病患者可发生隐球菌感染，常表现为疱疹样皮损，中枢神经系统易受累。

（5）细菌感染：表现为毛囊炎、多发性皮肤脓肿或疖。

3. 皮肤肿瘤

（1）卡波西肉瘤（Kaposi sarcoma）：常见于鼻尖、口腔黏膜、躯干、四肢等处；皮损开始为粉红色斑疹，长轴与皮纹方向一致，以后颜色变暗，形成淡紫色或棕色的斑疹或斑块，最后变为出血性皮损和结节（图29-7C）。

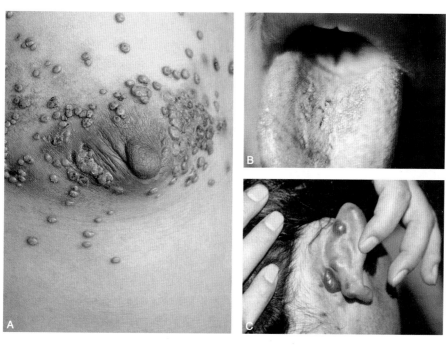

图 29-7 艾滋病皮肤表现

A：多发性传染性软疣；B：鹅口疮；C：Kaposi 肉瘤

（2）淋巴瘤：皮损无特异性，可为丘疹或结节，诊断主要依靠病理检查。

（3）恶性黑色素瘤：中老年人多发，一般可以较早出现转移。

（4）鳞状细胞癌：艾滋病患者发生的鳞状细胞癌进展较快，病变可侵及结缔组织、软骨和骨膜，或转移到附近的淋巴结、内脏。

【实验室检查】

HIV/AIDS 的实验室检测主要包括 HIV 抗体检测、HIV 核酸定性和定量检测、CD4$^+$T 淋巴细胞计数、HIV 基因型耐药检测等。HIV-1/2 抗体检测是 HIV 感染诊断的金标准；HIV 核酸定量（病毒载量）和 CD4$^+$T 淋巴细胞计数是判断疾病进展、临床用药、疗效和预后的两项重要指标；HIV 基因型耐药检测可为高效抗反转录病毒治疗（HAART）方案的选择和更换提供指导。

1. HIV-1/2 抗体检测 包括筛查试验和补充试验。HIV-1/2 抗体筛查方法包括酶联免疫吸附试验(ELISA)、化学发光或免疫荧光试验、快速检测(斑点 ELISA 和斑点免疫胶体金或胶体快速试验、明胶颗粒凝集试验、免疫层析试验)等。当筛查试验呈阳性反应,应用原有试剂和另外一种不同原理或不同厂家的试剂进行重复检测,如有一种或两种试剂呈阳性反应,需用免疫印迹法(WB)进行 HIV 抗体补充试验。

2. 病毒载量测定 病毒载量一般用血浆中每毫升 HIV RNA 的拷贝数或每毫升国际单位(IU/ml)来表示。常用方法有反转录 PCR(RT-PCR)、核酸序列依赖性扩增(NASBA)技术、分支 PNA 信号放大系统(bPNA)和实时荧光定量 PCR 扩增技术(real-time PCR)。

病毒载量测定的临床意义包括预测疾病进程、提供开始抗病毒治疗依据、评估治疗效果、指导治疗方案调整,也可作为 HIV 感染诊断的参考指标。

CD4$^+$T 淋巴细胞检测:CD4$^+$T 淋巴细胞是 HIV 感染最主要的靶细胞,HIV 感染人体后,出现 CD4$^+$T 淋巴细胞进行性减少,CD4$^+$/CD8$^+$T 淋巴细胞比例倒置现象,细胞免疫功能受损。如果进行 HAART,CD4$^+$T 淋巴细胞在病程的不同阶段可有不同程度的增加。

目前常用的 CD4$^+$T 淋巴细胞亚群检测方法为流式细胞术,可以直接获得 CD4$^+$T 淋巴细胞数绝对值。

无症状感染期 CD4$^+$T 淋巴细胞数量持续缓慢减少(多为 350~800 个/μl);进入有症状期后在 350 个/μl 以下,部分晚期患者甚至降至 200 个/μl 以下,并快速减少。

病毒载量的下降和 CD4$^+$T 淋巴细胞数量的升高,都是治疗显效和病情好转的重要实验室指标。

【诊断】

HIV/AIDS 的诊断需结合流行病学史(包括不安全性生活史、静脉注射毒品史、输入未经抗 HIV 抗体检测的血液或血液制品、HIV 抗体阳性者所生子女或职业暴露史等)、临床表现和实验室检查等进行综合分析,慎重作出诊断。

实验室检查符合下列一项者即可诊断:①HIV 抗体筛查试验阳性和 HIV 补充试验阳性(抗体补充试验阳性或核酸定性检测阳性或核酸定量>5000 copies/ml);②分离出 HIV。

1. 急性期的诊断标准 患者近期内有流行病学史和临床表现,结合实验室 HIV 抗体由阴性转为阳性即可诊断,或仅根据实验室检查 HIV 抗体由阴性转为阳性即可诊断。

2. 无症状期的诊断标准 有流行病学史,结合 HIV 抗体阳性即可诊断,或仅实验室检查 HIV 抗体阳性即可诊断。

3. 艾滋病期的诊断标准 有流行病学史、实验室检查 HIV 抗体阳性,加下述各项中的任何一项,即可诊断为艾滋病。或者 HIV 抗体阳性,而 CD4$^+$T 淋巴细胞数<200 个/μl,也可诊断为艾滋病。

①不明原因的持续不规则发热38℃以上,>1 个月;②腹泻(粪便次数多于 3 次/日),>1 个月;③6 个月之内体重下降 10% 以上;④反复发作的口腔真菌感染;⑤反复发作的单纯疱疹病毒感染或带状疱疹病毒感染;⑥肺孢子菌肺炎(PCP);⑦反复发生的细菌性肺炎;⑧活动性结核或非结核分枝杆菌病;⑨深部真菌感染;⑩中枢神经系统占位性病变;⑪中青年人出现痴呆;⑫活动性巨细胞病毒感染;⑬弓形虫脑病;⑭马尔尼菲青霉病;⑮反复发生的败血症;⑯皮肤黏膜或内脏的卡波西肉瘤、淋巴瘤。

【治疗】

1. 目前高效抗反转录病毒治疗尚不能彻底清除患者体内的 HIV,但能抑制病毒复制,使病毒载量降低至检测下限并减少病毒变异,使患者获得正常的期望寿命,并能减少 HIV 的传播、预防母婴传播。常用治疗方法有:

共有六大类 30 多种药物(包括复合制剂),分为核苷类反转录酶抑制剂(NRTIs)、非核苷类反转录酶抑制剂(NNRTIs)、蛋白酶抑制剂(PIs)、整合酶抑制剂、融合抑制剂(FIs)及 CCR5 抑制剂。国内的抗反转录病毒治疗(ARV)药物有 NNRTIs、NRTIs、PIs 和整合酶抑制剂 4 类,共 18 种(包含复合制剂)。

1996 年何大一提出"鸡尾酒"式混合疗法,也称高效抗反转录病毒治疗法(highly active

antiretroviral therapy，HAART），即采用蛋白酶抑制剂与反转录酶抑制剂联合治疗，取得了良好疗效。目前基本倾向联合用药，联合治疗药物选择的标准：①经证实有效；②协同作用；③无交叉耐受；④无蓄积毒性；⑤应用实用性。

2. **免疫调节治疗**　可用 α-干扰素、白细胞介素-2、静脉用人血丙种免疫球蛋白、粒细胞-巨噬细胞集落刺激因子及粒细胞集落刺激因子等。

3. **机会性感染的治疗**　针对病原微生物采用相应敏感药物进行治疗。

4. **卡波西肉瘤的治疗**　皮损内注射长春新碱、放射治疗和联合化疗。

5. **中医药治疗**　近年来发现多种中药对 HIV 有抑制作用，如紫花地丁、甘草素、天花粉蛋白等；人参、当归、女贞子等能够提高机体的免疫功能，可随症加减，以减轻临床症状，提高患者的生存质量。

【预防】

艾滋病目前还不能治愈，疫苗研究尚未成功，因此预防是关键。

1. 普及艾滋病的预防知识。

2. 树立健康的性观念，正确使用安全套，采取安全性行为。

3. 不吸毒，不共用针具；普及无偿献血，对献血员进行 HIV 筛查。

4. 控制母婴传播。

5. 加强医院管理，严格执行消毒制度，控制医院交叉感染，预防职业暴露感染。确保安全的血液供应，防止经血液制品传播 HIV。

（杨森　徐金华　刘全忠）

推荐阅读

1. 张学军. 皮肤性病学. 5 版. 北京：人民卫生出版社，2001.

2. 张学军. 皮肤性病学. 6 版. 北京：人民卫生出版社，2004.

3. 张学军. 皮肤性病学. 7 版. 北京：人民卫生出版社，2008.

4. 张学军. 皮肤性病学. 8 版. 北京：人民卫生出版社，2013.

5. 王千秋，刘全忠，徐金华. 性传播疾病临床诊疗与防治指南. 上海：上海科学技术出版社，2014.

6. 张学军. 皮肤性病学（教师辅导教材）. 北京：人民卫生出版社，2003.

7. 王侠生，廖康煌. 杨国亮皮肤病学. 上海：上海科学技术文献出版社，2005.

8. 赵辨. 中国临床皮肤病学. 2 版. 南京：江苏凤凰科学技术出版社，2017.

9. 张学军，刘维达，何春涤. 现代皮肤病学基础. 2 版. 北京：人民卫生出版社，2010.

10. 王光超. 皮肤病及性病学. 北京：科学出版社，2002.

11. 赵辨. 临床皮肤病学彩色图谱. 2 版. 南京：江苏科学技术出版社，2012.

12. 朱学骏，赵辨，虞瑞尧，等. 中国皮肤病性病图鉴. 北京. 人民卫生出版社，2006.

13. 吴志华. 临床皮肤性病学. 北京：人民军医出版社，2011.

14. 傅志宜. 皮肤病性病鉴别诊断学. 天津：天津科学技术出版社，2001.

15. 高天文，孙建方. 现代皮肤组织病理学. 北京：人民卫生出版社，2001.

16. 叶顺章. 性传播疾病的实验室诊断. 北京：科学出版社，2001.

17. 叶冬青. 皮肤病流行病学. 北京：人民卫生出版社，2001.

18. 国家基本药物领导小组. 国家基本药物. 北京：人民卫生出版社，1999.

19. Thomas P Habif. Clinical Dermatology. 5th ed. Amsterdam：Elsevier Medicine，2009.

20. Tony Burns，Stephen Breathnach，Neil Cox，et al. Rook's Textbook of Dermatology. 8th ed. Oxford：Blackwell Science，2010.

21. William D. James，Timothy G. Berger，Dirk M. Elston. Andrews' Diseases of the Skin-Clinical Dermatology. 11th ed. Amsterdam：Elsevier Inc，2011.

22. Ruth KF，David TW. The Biology of the Skin. New York：The Parthenon Publishing Group，2001.

中英文名词对照索引